编 委 会

主　　审　贾跃进

主　　编　吴秋玲

副主编　马艳苗　张彦敏

编　　委　（按姓氏笔画排序）

马艳苗　王　帅　王　艳　王志恒

吕　阳　刘　杨　刘志慧　刘博文

孙建军　孙保国　李志平　李变华

李晓红　吴秋玲　吴海鸽　张彦敏

陈　欣　武萌萌　胡　婷　郭丰萱

郭玉兰　黄云艳　景　冰

学术秘书　刘志慧

序

传承开启智慧，创新引领未来。中医学的发展亦如此。贾跃进主任，出自医学世家，自幼受家庭熏陶，熟读岐黄，博采各家。从医近40年来，为无数患者解除病痛，始终保持着对中医学的热情，潜心求学，曾于2006年拜师于我，由于对治未病和不寐证颇有心得，且已形成自己的团队。自2008年，山西中医学院（现山西中医药大学）附属医院成立了山西省第一家治未病中心，贾君任治未病中心主任，率先在山西中医学院附属医院创建了失眠专科门诊，开展了失眠的临床路径管理，不断深化失眠的诊疗方案，现已积累中医治疗失眠的病历约5000份，在中医治疗失眠方面积累了丰富的临床经验，经过多年的失眠临床门诊，他带领其失眠研究学术团队，总结出富有特色的失眠治疗方法——“阶梯疗法”，运用中药结合中医非药物疗法逐步替代西药，临床经其妙手治疗后，睡眠质量获得明显改善的病患十之八九，获得患者的交口称赞。贾君在应用中医药防治失眠领域所取得的成绩获得同行的一致好评，并成功举办了国家级的失眠继续教育项目，将其治疗失眠的经验成果分享推广。

吴秋玲教授是贾跃进全国名老中医药专家传承工作室的主要负责人之一，她带领工作室团队共同整理、总结贾君治疗失眠经验而编写成此书，其治学严谨、认真校对，力求令该书真实反映出贾跃进主任在失眠诊治方面的经验特色。

步入21世纪以来，中医药事业蓬勃发展，日益受到国家与社会的重视。而传统中医药作为“中华民族的伟大宝库”，在防治失眠领域具有其独特优势。在此背景下，将贾君多年积累的治疗失眠经验收集、整理、编撰成书，便显得颇有意义。

该书系统总结了贾君中医治疗失眠的经验，分别从其学术思想、临床诊疗及方药运用经验、亚健康失眠调理、门诊医案实录、失眠病历数据分析等几方面详述失眠的诊治，贾君以“调气治百病”为基本学术思想，在对失眠阳不入阴的基本病机深刻认识下，提出气机不畅而致阳不入阴的新病机观点，理论结合实践，理法方药详实完整。该书的出版将会对临床内科医生有一定的借鉴作用，这是一件嘉惠医林，对患者亦大有裨益之举，故为序。

山西中医药大学 王晞

丁酉年季春

前　言

随着社会经济的发展，生活节奏的加快，竞争压力的增加，失眠症的发病率在逐年增加，越来越多的人遭受睡眠病症的困扰。流行病学调查显示，我国成年人中有 42.5%的人存在着睡眠障碍。然而，许多患者对失眠症的认识尚不足，很少接受专业治疗，这也增加了患者患精神疾病，如抑郁、焦虑等病症的危险性，或进一步诱发心悸、胸痹、眩晕、头痛、中风病等疾病。失眠症已经成为影响人们身心健康和社会功能的重要疾病。而西药安眠药存在易成瘾、副作用大以及药物耐受等问题，因此，寻找一种更为安全、更为绿色的治疗方法成为治疗失眠的当务之急。中医药及其传统非药物疗法治疗失眠疗效肯定，安全性高，已为越来越多的医疗工作者所认识。

目前有关失眠的著作汗牛充栋，但中医治疗失眠的还是屈指可数，而成系统地介绍中医治疗失眠的专著更是凤毛麟角。贾跃进老师（简称为贾师）为全国名老中医传承工作室指导老师，从事中医临床工作近四十载，积累了丰富的临床经验，临床治疗失眠效如桴鼓。他勤求古训，博采众方，继承又善创新，善用经方，临证强调运用“百病生于气”调治失眠，遣方用药时注重调畅气机；他强调病机理论，认为气机失调而导致阳不入阴为失眠的基本病机；他强调从肝论治失眠，认为临床少有单纯的“肝火”实证，而是多存在虚实夹杂的病理特点。

本书总结了贾跃进老师丰富的临床经验，从理论到实践，再到客观数据挖掘，以求全面反映和总结贾师治疗失眠的宝贵经验。值得一提的是，本书将亚健康失眠也纳入介绍范围，这不仅对亚健康失眠患者有积极作用，同时也体现了中医治未病的理念。

全书内容分为失眠理论篇、失眠治疗篇、亚健康态失眠调理篇、失眠医案篇、失眠医话篇及附录六部分，系统地介绍了贾师治疗失眠的学术思想、临床诊疗思路、方药运用经验、亚健康失眠调理、门诊医案实录、失眠病历数据分析，从中医理论到中医临床实践都进行了详细的论述，对于亚健康失眠的调理也进行了详细介绍，还通过中医传承辅助平台软件对 400 份门诊病历进行了数据分析，客观地分析和总结了贾跃进主任治疗失眠的用药规律。

本书编者主要为贾跃进名老中医工作室人员和学生，为方便全书统一称贾跃进主任为贾师。贾跃进主任的恩师国医大师王世民教授百忙之中为此书作序，特致以诚挚谢意！

中医对失眠的认识渊远流长，治疗方法多样，疗效安全肯定，被越来越多的失眠患者接受和欢迎。相信，中医治疗失眠通过传承，将会继续发扬光大。本书编者们本着实事求是的工作态度，尊重第一手病历资料，进行了精心的编写，但仍不免存在一些疏漏，对此恳请广大读者提出宝贵意见。

编　者
2017 年 3 月

目　录

第一章　失眠理论篇

第一节　中医对失眠的认识

一、失眠的五大学说

历代医家对失眠的病因病机认识有很多，从《黄帝内经》中通过揭示睡眠的昼夜节律变化来引出营卫气的运行规律，奠定了营卫阴阳为主的睡眠生理、病理基础，到清代王宏翰受西方医学生理病理学观念影响，在《医学原始》中提出知觉与睡眠皆由脑所主的理论。历代医家对失眠病因病机理论的充实与丰富，使得中医对于失眠的认识不断深入，为准确、有效的辨证论治提供了广阔的思路。

总体来说，失眠的病因病机从古至今大致可以归纳为五种学说：阴阳睡眠学说、营卫睡眠学说、神主睡眠学说、魂魄睡眠学说、脑髓睡眠学说。其中，以阴阳睡眠学说为核心。

（一）阴阳睡眠学说

人类的睡眠是与觉醒交替出现的，一般而言是在夜间睡眠而在白昼觉醒，形成一个完整的周期性昼夜节律。睡眠—觉醒节律是人类生命活动诸多节律中最普遍、最典型的生命节律。该节律是人类在进化过程中不断适应自然界天地阴阳消长变化的结果。人生活在天地自然之中，其生命活动无时无刻不受到自然界阴阳变化的影响，睡眠—觉醒这一活动也不例外。

“日出而作，日落而息”是人类顺应天之阴阳消长变化的基本活动规律。“日出”为昼，阳气所主，“作”是觉醒状态下的活动；“日落”为夜，阴气所主，睡眠是“息”的最佳方式。《内经》对这一规律形成的机制解释说：“平旦至日中，天之阳，阳中之阳也；日中至黄昏，天之阳，阳中之阴也；合夜至鸡鸣，天之阴，阴中之阴也；鸡鸣至平旦，天之阴，阴中之阳也。故人亦应之。”（《素问・金匮真言论》）。表明伴随着自然界的阴阳变化，人体机能也有晨起始旺、中午最盛、午后转弱、半夜最衰的变化规律，这是按阴阳性质用“四分法”来阐述机体活动昼夜变化规律的。

自然界的昼夜阴阳消长盛衰变化规律如此，“人与天地相应”，故人体的阴阳之气随之也形成了消长盛衰的日节律。平旦时，人体阳气随着自然界阳气的生发而由里向外阳气渐长，人起床活动；入夜时，人体的阳气潜藏于体内，人上床入睡。阳入于阴则寐，阳出于阴则寤。阳主动，阴主静，阳入内阴气盛则寐，阳出阴盛于外则寤，由此便形成了睡眠觉醒的昼夜阴阳日节律。正如《灵枢・口问》所说：“阳气尽阴气盛，则目瞑；阴气尽而阳气盛，则寤矣。”这种阴阳盛衰主导睡眠和觉醒的机制，是由于人体阳气入里出表的运动来决定的。《类证治裁・不寐论治》进一步指出：“阳气自动而之静，则寐；阳气自静而之动，则寤。”由此可见，人体睡眠的寤（觉醒）寐（睡眠）变化符合阴阳的对立、互根、消长与转化规律。

总之，睡眠的昼夜交替是机体阴平阳秘的一种特殊表现形式，而寤寐失常引起的失眠则多是阴阳平衡失调的结果。在后世的阴阳睡眠学说发展过程中，又进一步融合了相关的脏腑、营卫气学说，使其逐渐形成睡眠“阳不入阴”的关键病机。

（二）营卫睡眠学说

营卫睡眠学说最早见于《黄帝内经》，《灵枢·营卫生会》从营卫之气的运行规律来阐述睡眠的机理。“卫气行于阴二十五度，行于阳二十五度，分为昼夜，故气至阳而起，至阴而止”，保障营卫调和则可正常寤寐。此外，古代医家还从经络阴阳跷脉入手，对寤寐进行了解释，如《灵枢·寒热病》曰：“阴跷阳跷，阴阳相交，阳入阴，阴出阳，交于目锐眦。阳气盛则瞋目，阴气盛则瞑目。”这就是说白天阳气盛，故人处于清醒状态，夜间阴气盛，故人进入睡眠状态。人如果不能获得正常睡眠，表现为入睡困难，或寐而不酣，或时寐时醒，醒后再难入睡，中医称为“不寐”、“目不瞑”，就是现代医学的失眠症。

营卫之气的正常运行是睡眠最为重要的机制，卫气昼行于阳经，从足太阳膀胱经开始，阳跷脉为膀胱经之别，此时阳跷脉气盛，使人目开而寤；夜行于阴经，从足太阴肾经开始，阴跷脉为肾经之别，此时阴跷脉气盛，使人目合而寐。跷脉具有濡目、司眼睑开合的作用，但这种作用依赖于阴跷与阳跷脉气的阴阳相交，而阴阳跷脉气的循行都离不开卫气的调节，也就是说阴阳跷脉濡目、司眼睑开合的功能仍取决于卫气的循行，卫气影响睡眠的功能是通过阴阳跷脉来实现的。

由于卫气属阳，卫气不得入于阴，《内经》亦称其为“阳不入阴”。在此基础之上，后世关于脏腑阴阳气血的进一步认识补充发展了“阳不入阴”的有关内容，从而使营卫睡眠学说在内容上也逐渐被阴阳睡眠学说所包含。

（三）神主睡眠学说

神主睡眠学说认为人的睡眠是由心神所主导和控制的。神指人体生命活动的外在表现，意指人的精神、意识、思维活动。《灵枢·本神》说：“生之来谓之精，两精相搏谓之神。”神禀赋于先天之精，孕育于父母，分而为五，即神、魂、魄、意、志，分藏于五脏，主宰于心。《灵枢·邪客》说：“心者，五脏六腑之大主也，精神之所舍也。”心主神明，统摄协调五脏，主持精神意识和思维活动。神在人体具有重要的地位，神充则身体壮盛，神衰则身体虚弱。神机旺盛，则精神充沛，思维敏捷。

神主睡眠学说认为睡眠由心神主导和控制，睡眠的产生与心神有密切的关系。白昼时，人的清醒状态和正常功能活动，是以心神的自觉意识活动为主导的，此时神处于开张状态；人之将寐，心神收敛，处于抑制状态，这便是睡眠。正是心神的收敛外张导致了睡眠觉醒活动的产生，当心神失养或邪扰心神时，就会出现失眠。故而失眠的病位主要在心，辨证治疗当以心为主。宋代的《圣济总录》非常重视心神在诊断治疗中的地位，在其书中首次论述了有关“神”的治疗内容。书中作者认为心是生命活动的根本，是病理变化的枢机，也是诊察疾病之先导，同时还是治疗失眠的根本目标和关键所在，其理论在该书中所收录的治疗失眠诸方中得到了非常具体的反映。在该书收录前世医书所载的失眠方 46 首中，具有补虚安神功效的人参和酸枣仁出现频次最高，分别为 22 次和 21 次，频率分别达到了 48%和 46%，远远超出其他药物的使用频率。

明代的张景岳亦认为失眠全由心神所主，并在《景岳全书·不寐》中提到：“盖寐本乎阴，神其主也，神安则寐，神不安则不寐。”反映了张氏对失眠的发生机制总归于心神不安所致的观点。

（四）魂魄睡眠学说

魂魄睡眠学说认为睡眠由魂魄所主。神、魂、魄、意、志均属五脏所藏之神，肝藏魂，肺藏魄。古人认为，魂魄与精神梦寐存在密切关系。从字形来看，魂、魄二字俱从鬼，反映了古人对于魂、魄的理解皆为神秘的精神性的东西，皆属神，以魂为阳神，魄为阴神。如《淮南子·说山训》高诱注云："魄，人阴神也，魂，人阳神也。"《灵枢·本神》则称："故生之来谓之精，两精相搏谓之神，随神往来者谓之魂，并精而出入者谓之魄。"魂魄俱为精神而分阴阳，正如清代周振武《人身通考》所说："神者，阴阳合德之灵也。唯神之义有二，分言之，则阳神曰魂，阴神曰魄，以及意智思虑之类皆神也。"魂属阳，其性离散、飞扬，魄属阴，其性聚扰、凝重。古人甚至认为在一定条件下，魂魄可游离于形体之外而存在，是一种重要的精神性本体。

唐代的孙思邈明确提出了魂魄对于失眠发生的重要影响，认为五脏皆有藏神的生理功能，若脏虚邪居，魂魄不安，则导致失眠。宋代的许叔微在《普济本事方》中进一步强调了肝魂在失眠发生中的重要作用，并在析方时认为龙齿、虎睛之所以可治不寐，并非其可安镇心神，而在于其安魂定魄，意在揭示肝魂与肺魄在治疗不寐中也是一个关键的因素，基本上确立了魂魄主导睡眠的认识。

后世医家也多有阐释，例如清代医家冯兆张提出了肺气虚，肺魄不能制肝魂，致神魂飞扬而发不寐。他认为肺魄所致不寐，是通过肝魂而发生作用的，进一步明确了肝魂与肺魄各自在不寐发病中的意义，主张不寐的病机以肝魂为主，是对前人关于魂魄理论认识的进一步阐发。

（五）脑髓睡眠学说

脑髓睡眠学说是提倡睡眠由脑所主，不寐的病位主要在脑，辨证治疗当以脑为主的一种理论。

脑作为奇恒之腑之一，在中医的最早阶段并未把脑与精神思维活动联系在一起。《灵枢·海论》曰："脑为髓之海，其输上在于其盖，下至风府"，认为脑在颅内，为髓聚之处，其下与脊髓相通。《素问·五脏生成论》亦曰："诸髓者，皆属于脑。"又《灵枢·经脉》曰："人始生，先成精，精成而脑髓生"，认为脑由先天之精所化。而《素问·脉要精微论》曰："头者，精明之府，头倾视深，精神将夺矣"，初步涉及头与精神活动的关系。《黄帝内经太素》曰："头是心神所居"，"七窍者，精神之户牖"，认为七窍多为感知器官，与精神活动相关联，七窍在头，内与脑相连，进一步明确了精神与头脑的密切联系。宋代陈无择《三因极一病证方论》中也有"头者，诸阳之会，上丹产于泥丸宫，百神所集"的记载。这些都说明，在明以前我国医家已初步认识到脑与精神意识活动的密切联系。

明代李时珍在《本草纲目》中，提出"脑为元神之府"。随着时代的发展和科技的进步，受到西方医学理论的影响，后世医家更为重视脑的功能，进而逐渐突破了传统意义上的"心主神明"的局限。如明末清初的王宏翰在其《医学原始》中首次明确提出了知觉和睡眠皆由脑所主。脑中脉络通达，感知觉正常则寤；脑中脉络一塞，阻其感知觉传达之路，外无由入，内无由出则寐。清代医家王清任在其解剖成就的基础之上，明确提出了"灵机记性不在心而在脑"的观点。

二、阴阳睡眠学说与其他四大睡眠学说之间的关系

阴阳学说是中国古代的朴素唯物主义哲学思想。阴阳是对立统一的关系，贯穿于中医理论体系的各个方面，指导疾病的发生发展及诊断治疗的整个过程，阴阳失调就会导致阴阳的偏盛偏衰而发生疾病，同样不寐的发病也离不开阴阳失和。

中医认为“不寐者，病在阴阳失交”。不寐总以阴阳为纲，阳不入阴，阴阳失交而病发失眠。营卫睡眠学说、神主睡眠学说、魂魄睡眠学说以及脑髓睡眠学说均以阴阳作为统领。在理论认识及临证过程中均要遵循其规律，有纲有目，纲举目张，既重点突出，使法有所从，道有所依，又能左右逢源，触类旁通，灵活机动。五大学说彼此间密切相关，它们以阴阳为纲，相辅相成，相互为用，形成了一个完整的理论体系。因此，将阴阳睡眠学说作为核心提纲来论述其余睡眠学说更加符合中医的认识发展与临床实践规律。

三、贾师对失眠的认识

古人云：“知其要者，一言而终。”要者，病机也。王冰注解：“机者，要也，变也，病变所由出也。”想要透彻地理解失眠，首先应当掌握其病因病机。

人体的新陈代谢、物质与能量间的转化均是通过气的气化作用实现的。《难经·八难》提出：“气者，人之根本也。”从发病学看，失眠的发病取决于人体的阴气和阳气两个方面，阴阳二气间也存在着类似的气化运动规律。正常情况下，人体阴阳二气交感相应，《内经》云：“阴在内，阳之守也；阳在外，阴之使也。”可见，阴阳二气的正常运行是机体保持健康的基本前提。如果阴阳二气的正常运行规律被打破，机体阴阳失衡，则必然发病。《金匮钩玄》云：“郁者，结聚而不得发越也，当升者不能升，当降者不能降，当变化者不得变化也。”在失眠的整个发病过程中，这种以升降失常、枢机转运无权为特征的气机失调扮演了至关重要的角色。朱丹溪在《丹溪心法》中提出：“气血冲和，万病不生，一有怫郁，诸病生焉，故人身诸病，多生于郁。”贾师总结临证多年的经验，认为“百病生于气，治病当首重调气。”失眠致病的证机核心在于机体气机失调、枢机转运无权，脏腑气血、津液运化失常。

贾师认为失眠病机总纲为“阳不入阴，阴阳失交”。临床中根据病性可将失眠分为虚、实两类。阴血不足、心胆气虚、心脾两虚、心肾不交者属虚；心肝阳亢、痰火扰心、痰浊阻滞、瘀血内阻等属实。在人体上表现为脏腑、气血、阴阳失和的情况。就虚证而言，受脏腑虚损、情志失调等因素影响，机体气血阴精亏虚导致营血衰少，进而影响营卫的出入，阴阳二气运转无力，心神无以奉养，导致阳不入阴，并在此基础上演化出阳虚鼓动无力、阴虚阳亢、心肾不交、心虚胆怯、心脾两虚等证机。实证方面，由于机体气机失调，脏腑气血、津液运化失常，遂产生气滞、食积、痰湿、水饮、瘀血等病理产物。这些病理产物反过来又会阻滞于脏腑、经络，使阳气受阻而难入于阴，气机不通导致阳不入阴，心神被扰，属于实证。

据此病机，治疗首先需要恢复人体阴阳营卫气血正常的升降出入和循行运转。《灵枢·邪客第七十一》曰：“调其虚实，以通其道而去其邪。”针对这种情况，应当选择“决渎壅塞，经络大通，阴阳得和者也”的治疗方法。只有使气机恢复通畅运行，气血阴阳复归正常的运行平衡状态，才可实现“阳得入阴，寤寐和谐”。临床方面，贾师认为，治疗失眠处方用药应谨查病机，在抓住主证，考虑兼证的基础上随症加减。尤其注意从肝脾着手，通过调治周身气机来和解脏腑阴阳气血的失衡，来达到从根本上治疗失眠的目的。贾师针对不同证情，处方用药灵活多变，并不拘泥于单纯使用安神方药。常用方药举例：运用柴胡加龙骨牡蛎汤加减治疗枢机不利、阳不入阴型失眠，香（香附）砂六君子汤加减、逍遥散加减治疗肝脾不调型失眠，丹栀逍遥散加减治疗肝郁化火型失眠，黄连温胆汤加减治疗痰热扰神型失眠，黄连阿胶汤或六味地黄丸合交泰丸治疗心肾不交、阴虚火旺型失眠，归脾汤加减治疗心脾两虚型失眠等等；用药方面，贾师注重对不同脏腑间气血阴阳的调治，常根据症情，选用柴胡、香附、薄荷、玫瑰花、生麦芽等疏肝理气解郁，生龙骨、牡蛎、磁石等重镇安神，陈皮、炒鸡内金、炒麦芽等护胃健脾，枳实、厚朴、炒莱菔子等通腑行气，合欢皮、龙眼肉、远志、炒酸枣仁、夜交藤等宁心安神。

第二节　运用“百病生于气”调治失眠

一、气一元论

（一）气的概念

气是中国古代唯物主义哲学用来解释宇宙万物的一个概念，指的是宇宙中运动着的、至精至微的物质，是构成宇宙万物的最基本元素，是世界的本原。《黄帝内经》将气这一哲学概念引入中医学，用来解释天地人的构成和运动变化，特别是人体的结构、功能和代谢规律、疾病原因、病理机制、诊断和防治、药物性能以及养生康复等，形成了以生理之气为核心的医学科学的气一元论。中医学中的气，尽管分类繁多、命名各不相同，但总的概括起来包括两部分：其一，气是构成人体的基本物质基础（即气、血、精、津、液）；其二，气是人体发挥各种功能的物质承担者，是物质与功能的结合体。

（二）气一元论的基本内容

气一元论是中国传统文化的自然观体系，其与中医学的关系主要有以下三个方面：

1. 气是构成万物的本原

气，是指存在于宇宙之中的不断运动且无形、不可见的极细微物质，古代唯物主义哲学家认为“气”是宇宙的本原，而元气是世界万物的渊源和归宿，一切有形之体皆依赖元气生化而成。《庄子·知北游》讲“通天下一气耳”，认为天地万物及人都为一气而生，《淮南子·天文训》中也讲到“宇宙生气，气有涯垠。清阳者薄靡而为天，重浊者凝滞而为地”，提出了元气可以分为阴阳，即《道德经·四十二章》所讲到的“道生一，一生二，二生三，三生万物。”元气自身的运动变化，分为天地阴阳二气，即“积阳为天，积阴为地”（《素问·阴阳应象大论》）。天之阳气下降，地之阴气上升，二气交感于天地之间，氤氲和合而化生万物，即如《周易·咸象》言：“天地感而万物化生。”因此，天地阴阳二气的交感和合是宇宙万物包括人类发生、发展与变化的根本原因。

人类是世界的特殊组成部分，也是自然的产物，人与自然有着紧密的联系。中医学从气是宇宙的本原、是构成世界的最基本要素这一基本点出发，同样也认为气是生命的本原，是构成生命的基本物质。故《素问·宝命全形论》曰：“人生于地，悬命于天，天地合气，命之曰人”，《难经·八难》言：“气者，人之根本也”。人体是一个不断发生着升降出入的气化运动的机体。人的生长壮老已，健康与疾病，皆本于气，故曰：“人之生死，全赖乎气。气聚则生，气壮则康，气衰则弱，气散则死”（《医权初编》）。血、精、津液等亦为生命的基本物质，但它们皆由气化生，故气是构成人体和维持人体生命活动的最基本物质。中医学在古代哲学气论的基础上认识生命科学，认为人的思想精神也是气的产物，《医门法律》曰：“人之生死由乎气”、“唯气以成形，气聚则形存，气散则形亡”，认为人的形体是由气构成的，而人的精神意识思维活动也是由物质机体产生的一种气的活动，故《素问·天元纪大论》言：“人有五脏化五气，以生喜、怒、悲、忧、恐”，李东垣在《脾胃论》中更是直言：“气者，精神之根蒂也”。

2. 气的运动与变化

运动是气的根本属性，《素问·六微旨大论》讲：“是以升降出入，无器不有。”器指的是由气聚合所产生的有形体，这种观点也符合辩证唯物主义的观点。宇宙中任何一个有形之体和事物，既是由气运动交感聚合而化生，其自身又具备着运动特性及升降聚散等运动形式。

气机，即气的运动。气的运动形式有很多，主要有升、降、出、入四种基本形式。升与降、出与入，对立又统一，保持着协调的平衡关系。《素问·六微旨大论》中说：“气之升降，天地之更用也……升已而降，降者为天；降已而升，升者为地。天气下降，气流于地；地气上升，气腾于天。故高下相召，升降相因，而变作矣。”聚与散也是气的运动形式，是基于气的升降出入而表现出的复杂运动形式，正如宋·张载所说：“太虚不能无气，气不能不聚为万物，万物不能不散而为太虚”（《正蒙·太和》）。

气化，是指气的运动产生各种变化的过程。在气的作用和参与下，宇宙万物在形态、表现方式上出现各种变化。气化的形式主要有气形转化、形形转化、气气转化和事物的自身变化，即是说宇宙中事物的一切变化都是气化的结果。其中气化过程又可分为“化”与“变”两种不同的类型。《素问·天元纪大论》说：“物生谓之化，物极谓之变。”化，是指气的缓和运动所促成的某些改变，可理解为“量变”；变，是指气的剧烈运动所促成的显著变化，理解为“质变”。不管“化”，还是“变”，皆是气的运动的结果。

3. 气是万物之间的中介

气充斥于宇宙万物之间，通过聚散运动相互作用和相互转化，并衍生和接纳有形之物，成为天地万物之间的中介，把天地万物联系成为一个有机整体。

感应，即交感相应，是指事物之间的相互感动、相互影响、相互作用。气分阴阳，是阴阳的对立统一体，阴阳对立的双方共同组成气的统一体，它们是一切运动变化的根源。气之阴阳两端相互感应而产生了事物之间的普遍联系。即《正蒙·乾称》所说“以万物本一，故一能合异，以其能合异，故谓之感。……阴阳也，二端故有感，本一故能合。天地生万物，所受虽不同，皆无须臾之不感”。

二、气与阴阳的关系

气一元论学说确定了气的物质性，气是构成宇宙万物的最基本物质，具有统一性、普遍性。而阴阳是气的两种固有属性，本质上还是气。《易传·系辞上传》有言：“易有太极，是生两仪，两仪生四象，四象生八卦。” 孔颖达解释道：“太极谓天地未分之前，元气混而为一，即是太初、太一也。”（《孔颖达疏》）两仪即为阴阳，从阴阳的角度看，气可分为阴气和阳气两大类。正如《正蒙·神化》所言“气有阴阳”，《正蒙·参两》曰“一物两体，气也”，《正蒙·乾称》也讲“气有阴阳，屈伸相感之无穷，故神之应也无穷”。另一方面，阴阳又是气本身内在的矛盾双方。阴气和阳气相互对立，但又相互渗透、相互作用，共同构成了气的矛盾统一体。即一气分为阴阳，而阴阳又统一于气。“两不立则一不可见，一不可见则两之用息。两体者，虚实也，动静也，聚散也，清浊也，其究一而已”（《横渠易说·说卦》）。此中气是“一”，万物统一于气，而一气又可分阴阳，阴阳即是两，两存在于一之中，表现为“一”的对立两个属性。虚实、动静、聚散、清浊等都是对立两方面的具体表现，也是一气之阴阳的具体内涵。作为宇宙本原的气是阴阳对立的统一物，在阴阳二气的相互对立、相互渗透、相互作用下，不断地运动变化，演化为世界万物。

正是基于气一元论，才有了阴阳的基本内容：对立制约、互根互用、交感互藏、阴阳消长、阴阳转化，阴阳的对立统一关系才得以完整。

三、从“百病生于气”论失眠

“百病生于气”这一观点最早出现在《黄帝内经》，《素问•举痛论》曰：“余知百病生于气也，怒则气上，喜则气缓，悲则气消，恐则气下，寒则气收，炅则气泄，惊则气乱，劳则气耗，思则气结”，分别从七情过极、外感侵袭、过劳所伤等方面提出了“九气为病”，论述了“百病生于气”的发病学观点，认为气机失调是疾病发生的最基本机理，这一观点具有很高的理论价值和临床意义。朱丹溪提倡气、血、痰、火、湿、食六郁之说，指出：“气血冲和，万病不生，一有怫郁，诸病生焉，故人身诸病，多生于郁”（《丹溪心法・六郁》），六郁中尤以气郁为要。

关于失眠，《灵枢・大惑论》中就有论述：“卫气不得入于阴，常留于阳。留于阳则阳气满，阳气满则阳跷盛，不得入于阴则阴气虚，故目不瞑矣。”此段论述提出了失眠的基本病机为阳不入阴，这一观点被后世诸多医家所赞同，所谓阴阳和调，阴阳互藏，阴中有阳，阳中有阴，阳入于阴则寐，阳出于阴则寤。在气与阴阳的关系中，我们说到气是阴阳的统一，阴阳是气的对立属性。所以，阳不入阴这一病理基础，归根到底还是气机的失常。气的运动失常，则阴阳的互藏就会异常，阳不入阴，阴不纳阳，发为失眠。

气机失常不仅可以直接导致失眠，还可以继续产生一些病理产物（瘀血、痰饮、水湿），之后又与这些病理因素相互结合而进一步阻滞气机，使病情更加复杂难愈；如气机郁滞可以导致瘀血阻滞、水湿内停、食饮不化等，而瘀血、水湿、宿食反过来又可以阻滞气机，加重病情。气郁日久，郁而化热，又会导致瘀热互结、水热互结、瘀水互结等，使病情更为复杂难解，表现为各种莫名的症状出现，如小柴胡汤证、柴胡加龙骨牡蛎汤证等，都是因枢机不利而出现的各种或然症。在失眠临证中经常会出现病情复杂的情况，所以抓住失眠的病机至关重要。

贾师总结失眠的病机可以分为三个层次：第一层，气血阴阳亏虚或痰火湿食瘀阻滞；第二层，气机失调；第三层，阳不入阴（图 1-1）。

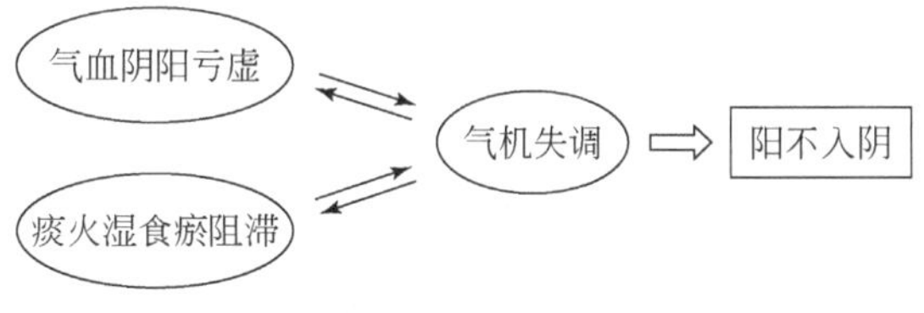

图 1-1 失眠病机

气机失调导致阳不入阴为失眠的基本病机，因此，调畅气机就是治疗失眠的基本法则。临床中，在各种复杂的症候表现中，贾师善于抓主要病机进行诊治，有兼证予以加减，从而达到执简驭繁，治病求本的目的。即所谓“谨察阴阳所在而调之，以平为期。”（《素问・至真要大论》）但是在调节气机的时候应注意导致气机不调的原因，“补其不足，损其有余，实则泻之，虚则补之”，在此基础上再调畅气机，就会收到事半功倍之效。贾师临床中常从以下三个方面调畅气机。

（一）从肝论治

肝主疏泄，主协调人体脏腑气机、藏泄男精女血、助脾运化水谷，并且气血的运行、情志的畅达等也皆依赖于肝的疏泄条达功能。《血证论》有言：“肝属木，木气冲和条达，不致郁遏，则血脉得畅。”从经络循行来看，足厥阴肝经自足走头，与许多脏腑器官都联络密切。若肝失疏泄，气机不畅，则可导致肝经所过部位发生胀满疼痛之症；同时“气为血之帅”，气的正常推动功能是血液畅通运行的重要保障，而肝的疏泄功能在实现气机调畅的过程中则扮演了十分重要的角色。肝气疏泄正常，气机条畅，脉道中的血液就会运行通利。而肝气疏泄太过，则会导致肝气过亢，血随气涌，出现头胀、头痛，甚至气血逆乱而导致呕血、昏厥等证。肝气疏泄不及又可导致气机郁结甚或阻滞不通，气血不畅，不通则痛，进而出现胸胁胀满不适、疼痛等症。同样，气滞日久，精血津液的输布运行也会受到影响而发生异常，导致血瘀痰凝，进而出现积聚、乳房肿块、月经不调等症证。

从整体观来看，五脏是为一整体，肝与其余四脏的生理病理关系也是动态相关的。具体而言，在生理上，肝主疏泄，调畅气机，可助脾胃气机升降，肝气条达可促进脾胃腐熟运化吸收水谷；心肝之血相互濡养；肝肾同源、精血相互转化；肝肺气机协调、升降相因。从病理上来看，若肝失疏泄，肝气不舒，横逆乘脾，致脾失健运，胃失和降，患者可见腹痛腹胀、呕吐酸腐、泄泻等症；若肝郁化火，木火刑金，肺降不及，则患者可出现咳嗽、气喘；又或扰动精室，影响肾藏，而致遗精梦泄，进一步还可能影响病人的生殖机能；如若伤及心血，扰及心神，则可发为失眠。

贾师指出，治疗失眠从肝论治不应只局限于疏肝一法，还有柔肝、泄肝、抑肝、散肝等法。肝气郁滞，当以疏肝理气，可加柴胡、香附、川楝子、元胡、玫瑰花、郁金等；肝体阴而用阳，肝阴亏虚不能制阳而致阳亢，如一贯煎证，此时应养阴柔肝，可予白芍、当归、麦冬等；肝胆湿热，则需泻热利湿，予以龙胆草、黄芩、夏枯草等；水不涵木，肝阳上亢，应息风潜阳，可予羚羊角、钩藤、白蒺藜、石决明、牡蛎、龙骨、地龙、僵蚕、蜈蚣等；“木郁则达之”，此为散肝之法，如《素问》所说“肝欲散，急食辛以散之”，即散肝之意也，方予逍遥散。

（二）通降腑气

在失眠临证中，贾师特别注重通降腑气。他运用通降腑气之目的不单单是求升清降浊，更重要的是以此法调畅气机的升降出入。我们知道气机的表现形式有升降出入四种形式，而肝气易升易出，仅仅靠调肝之法有时很难将气机归于和合。所以，通过通降腑气来调节人体气机的降与入是调畅气机的又一重要法则。《灵枢·本输》有言：“肺合大肠，肠者，传导之腑”，大肠五行主金，与肺相表里，“金曰从革”，主肃杀、潜降、收敛。肺主肃降，是指肺气清肃、下降的功能，其气机运动形式为降与入。《医经精义·脏腑之官》也指出：“大肠之所以传导者，以其为肺之腑，肺气下达，故能传导。”可见，肺主肃降是大肠传导的动力，肃降功能正常有助于大肠传导输化将浊气肃除于外。所以从整体观的角度讲，通降腑气是以通腑气这种形式来发挥金气的肃降作用，调节人体气机的降与入。所以，贾师在通腑气时用药不仅有通便的厚朴、大黄、炒莱菔子、芒硝、麻子仁等，而且还从金主肃降的角度，酌加宣发肺气的桔梗、杏仁、苏叶等，即取“提壶揭盖法”之意。

（三）注重脾胃

脾胃为后天之本，气血生化之源。中医讲脾胃是一身气机升降之枢纽，此枢纽关乎一身之气机。黄元御在《四圣心源·卷一·天人解·脏腑生成》篇中讲："脾胃主中气，五行属土，土分己戊，分属脾胃。中气向左旋升而成己土，向右旋降而为戊土"。《黄帝内经》曰："上者右行，下者左行，左右周天，余而复会。"可以看出，脾胃之所以为气机之枢，不仅是因为它是气血之源，还因为它是气机之根，脾气升，则肝气生，胃气降，则肺气生，故《四圣心源》讲："中土斡旋、土枢四象"。所以，临床中顾护胃气不单是滋补气血，更重要的是调气机之枢，轴动则轮转，从而达到五脏气机和合的目的。

上述三法的运用，并非是三者各自独立，贾师在临床中常相互为用。调肝中佐以通腑调中，通降腑气中又肝脾共调，顾护脾胃中也注重疏肝通腑。三法合用，有升有降，有出有入，气机有根，生化有源，以此则气机归于和合，夜寐时阳入于阴，失眠得治。

第三节　从肝论治失眠

一、从肝论治的背景与渊源

由于现代社会竞争激烈，生存压力较大，生活节奏快，失眠的发病率日益增长，并且发病年龄逐渐年轻化，已经严重影响到人们的身体健康和生活质量。根据现代人的生活环境和生活方式结合多年的临床观察，多认为由于社会竞争压力大、人际关系复杂，人们或多或少都存在一定程度的情志不遂所引起的肝郁气滞。《丹溪心法》谓"气郁则生湿，湿郁则成热，热郁则成痰，痰郁则血不行，血郁则食不化，六者相因为病也。"《金匮钩玄》云："郁者，结聚而不得发越也，当升者不能升，当降者不能降，当变化者不得变化也"。因此强调百病生于气，治病当先调气，故推崇从肝论治失眠，其理论不仅符合中医理论，同时也符合现代人的特征。《血证论》曰："肝藏魂，人寤则魂游于目，寐则返于肝"，《灵枢·本神》云："肝藏血，血舍魂"，《素问·六节藏象论》曰："肝者，罢极之本，魂之居也。"《素问·刺热》曰："肝热病者……胁满痛，手足躁，不得安卧"，以上条文说明不寐与肝之间存在关系。孙思邈《千金要方》云："五脏者，魂魄宅舍，精神之依托也。魂魄飞扬者，其五脏空虚也，即邪神居之，神灵所使鬼而下之，脉短而微，其脏不足则魂魄不安。魂属于肝，魄属于肺。"认为不寐与五脏空虚进而邪居扰动魂魄有关。许叔微《普济本事方》云："平人肝不受邪，故卧则魂归于肝，神静而得寐。今肝有邪，魂不得归，是以卧则魂扬若离体也。"认为不寐的病因为肝不受邪，肝经血虚，魂不得归，导致心神不安，从而产生失眠，并提出了"日午夜卧服"的观点，对现今不寐的治疗有重要的指导意义。

二、从肝论治失眠与营卫（阴阳）学说之间的关系

中医学中的"不寐"相当于西医的失眠，从古到今历代医家关于失眠的学说归纳起来主要有五种：阴阳睡眠学说、营卫睡眠学说、神主睡眠学说、魂魄睡眠学说、脑髓睡眠学说。贾师强调以经典为依据，故最为推崇阴阳睡眠学说。中医对于失眠病机的最早论述出现在黄帝内经，《灵枢·营卫生会》云："壮者之气血盛，其肌肉滑，气道通，营卫之行，不失其常，故昼精而夜瞑。"由于卫气属阳，卫气不得入于阴而出现不寐，《黄帝内经》亦称其为阳不入阴，故现在所出现的阳

不入阴的理论与营卫学说同出一源，内容基本一致。也就是说营卫二气的正常运行是确保人体寤寐的根本，而营卫的正常循行又与五脏六腑功能的正常运行密切相关。后世所发展出来的脏腑辨证，其主要机理也是由于脏腑功能运行失常进而导致营卫运行失常所产生，如有些医家提出来的从肝论治、从心或是从脾胃论治等病机理论，其核心都是气机运行的失常。人作为天地所生的万物之一，其生命的活动规律必然受到天地环境的影响，也就是天人合一，天地之间昼夜的变化所引起的阴阳变化影响着人体阴阳的变化。《灵枢·大惑论》："夫卫气者，昼日常行于阳，夜行于阴，故阳气尽则卧，阴气尽则寝。"说明人体卫气的循行顺应自然界的昼夜阴阳的变化规律从而影响人体的寤寐。《灵枢·卫气行》："故卫气之行，一日一夜五十周于身，日行于阳二十五周，夜行于阴二十五周，周于五脏。"表明卫气昼行于体表六腑阳经，夜行于体内五脏阴经，而卫气的正常运行离不开脏腑经络功能的正常。《脾胃论》："胃者卫之源，脾乃营之本。"说明卫气由脾胃运化而生。《难经·二十五难》："心荣，肺卫，通行阳气。"指出肺主气，心主血脉，两者为气血运行之动力，卫气从阴出阳需要心肺的推动。《素问·六节藏象论》："肾者主蛰，封藏之本，精之处也。"可知卫气从阳入阴亦离不开肾的封藏作用。所以，不寐的病机中卫气源于脾胃，卫气的推动从阴入阳离不开心肺，而卫气的引阳入阴又离不开肾的封藏作用，所以，不寐的病机核心是阳不入阴，营卫之气运行失常，与五脏六腑功能的正常运行密切相关，心、肺、脾、肾脏腑功能的正常运行才可以确保人体的气机升、降、出、入的正常，才能确保正常的睡眠。而五脏之中，肝主疏泄为气机的枢纽，肝气具有疏通、畅达全身气机，调整全身气机运转的作用，如果肝失疏泄，则会引起人体气机的运行失常，或是影响其他脏腑的正常运行而导致卫气的运行失常进而产生不寐。而通常情况下，不寐又会导致情绪不畅的产生从而加重肝失疏泄的状态，人体气机的运行失常，使不寐持续加重，二者互为因果，最终导致不寐很难痊愈，综上可知从肝论治失眠有很重要的意义。

三、从肝论治失眠常见的辨证分型

（一）肝气郁滞型

临床表现为失眠，尤入睡前烦躁难眠，伴胸闷、两胁胀痛、喜太息等，晨起口干口苦，舌淡脉弦。此类病人常有情志抑郁史，因肝气郁滞而胸闷胁胀、喜太息，日久气滞血瘀则胸胁疼痛，肝魂受扰，夜卧不宁则失眠，而此时肝火之证尚不明显。治当疏肝理气，佐以清肝，方以柴胡疏肝散加减。

（二）肝郁化火型

临床表现为入睡困难，心情烦躁，易怒，口干口苦，舌红脉弦。多因情志不遂，肝气郁结，久则肝郁化火所致，魂不归肝，上扰心神，神不安则不寐。治以清肝泻火为主，方用丹栀逍遥散加减。

（三）肝火上炎扰心型

临床表现为入睡难，急躁易怒，目赤耳鸣，口干口苦，大便干，小便黄，舌尖红，脉弦或略数等症，主因五志过极化火，上扰心神所致。治以清肝泻火、宁心安神为主，方用龙胆泻肝汤加减。

（四）肝气郁滞，枢机不利型

临床表现为入睡困难，或然症状多，或头痛，或全身痛，或不思饮食，或对气温变化反应敏感，冬天怕冷夏天怕热等，易受惊吓。多因情志不遂，肝气不舒，胆木失荣，少阳枢机不利，内扰神魂而致。治以和解少阳为主，方用柴胡龙骨牡蛎汤加减。

（五）肝血瘀阻型

临床表现为入睡困难，急躁易怒，唇暗或两目暗黑，舌质暗红，或舌有瘀斑、瘀点，脉弦紧。因肝气郁结，气机不畅，日久气滞血瘀，瘀阻脉络，影响肝的正常藏血，魂不归肝，肝失疏泄，瘀血不去，新血不生，血不能正常发挥其濡养功能，导致心失所养，且瘀血停滞也会扰动心神。此型多为顽固性失眠，治以活血化瘀为主，方用血府逐瘀汤加减。

（六）肝脾不调型

临床表现为入睡困难，情志不畅，纳呆，乏力，舌胖大、有齿痕，苔腻，脉弦弱。因肝气郁结，气机郁滞，木郁克土，脾胃的升降功能受到影响，导致食积、痰湿等邪滞留在肠胃，即《黄帝内经》所曰："胃不和则卧不安"，现代研究也显示，胃肠和大脑之间有密切的关系。治以疏肝理气，健脾和胃为主，方用加减香砂六君子汤，其中贾师用香附代替木香，是因为香附更善于疏肝解郁，有理气宽中的功效。

（七）肝胆气虚型

临床表现为易惊多疑，心烦，口苦，舌红苔黄腻。因胆为清净之腑，中正之官，主决断，与肝相表里，肝胆气机失于疏泄，木郁克土，脾虚而痰湿盛，日久化热，痰热内扰心神，则神魂不安。如《诸病源候论·五脏六腑病诸候》所曰："胆气不足，其气上溢而口苦，善太息，呕宿汁，心下澹澹，如人将捕之。"治以安神定志，清热化痰为主，方用黄连温胆汤加减。

四、常见的治肝之法

贾师临床常用的治肝法有以下几种：

一法曰：疏肝理气，为肝气自郁于本经，两胁气胀或痛者，宜疏肝，用香附、郁金、苏梗、青皮、橘叶之类；兼寒加吴茱萸；兼热加丹皮、山栀；兼痰加半夏、茯苓。

一法曰：疏肝通络，如疏肝不应，营气痹窒，络脉瘀阻，宜兼通血络，用旋覆花、归须、桃仁、泽兰叶等。

一法曰：补母，如水亏而肝火盛，清之不应，当益肾水。

一法曰：柔肝，如肝气胀甚，疏之更甚者，当柔肝，用当归、枸杞子、柏子仁、牛膝。

一法曰：缓肝，如肝气甚而中气虚者，当缓肝，用炙甘草、白芍、橘核、淮小麦。

然需注意，在临证中用丹栀逍遥散远比用柴胡疏肝散加味要多，因肝郁者多与禀赋有关。平素肝之阴血不足，一有怫郁，肝郁生焉，治疗当忌用辛温香燥之疏肝理气药，有虚火者亦不可用苦寒，如误用香燥理气之辈，则阴血更伤，郁滞乘逆愈甚，此时宜以滋养肝肾之阴血为主，稍佐解郁之品，使阴血充而肝木亦渐见柔顺。若兼肝火亦不可苦寒太过，恐更伤阴血，可酌配清凉之品。故可知肝的调理总以"柔养"为宗旨。

第四节 “六郁”论治失眠

一、六郁的概念

六郁的概念最早是由朱丹溪提出的，《丹溪心法》曰：“气郁则生湿，湿郁则成热，热郁则成痰，痰郁则血不行，血郁则食不化，六者相因为病也。”人体的各种生理活动，以气为动力，能推动脏腑气化，输布津液，宣畅血脉，消化水谷。若情志过极，忧思郁怒，首害气机。肝气郁结，疏泄失常，气机郁滞，气郁由是而成。所谓气郁，通常是指肝气郁结。肝司疏泄，以气为用，气之疏泄正常，可使周身之气机，脏腑之功能活动条达顺畅。若肝气郁结，疏泄失司，木郁而致诸脏气机皆不得畅达。肝气郁结，其临床表现有两大类别，一是肝气郁于本经，症见胸胁胀满或胀痛，善太息，郁郁不乐。二是肝气郁结病及他脏，如肝郁乘脾，中气不运，腹满食少，呕恶痛泻；肝气犯肺，胸闷喘息；肝气犯胃，脘痛嘈杂，吞酸吐苦；肝气犯肾，藏泄失司，则小便淋漓不尽，或癃闭不通。

食郁的产生主要是由于暴饮暴食，或中气虚弱而强食，脾胃难于消化转输而致。轻者表现为饮食积滞不化，可见脘腹胀满疼痛，嗳腐吞酸，呕吐、泄泻、厌食、纳呆等，若“积食”停滞日久，可进一步损伤脾胃功能，导致中焦的气机运化功能失常，进而聚湿、化热、生痰而引起其他病变。即《黄帝内经》所云：“胃不和则卧不安。”

火郁的产生主要是在疾病发展过程中，体内的病理性代谢产物（如痰、瘀血、结石等）和食积、虫积等郁滞而从阳化热化火，如气郁化火、食积化火、湿郁化火等。其实质上是由于这些因素导致人体之气的郁滞，气郁则生热化火。

痰郁是人体水液代谢障碍所形成的病理产物。痰饮的形成，多为外感六淫，或七情内伤，或饮食不节等，导致脏腑功能失调，气化不利，水液代谢障碍，水液停聚而形成。痰可分为有形之痰和无形之痰。有形之痰，是指视之可见，闻之有声的痰液，如咳嗽吐痰、喉中痰鸣等，或指触之有形的痰核。无形之痰，是指只见其征象，不见其形质的痰病。由于肺、脾、肾及三焦等对水液代谢起着重要作用，故痰饮的形成，多与肺、脾、肾及三焦的功能失常密切相关。痰饮为有形之邪，可随气流行，或停滞于经脉，或留滞于脏腑，阻滞气机，妨碍血行。

湿郁是由于脾的运化和输布津液的功能障碍，从而引起湿浊蓄积停滞的病理状态。由于内生之湿多因脾虚，故又称之为脾虚生湿。内湿的产生，多因过食肥甘，嗜烟好酒，恣食生冷，内伤脾胃，致使脾失健运不能为胃行其津液，或喜静少动，素体肥胖，情志抑郁，致气机不利，津液输布障碍，聚而成湿所致。

血郁主要是由于气机不畅，痰饮等积滞体内，阻遏脉络，造成血液运行不畅，进而导致血液在体内某些部位瘀积。气行则血行，气滞则血瘀。正如《血证论·吐血》所说：“气为血之帅，血随之而运行；血为气之守，气得之而静谧。气结则血凝，气虚则血脱，气迫则血走。”

二、六郁论治失眠与营卫（阴阳）学说之间的关系

贾师擅长治疗失眠，其在治疗失眠中始终贯穿着“调畅气机”的思想，强调“百病生于气”。此观点最早见于朱丹溪的六郁理论。失眠的五大学说包括：阴阳睡眠学说、营卫睡眠学说、神主

睡眠学说、魂魄睡眠学说、脑髓睡眠学说，其中贾师更推崇阴阳、营卫学说，强调营卫之气的运行随着日夜阴阳的交替而变化，失眠的主要病机是阳不入阴所引起的，即卫气行于五脏六腑之时如果受到阻碍，则会行于阳而不得入阴，从而出现失眠。《灵枢·营卫生会》："壮者之气血盛，其肌肉滑，气道通，营卫之行，不失其常，故昼精而夜瞑。"由于卫气属阳，卫气不得入于阴而出现不寐，故亦称其为阳不入阴。卫气源于脾胃，卫气的推动从阴入阳离不开心肺，而卫气的引阳入阴又离不开肾的封藏作用，所以，不寐的病机核心是阳不入阴。营卫之气运行失常，与五脏六腑正常生理功能的运行密切相关，心、肺、脾、肾脏腑功能的正常运行才可以维持人体的气机升、降、出、入正常有序，全身的气血疏通、气机畅达，整个气机正常的运转才能确保体内没有六郁的产生，从而营卫气血畅达。脏腑功能的失调会导致气机的不畅，从而导致六郁之邪的产生，在通常情况下，不寐又会导致情绪的不畅从而加重肝失疏泄的状态，进而导致六郁的加重，六郁之邪反过来亦会阻滞人体的气机的正常运行使不寐加重，不寐与六郁二者之间互为因果，可知从六郁论治失眠有重要的意义。

三、六郁阻滞，气机不畅，阳不入阴是不寐的主要病机

气机的郁滞会产生病理产物的积滞，如痰、火、瘀、湿、食，反过来痰、火、瘀、湿、食的病理产物也会阻碍气机的流动。朱丹溪认为："气血冲和，万病不生，一有怫郁，诸病生焉"、"气郁则生湿，湿郁则成热，热郁则成痰，痰郁则血不行，血郁则食不化，六者相因为病也。"故六郁之邪导致的气机不畅是百病的源头，失眠的产生亦是如此。《灵枢·邪客》曰："卫气者，出其悍气之慓疾而先行于四末、分肉、皮肤之间而不休者也，昼日行于阳，夜行于阴，常从足少阴之分之间行于五脏六腑，今厥气客于五脏六腑，则卫气独卫其外，行于阳不得入阴，行于阳则阳气盛，阳气盛则阳跷陷，不得入于阴，阴虚故目不瞑，黄帝曰，善！治之奈何？伯高曰，补其不足，泻其有余，调其虚实，以通其道而去其邪。"可知气、血、痰、火、湿、食郁都可以壅塞气机的道路，导致卫气行于阳不得入于阴，从而产生不寐。

四、解六郁之邪，调畅气机，引阳入阴是不寐的重要治则

《灵兰要览》云："治积之法，理气为先"，贾师强调治不寐当以解六郁之邪，调畅气机为治则。在调畅气机的时候，注重标本虚实，若是六郁之邪较重，必会阻滞气机的流动，导致气机的不畅，此时用的方法是急则治其标，以祛除邪气为先。若是肝气郁滞为主则以柴胡疏肝散加减进行治疗；若肝气郁滞兼有脾虚血虚的时候则以逍遥散加减；若是肝郁气滞日久化火，则以丹栀逍遥散加减；若是肝火上炎，则以龙胆泻肝汤加减；若是气滞血瘀，则以血府逐瘀汤加减治疗；若是湿邪较盛，多用平胃散或是藿朴夏苓汤加减；若是食积引起的多用保和丸加减；若是痰浊阻滞引起的多用温胆汤加减；若是痰浊郁滞日久化热多用黄连温胆汤加减；若是患者的六郁之邪不明显且气血不虚，则以柴胡加龙骨牡蛎汤加减；若气血不足，亦会导致气机运化无力而导致阳不入阴，故气血虚时多用归脾汤加减。六郁之邪祛除之后，气机流动的通道自然通畅，在此基础上再佐以安神药，"安神"就会起到画龙点睛的作用，但安神药的选择一定要随着六郁病邪的不同而有针对性的用药。如兼气郁则常加合欢皮以解郁安神；如兼痰湿之邪则加石菖蒲、远志和胃化湿，祛痰安神；如兼痰火之邪则加天竺黄或是竹茹清热化痰安神；如兼血瘀则加丹参活血养血，除烦安神。

五、典型病案

（一）痰、湿郁型失眠

患者刘某，女，64岁，2015年8月6日初诊。

主诉：失眠4年。

现病史：4年前无明显诱因出现失眠，现每晚最多可睡5小时，辗转反侧难以入睡，睡前汗多身热，次日乏力，少气懒言，头昏，纳可，遇心事失眠加重，伴口干，大便日3～4次，不稀，凉饮则泄，小便正常。舌胖大边紫暗，苔厚腻，脉沉。

中医诊断：失眠（痰湿蕴热，肝气郁滞型）。

治法：祛湿化痰，疏肝解郁。

方药：苍术20g，厚朴15g，陈皮10g，清半夏9g，茯苓30g，香附10g，砂仁8g（后下），莪术10g，炒薏苡仁30g，天竺黄10g，肉桂3g（后下），生麦芽30g。7剂，水煎，日一剂，早晚分服。

2015年8月13日二诊：患者诉失眠好转，纳可，二便正常，上方加石菖蒲12g，远志10g，7剂，水煎，日一剂，早晚分服。

【按语】该患者舌苔特别厚腻，属于土壅木郁，同时面诊时发现患者的表情较为呆滞，平时少气懒言，喜卧，属于典型的肝郁之症，由舌苔黄腻可知有化热的表现，故方用平胃散加减，以祛除痰湿之邪为先，贾师认为该患者痰湿之邪偏甚，导致阻滞气机的正常运转，从而出现失眠，故以祛除病邪为关键。方以平胃散加减燥湿运脾，行气和胃，以清半夏燥湿化痰，茯苓、炒薏苡仁健脾渗湿。患者身热出汗，属于气郁痰湿化热，故加天竺黄，同时能够清心定惊。少腹怕冷，加肉桂引火归元，温化痰湿。患者舌边紫暗，说明有血瘀的表现，故加莪术行气活血，在此基础上加香附、砂仁疏肝醒脾，生麦芽以护胃。诸药并用，痰湿得去，气机得通，阳气入阴，故不寐好转。

（二）湿郁型不寐

患者武某，男，24岁，2015年5月5日初诊。

主诉：失眠1年。

现病史：1年前因情绪不畅出现失眠，现每日凌晨两点入睡，次日上午9～10时起床，起床后觉头蒙，全身乏困，头面油腻，纳可，二便正常，大便每日1～3次，平日易怒，脱发明显。舌淡红苔白，脉弦。

中医诊断：失眠（湿阻气滞）。

治法：化湿行气。

方药：藿香10g，厚朴10g，清半夏9g，茯苓30g，石菖蒲10g，远志10g，黄柏10g，苍术15g，炒薏苡仁30g，合欢皮10g，枳实10g，炒莱菔子10g。7剂，水煎，日一剂，早晚分服。

5月12日二诊：患者失眠明显好转，原方再加郁金10g，继服7剂，服法同上。

【按语】患者头面油腻，且脱发，全身困乏甚，属于湿阻气滞所导致，湿邪泛溢皮肤则头面油腻；湿邪阻滞经络，气血不畅，发失润养，则脱发；湿邪阻滞亦可导致全身的气机不畅而出现全身困乏；头蒙，亦是痰湿较重的一种表现。贾师认为该患者的失眠是由于湿邪阻滞导致的气机不畅，阳不入阴所引起，治法当以化湿行气为主，主方定为藿朴夏苓汤加减，以藿香行气化湿，清半夏、厚朴燥湿化痰，行气除满，石菖蒲、远志行气化湿化痰开窍，宁心安神，苍术、黄柏、炒薏苡仁以清利湿热，枳实、炒莱菔子消食导滞，通腑气以降浊气。诸药合用，湿邪得去，气机得通，阳可入于阴，而不寐好转。

（三）痰瘀郁结型失眠

患者李某，女，42 岁，2015 年 7 月 12 日初诊。

主诉：失眠 7 天。

现病史：患者 7 天前因生气后出现失眠，现服地西泮半片可睡 6 小时，夜间醒 2～3 次，醒后心烦胸闷，短气，辗转反侧，纳可，凉饮则烧心，大便干，伴咽干，乏力。舌质暗紫苔厚腻，脉沉。

中医诊断：失眠（痰瘀阻滞）。

治法：化痰行瘀。

方药：瓜蒌 15g，薤白 10g，清半夏 9g，陈皮 10g，茯苓 30g，炒枳壳 10g，桔梗 10g，丹参 15g，砂仁 10g（后下），莪术 10g，石菖蒲 10g，远志 10g。7 剂，水煎，日一剂，早晚分服。

7 月 19 日二诊：睡眠好转，偶失眠，胸闷好转，大便干好转，小便正常，下肢困，苔厚腻转薄，脉沉。上方加怀牛膝 30g、佩兰 10g，继服 7 剂，水煎，日一剂，早晚分服。

【按语】患者失眠仅有 7 天，病程较短，多是标实之邪所引起，观患者苔厚腻，心烦胸闷，短气，舌暗，脉沉，病机属于痰浊、瘀血阻滞胸阳气机，导致阳不入阴而引起，故治法当以祛痰瘀之邪以调畅气机为先。方以瓜蒌薤白半夏汤行气解郁，通阳散结，祛痰宽胸，桔梗、枳壳一升一降宽胸理气，贾师尤其注重舌苔，患者舌苔厚腻，属于痰湿偏甚，故用砂仁温化湿气，醒脾化湿，莪术行气导滞，破血化瘀，由于患者是痰瘀之邪较重引起的不寐，故加远志、石菖蒲、丹参化痰活血、开窍除烦、安神定志。诸药合用，痰瘀之郁可去，气机通畅，阳入于阴，故不寐好转。

（四）血郁型不寐

患者王某，女，48 岁，2015 年 6 月 11 日初诊。

主诉：失眠 2 年。

现病史：患者 2 年前无明显诱因出现入睡困难，逐渐加重。现入睡困难，每晚可睡 5 小时左右，伴胸闷，心烦易怒，头顶时痛，纳可，时双肩痛，双膝痛，双膝冷，二便正常，面色暗。舌质暗有瘀斑，脉沉细。

中医诊断：失眠（气滞血瘀）。

治法：行气活血。

方药：当归 15g，生地 10g，桃仁 10g，红花 10g，赤芍 10g，炒枳壳 10g，柴胡 15g，川芎 10g，桔梗 10g，川牛膝 20g，生龙骨 30g（先煎），生麦芽 20g。7 剂，水煎，日一剂，早晚分服。

6 月 18 日二诊：失眠明显好转，原方再加玫瑰花 10g，继服 7 剂，服法同上。

【按语】患者失眠出现的时间较长，有 2 年之久，反复发作，面色暗，舌质暗，且有瘀斑，是典型的血瘀的指征，在此基础上，患者情绪易怒、胸闷，故有肝气郁滞的现象，身上多处疼痛属于气滞血行不畅所引起，故中医辨证为气滞血瘀，治以行气活血，主方以血府逐瘀汤加减。《医林改错》关于血府逐瘀汤的论述中提到“夜不能寐，用安神养血药治之不效者，此方若神。”方中柴胡疏肝解郁，桔梗、枳壳一升一降宽胸理气，三者理气行滞，桃仁、红花、赤芍、川芎破血行滞、活血化瘀，川牛膝活血通经，引血下行，当归、生地养血活血，以防活血太过而耗血，方中加生龙骨重镇安神，潜降气机，生麦芽在顾护胃气之时，亦能疏肝。诸药并用，行气活血，瘀祛而气机通畅，夜晚自能阳入于阴，从而不寐好转。

结语

贾师治疗不寐主要以解除六郁之邪，调畅气机，使阳入于阴为治法，治不寐而不重用安神药，通过解气、血、痰、火、湿、食之郁从而使阳入于阴，安神药的选用亦是针对每一种郁邪，从而起到画龙点睛的作用，其经验独到，值得医学后辈传承学习。

第二章 失眠治疗篇

第一节 《中国成人失眠诊断与治疗指南》对失眠临床的指导

关于失眠的定义有几种情况：失眠、失眠症、失眠综合征。失眠是一种症状，正常人也可以因为环境的改变而偶尔发生失眠，特别是对环境比较敏感的人尤为明显，但是失眠症状持续性的出现才是疾病的表现。失眠症是指每周至少发生失眠 3 次，并持续 1 个月。比失眠更可怕的是害怕失眠，对失眠有忧虑或恐惧心理，不能保持一个良好的心理状态会使失眠形成恶性循环，从而使症状持续存在。失眠症的定义，其目的之一是要将一过性失眠和短期失眠区别开来，以避免滥用安眠药而给患者造成不必要的负担。失眠综合征是指由躯体疾病或精神障碍而引起的失眠，失眠是继发于其他疾病的症状，这并不能诊断为失眠症。

随着人们工作和生活压力的增加，失眠人群所占的比例愈来愈大。2002 年全球 10 个国家失眠流行病学研究结果显示 45.5%的中国人在过去 1 个月中曾经历过不同程度的失眠，失眠虽不会给人类的生命带来直接的威胁，但长期罹患此病必然会严重危害到整个人的身心健康。2010 年，中华医学会神经病学分会睡眠障碍学组邀请相关学科专家，按照循证医学原则，参考近年来失眠诊疗领域相关的进展资料，结合我国国情，经多次讨论形成《中国成人失眠诊断与治疗指南》(简称《指南》)。

一、《指南》中失眠的定义与分类

失眠通常指患者对睡眠时间和（或）质量不满足并影响日间社会功能的一种主观体验。失眠表现为入睡困难（入睡时间超过 30 分钟）、睡眠维持障碍（整夜觉醒次数≥2 次、每次＞5 分钟）、早醒（比常规起床提前半小时）、睡眠质量下降和总睡眠时间减少（通常少于 6 小时），同时伴有日间功能障碍。失眠根据病程分为：急性失眠（病程≤1 个月），亚急性失眠（病程＞1 个月、＜6 个月）和慢性失眠（病程≥6 个月）。失眠按病因可划分为原发性和继发性两类。原发性失眠通常缺少明确病因，或在排除可能引起失眠的病因后仍遗留失眠症状，主要包括心理生理性失眠（10%）、特发性失眠（先天家族性、少见）和主观性失眠 3 种类型。原发性失眠的诊断缺乏特异性指标，主要是一种排除性诊断。当可能引起失眠的病因被排除或治愈以后，仍遗留失眠症状时即可考虑为原发性失眠。继发性失眠包括由于躯体疾病、精神障碍、药物滥用等引起的失眠，以及与睡眠呼吸紊乱、睡眠运动障碍等相关的失眠。失眠常与其他疾病同时发生，有时很难确定这些疾病与失眠之间的因果关系，故提出共病性失眠的概念，用以描述那些同时伴随其他疾病的失眠。

二、《指南》中失眠的诊断依据

失眠的诊断必须符合以下条件：

（1）存在以下症状之一：入睡困难、睡眠维持障碍、早醒、睡眠质量下降或日常睡眠晨醒后无恢复感（non-restorative sleep）。

（2）在有条件睡眠且环境适合睡眠的情况下仍然出现上述症状。

（3）患者主诉至少有下述 1 种与睡眠相关的日间功能损害。

①疲劳或全身不适；②注意力、注意维持能力或记忆力减退；③学习、工作和（或）社交能力下降；④情绪波动或易激惹；⑤日间思睡；⑥兴趣、精力减退；⑦工作或驾驶过程中错误倾向增加；⑧紧张、头痛、头晕，或与睡眠缺失有关的其他躯体症状；⑨对睡眠过度关注。

中医将失眠称为“不寐”、“不得眠”、“不得卧”、“目不瞑”等，轻者表现为入睡困难，或寐而不酣，时寐时醒，或醒后不能再寐，重则彻夜不寐，常影响到人们的正常工作、学习和生活。

贾师为全国名老中医药专家传承工作室指导老师。中华中医药学会内科分会常务委员，世界中医药学会联合会亚健康专业委员会第三届理事会副会长，全国卫生产业企业管理协会治未病分会第一届理事会副会长，中华中医药学会脑病专业委员会常务委员，国家中医药管理局中医药文化科普巡讲专家，山西省中医药学会常务理事，山西省中医药学会亚健康专业委员会主任委员，山西省脑病学科带头人。率先在山西省成立第一家治未病中心，规范地开展体质辨识及健康调养，广泛传播“治未病”知识。擅长中医药和非药物疗法治疗失眠、眩晕、头痛、口癖、中风等疾病，调理亚健康状态，尤其对失眠有较深入的研究，开设失眠专病门诊。

贾师参考《指南》中失眠的定义和诊断，在临床上对失眠的定义和诊断上主要强调三个方面：首先指出失眠是一种主观体验，其次强调失眠是个体对睡眠时间和（或）睡眠质量的不满意，最后强调对日间功能活动已造成影响。

三、《指南》中强调的临床评估

（一）病史采集

临床医师需仔细询问病史，包括具体的睡眠情况、用药史以及可能存在的物质依赖情况，进行体格检查和精神心理状态评估。睡眠状况资料获取的具体内容包括失眠表现形式、作息规律、与睡眠相关的症状以及失眠对日间功能的影响等。医生可以通过自评量表工具、家庭睡眠记录、症状筛查表、精神筛查测试以及家庭成员陈述等多种手段收集病史资料。推荐的病史收集过程（以下①～⑦为必要评估项目，⑧为建议评估项目）如下：①通过系统回顾明确是否存在神经系统、心血管系统、呼吸系统、消化系统和内分泌系统等疾病，还要排查是否存在其他各种类型的躯体疾病，如皮肤瘙痒和慢性疼痛等；②通过问诊明确患者是否存在心境障碍、焦虑障碍、记忆障碍，以及其他精神障碍；③回顾药物或物质应用史，特别是抗抑郁药、中枢兴奋性药物、镇痛药、镇静药、茶碱类药、类固醇以及酒精等精神活性物质滥用史；④回顾过去 2～4 周内总体睡眠状况，包括入睡潜伏期（上床开始睡觉到入睡的时间），睡眠中觉醒次数、持续时间和总睡眠时间。需要注意在询问上述参数时应取用平均估计值，不宜将单夜的睡眠状况和体验作为诊断依据；⑤进行睡眠质量评估，可借助于匹兹堡睡眠质量指数（Pittsburgh sleep quality index，PSQI）问卷等量表工具；⑥通过问诊或借助于量表工具对日间功能进行评估，排除其他损害日间功能的疾病；⑦针对日间思睡（daytime sleepiness）患者进行睡眠评价量表（Epworth sleepiness scale，ESS）评估，结合问诊筛查睡眠呼吸紊乱及其他睡眠障碍；⑧如有可能，在首次系统评估前最好由患者和家人协助完成为期 2 周的睡眠日记，记录每日上床时间，估计睡眠潜伏期，记录夜间觉醒次数以及每次觉醒的时间，记录从上床开始到起床之间的总卧床时间，根据早晨觉醒时间估计实际睡眠时间，计算睡眠效率（即实际睡眠时间/卧床时间×100%），记录夜间异常症状（异常呼吸、行为和运动等），日间精力与社会功能受影响的程度，午休情况，日间用药情况和自我体验。

（二）睡眠日记

①昨晚关灯上床的时间；②昨晚入睡（睡着）的时间；③中间醒了几次？④早上醒来时间；⑤早上起床时间、昨晚一共睡着几个小时；⑥昨晚一共在床上躺了几个小时，⑦睡眠效果（前两者相除）、起床后感觉（轻松、一般、不解乏）。以上几点在早上起床后 2 小时内填写。①今天白天觉得困么？②白天打盹了么？多长时间？③锻炼身体了么？多长时间？④下午 6 点后抽烟饮酒了么？白天服药了么？什么药？以上几点晚饭后睡觉前填写。

（三）量表测评

量表测评包括自评与他评失眠相关测评量表：①睡眠评价量表（ESS）；②失眠严重程度指数（insomnia severity index，ISI）；③匹兹堡睡眠质量指数（Pittsburgh sleep quality index，PSQI）；④贝克抑郁量表（Beck depression inventory，BDI）；⑤状态特质焦虑问卷（state trait anxiety inventory，STAI）；⑥疲劳严重程度量表（fatigue severity scale，FSS）；⑦健康状况调查问卷（the MOS item short from health survey，SF-36）；⑧睡眠态度问卷（dysfunctional beliefsand attitudes about sleep questionnaire，DBASQ）。

（四）客观评估

与健康人相比，失眠患者由于神经心理或认知行为方面的改变，对睡眠状况的自我评估更容易出现偏差，必要时需采取客观评估手段进行甄别。整夜多导睡眠监测（polysomnogram，PSG）主要用于睡眠障碍的评估和鉴别诊断。对慢性失眠患者鉴别诊断时可以进行 PSG 评估。小睡潜伏试验（multiple sleep latency test，MSLT）用于发作性睡病和日间睡眠过度（EDS）等疾病的诊断与鉴别诊断。体动记录仪（actigraph）可以在无 PSG 监测条件时作为替代手段评估患者夜间总睡眠时间和睡眠模式。神经功能影像学为失眠的诊断和鉴别诊断开拓崭新的领域，囿于设备昂贵，在临床实践中尚未广泛推广。

贾师临床上参考《指南》要求，临床对失眠患者尤其重视病史及临床资料的采集。首先，需了解患者的失眠是持续性还是间断性，失眠的时间持续多久，加重期持续了多长时间，是否有失眠相关的诊查及治疗过程；其次，关注患者的失眠类型，属于入睡困难（入睡时间超过 30 分钟）、维持障碍（觉醒次数≥2 次）、早醒、睡眠质量下降、总睡眠时间减少（少于 6 小时）中的哪一种。患者自诉入睡困难时，需询问其睡前是否有不适，是否有身热、出汗、烦躁、思虑过多等情况；维持障碍的患者则需了解其醒来是否有原因，是否为惊动醒、夜尿醒，醒后是否有不适，可否再次入睡；早醒者则要询问早醒的具体时间，并对总体睡眠时间进行了解。再次，还应询问患者次日的主观感觉，是否存在头晕、头痛、乏力等不适感，并对是否存在失眠以外的其他相关症证进行询问。最后，要对患者的情绪状况（主要分为压抑和烦躁两种）、饮食状况、二便状况进行了解，贾师尤其指出，要特别关注患者的喜恶，比如询问其是否有怕冷或怕热的情况，以及有无喜热饮或喜凉饮的偏嗜。

四、《指南》中失眠治疗的总体目标

《指南》中失眠治疗的总体目标是尽可能明确病因以达到改善睡眠质量和（或）增加有效睡眠时间，恢复社会功能，提高患者的生活质量，减少或消除与失眠相关的躯体疾病或与躯体疾病共病的风险，避免药物干预带来的负面效应。

失眠的干预措施主要包括药物治疗和非药物治疗。

（一）失眠的药物疗法

对于急性失眠患者宜早期应用药物治疗。目前临床治疗失眠的药物主要包括γ-氨基丁酸（GABAA）、复合体激动药（包括苯二氮草类抗失眠药和非苯二氮草类抗失眠药）、镇静类抗抑郁药物（如多赛平）、褪黑素受体激动剂和抗组胺药物（如苯海拉明）。

对于亚急性或慢性失眠患者，无论是原发还是继发在应用药物治疗的同时应当辅助以心理行为治疗。即使是那些已经长期服用镇静催眠药物的失眠患者亦是如此。针对失眠的有效心理行为治疗方法主要是认知行为治疗（cognitive behavioral therapy for insomnia，CBT-I）。目前国内能够从事心理行为治疗的专业资源相对匮乏，具有这方面专业资质认证的人员不多，单纯采用 CBT-I 也会面临依从性问题，所以药物干预仍然占据失眠治疗的主导地位。

传统中医学治疗失眠的历史悠久，具备特殊的个体化医学模式，采取失眠的阶梯式治疗方式，以便更好地发挥对患者的个体化治疗。贾师指出失眠是躯体、心理、社会综合作用导致的疾病，其治疗必然要走一条中西合璧、医养结合的道路，其提倡的“阶梯疗法”，也正是这种思想的鲜明体现。所谓阶梯，是指失眠的治疗存在层次性和顺序性，针对初诊时失眠状况较严重的、对患者自身的生活和工作已带来强干扰的患者，中医辨证治疗时可先配合西药，以减轻患者痛苦，暂缓患者因失眠造成的焦虑情绪。待病情得到初步控制时，建议患者逐步减少西药用量，直到全部撤掉，过渡为单纯的中医疗法，可以中药疗法配合中医非药物疗法联合运用。当睡眠质量稳定时，可再次逐步撤去中药，依靠非药物疗法进行干预治疗，直至脱离治疗，恢复理想睡眠状态。并在治疗期间要注意饮食习惯和心理状态的调节（认知行为的治疗），积极纠正不健康的睡眠习惯，最终在“医养结合”的方式下使失眠得以彻底调治。

中医将失眠称之为“不寐”，中医学认为：天地万物之气与人体之气相通，自然界的阴阳变化也有着昼夜的变化规律，即“天人合一”的理论，它是祖国医学的精髓，从理论上阐述了自然界与人体睡眠节律之间的协调。正常的睡眠需要人体阴阳气血的协调，脏腑功能的正常运转。中医治疗失眠以“整体观念，辨证论治”作为指导思想，将人作为一个整体，宏观地去看待疾病，认为邪扰心神和心神失养是导致失眠的病理机制。采用不同的治疗法则和方药，充分体现了传统医学个体化治疗的特点。关于失眠的辨证分型，中医内科学教材主要包括肝火扰心、痰热内扰、瘀扰心神、心肾不交、心脾两虚、心胆气虚六种证型，分别对应龙胆泻肝汤以清肝泻火，镇心安神；温胆汤以清热化痰，和中安神；血府逐瘀汤以活血化瘀，宁心安神；黄连阿胶汤加减以滋阴降火，清心安神；归脾汤以补益心脾，养心安神；安神定志丸以益气镇惊，安神定志来辨证施治。贾师提倡以纲带目的学习方法，并强调一定要在熟练掌握课本知识的前提下，结合临床，对疾病的常见证型进行再次细分类处理。通过临床研究观察，认为除上述失眠证型外，还存在几种常见的证型，如肝脾不调、枢机不利、冲任失调，可分别应用香砂六君子汤以疏肝理气，健脾安神；柴胡加龙骨牡蛎汤以和解枢机，重镇安神；二仙汤合知柏地黄汤加减以调补冲任，养心安神。常辅以安神药，常用的安神中药有酸枣仁、柏子仁、茯苓、远志、五味子、首乌藤、郁金、栀子、半夏、百合、龙眼肉等。

贾师对于需要加用西药治疗的患者多采用夜间睡前口服右佐匹克隆一片帮助睡眠，右佐匹克隆是新型非苯二氮䓬类药物（non benzodia zepine drugs，non-BZDs）。BZDs 于 20 世纪 60 年代开始使用，可非选择性激动 γ 氨基丁酸受体 A（GABAA）上不同的 α 亚基，具有镇静、抗焦虑、肌松和抗惊厥作用，半衰期短，次日残余效应大程度降低，一般不产生日间困倦，产生药物依赖的风险较低，治疗失眠安全、有效，长期使用无显著药物不良反应，但有可能会在突然停药后发生一过性的失眠反弹，因此待患者睡眠改善需要停用西药时应小剂量逐步撤离。关于其他类型的西药，贾师只是在出现相对应的特殊适应证时才选用，以防引起相应的不良反应。

（二）失眠的非药物疗法

失眠的非药物疗法包括心理行为治疗和中医针灸、按摩及中药的芳香疗法。

《指南》中关于失眠治疗的Ⅰ级推荐及Ⅱ级推荐的心理行为治疗，贾师也是格外重视，对于每位就诊的失眠患者习惯性辅以心理行为治疗。心理行为治疗的本质是改变患者的信念系统，发挥其自我效能，进而改善失眠症状。通常包括睡眠卫生教育、刺激控制疗法、睡眠限制疗法、认知治疗和松弛疗法。

1. 睡眠卫生教育

这主要是帮助失眠患者寻找形成不良睡眠习惯的原因，认识不良睡眠习惯在失眠的发生与发展中的重要作用，建立良好的睡眠习惯。内容包括：

（1）睡前数小时（一般下午 4 点以后）避免使用兴奋性物质（咖啡、浓茶或吸烟等）；

（2）睡前不要饮酒，酒精可干扰睡眠；

（3）规律的体育锻炼，但睡前应避免剧烈运动；

（4）睡前避免暴饮暴食或进食不易消化的食物；

（5）睡前至少 1 小时内不做容易引起兴奋的脑力劳动或观看容易引起兴奋的书籍和影视节目；

（6）卧室环境应安静、舒适，光线及温度适宜；

（7）保持规律的作息时间。

2. 松弛疗法

这是在安静舒适的环境中，渐进性肌肉放松、指导性想象和腹式呼吸训练，降低卧床时的警觉性及减少夜间觉醒。可选用淋浴、温泉、蒸汽浴等水疗法放松和减压，亦可选用芳香精油类消除焦虑情绪。

3. 刺激控制疗法

这是恢复卧床作为诱导睡眠信号的功能，具体内容：

（1）只有在有睡意时才上床；

（2）如果卧床 20 分钟不能入睡，应起床离开卧室，可从事一些简单活动，等有睡意时再返回卧室睡觉；

（3）不要在床上做与睡眠无关的活动，如进食、看电视、听收音机及思考复杂问题等；

（4）不管前晚睡眠时间有多长，保持规律的起床时间；

（5）日间避免小睡。

4. 睡眠限制疗法

这是要求失眠患者不要企图通过增加卧床时间来增加睡眠，缩短卧床清醒时间，避免日间小睡。

5. 认知治疗

认知治疗是改变患者对失眠的认知偏差，改变患者对于睡眠问题的非理性信念和态度。基本内容：①保持合理的睡眠期望；②不要把所有的问题都归咎于失眠；③保持自然入睡，避免过度主观的入睡意图（强行要求自己入睡）；④不要过分关注睡眠；⑤不要因为一晚没睡好就产生挫败感；⑥培养对失眠影响的耐受性。

贾师认为睡眠减少是和个体身体状况、心理应激因素、社会应激因素等密切相关，干预原则主要是去除影响睡眠的因素，进行自我健康教育，调畅情志，均衡饮食，改善睡眠环境，早发现、早诊断、早处理，综合干预。同时还应注意干预对象个体体质类型等个体化因素，辨证调理。

贾师在失眠的诊疗方案中制定了失眠的调理方法：

（1）确定或检查引起失眠的身体原因，并给予针对性处理。

（2）认识自己的个性，树立乐观开朗的人生观，分析产生心理压力的原因，寻求解决问题的方法，学会面对压力。

（3）培养好的生活习惯和睡眠习惯。比如：

1）每天尽量在同一时间睡觉起床。

2）睡觉前不在床上看书、看电视或做其他事情；有睡意时才在床上睡觉。

3）进行规律运动，如健步、慢跑、太极等。

4）有规律的生活作息，如夜间最好 11 点半以前入睡，中午小憩 10～20 分钟等。

5）避免在睡觉前讨论令人兴奋或愤怒的事情。

6）睡觉时尽量采用头朝北、脚朝南的方向。地球的南极和北极之间有一个大而弱的磁场，其磁力线由北极经地球表面而进入南极。北磁场比南磁场的磁力强。人体睡眠时生物电流通道应与地球磁力线方向平行，可使人体器官细胞有序化，调整和增进器官功能。这样，气血运行便可通畅，睡眠中的慢波、快波能协调进行，加深睡眠深度，提高睡眠质量，有利于身心健康。

7）卧具：选择一件质感柔软、透气、穿着无负担的睡衣；枕头的高度，采用仰卧时头与躯干保持水平为宜，即仰卧时枕高一拳，侧卧时枕高一拳半；保持枕头卫生；被褥的厚薄应根据季节、气候加以调整。

6. 改善睡眠环境，避免光线太强，保持卧室卧具的温度湿度适宜

卧室温度控制在 20～25℃为宜，被褥内的温度控制在 32～34℃，湿度控制在 50%～60%RH 最为适宜。夏季室内湿度超过 70%时，可加强通风予以改善。冬天湿度低于 35%时可喷些水或在睡前把一盆水放在室内，如用暖风器时，可采用加湿器，通过热气蒸发以提高室内湿度。

当然，中医学治疗疾病的方法通常是综合性的，对于睡眠障碍的患者采用多种方法促进睡眠，尽可能地减少药物的使用。贾师治疗失眠的常用方法还包括：针灸、耳穴贴压、按摩、药枕及有助睡眠的食物诱导睡眠。简介如下：

1. 针灸

多根据中医辨证选取相应穴位进行针灸，常选用的穴位有：四神聪、印堂、风池、太阳、内关（双）、神门（双）、太冲（双）、三阴交（双）、足三里（双）、中脘、气海、关元等。

2. 耳穴贴压

采用耳穴的全息理论和中医不寐的辨证，多采用王不留行籽贴压耳穴穴位神门、肝、脾、心、肾、内分泌点等改善睡眠。

3. 按摩、刮痧

可以疏通经脉，缓急止痛，同时也有助于改善睡眠。常用取穴有：头部选印堂、神庭、睛明、攒竹、太阳、角孙、风池等穴；腹部选中脘、气海、关元、天枢等穴；腰部选心俞、肝俞、脾俞、胃俞、小肠俞、肾俞等穴；四肢选内关、大陵、神门、足三里、丰隆、三阴交等穴。方法：头部可采用一指禅推法、揉法、抹法、按法、扫散法、拿法；腹部多采用摩法、按法、揉法；背部可沿脊柱两侧㨰、揉或直擦、横擦，重点揉按背俞穴；四肢穴位多用按、揉手法。

4. 药枕

药枕是利用具有芳香、清凉、明目作用的中药制成，一方面治头疾，一方面促睡眠。药枕要根据季节的不同定期更换枕芯。春天阳气升发，万物复苏，人亦随之而气升，可选用桑叶青蒿枕，以舒达肝气；夏季炎热，人体易汗出，可选菊花蚕砂枕，以清热除烦，安神助眠。秋季应选清凉枕，以绿豆枕清燥泻火。冬季宜选灯心枕，以透郁热而利尿。

5. 食物诱导

比如睡前吃一个苹果或喝一杯牛奶等，或枕边放一苹果或芳香助眠的中药帮助睡眠。晚餐饮小米粥以益气安神。

第二节　失眠病史采集

一、失眠的问诊

在病史的收集中，失眠的问诊尤为关键，问诊包括一般情况（姓名、年龄等），主诉、现病史（当前症状的开始的时间、诱因及持续时间等），既往史，家族史等。

（一）一般情况

一般情况包括患者的性别和年龄，不同的年龄阶段有不同的生理特点，如老年人就要考虑其肾气亏虚，而在女性 40 岁左右又有一特殊的生理特点——围绝经期，在这一时期易发生失眠，故不可忽略性别和年龄。

（二）主诉

主诉是患者感受最主要的痛苦，就诊时最主要的原因或最明显的症状或（和）体征、性质以及持续时间。主诉能够初步反映病情轻重与缓急，对某系统疾患能提供诊断线索。好的主诉能反映第一诊断，所有的症状均是围绕主诉来展开的。主诉对用来判断失眠是主发还是继发，特别是是否继发于抑郁症和焦虑症有着重要的意义。

（三）现病史

在失眠患者中，应着重询问其诱因，一些患者主要症状只有失眠，并无其他伴随症状，或症状不明显，不足以判断其证型，这时诱因的询问就至关重要。失眠患者其诱因一般与不良的生活习惯、情绪异常等因素有关。询问第一次失眠发生的情况，加重或减轻的原因，并针对其原因进行治疗可以取得较好的疗效。

失眠的主症主要包括四个方面：一是睡眠时间不足，一般人睡眠时间需每晚不少于 6 小时，但这也并不绝对，老年人睡眠时间可相对少，一般 5 小时左右就已经足够，而有些人每晚可睡 7 小时甚至更多，故也要根据具体情况具体对待，先询问患者之前的睡眠时间，再与现在失眠后的睡眠时间做比较，这样才能更准确地判断睡眠时间是否不足。二是入睡困难，医者要详细地询问患者的入睡时间、几时入睡（这很重要，有些患者平时 11 点入睡，但突然改到 9 点入睡，几小时后仍睡不着，但是仍以入睡困难就诊，此时需详细问诊，防止误诊），入睡困难的诱因、睡前的思维活动、睡前身体的伴发症状等。有些入睡困难者可能是因为灯光、噪声、时差、倒班、更换睡眠地点等原因导致，亦有无明显诱因导致的入睡困难。有些入睡困难者是因为睡前思考、学习，在睡前思维还处于高度紧张中，上床后大脑还在不自觉地运转，辗转反侧，胡思乱想，越想越睡不着。还有些入睡困难是因为饮食不节，正所谓“胃不和则卧不安”。除了这些还要询问睡前的伴发症状，如睡前是否身热、头痛、腹痛、汗出等。三是睡眠的维持困难，其表现为觉醒时间增多（每晚大于 30 分钟），眠浅、多梦、早醒等。医者应该进一步询问早醒的原因（如夜尿频、身热汗出等），醒后是否可再次入睡，再次入睡需要多长时间，做梦的持续时间，能否回忆起做梦的内容等。四是失眠后第二天对日常生活的影响，是否有疲乏无力、头痛、是否影响第二天的生活及工作。

（四）既往史

询问患者既往是否有其他疾病，判断失眠是否由其既往疾病引起。

二、失眠的“望、闻、切”诊

四诊合参是中医整体观念在中医诊断学上的具体体现。四诊合参对于全面了解病情，识别真伪，探求本原，具有非常重要的意义。故除了问诊外还要结合其他三诊，来进行信息的补充，诊断病情，辨证论治。

失眠的望诊应注意观察患者的面部表情。因为很多患者失眠是由情绪原因引起的，而长时间的失眠又会使患者变得焦虑、抑郁，故着重注意患者的面部表情有重要意义。失眠伴有焦虑的患者多眉头紧锁，表情痛苦纠结等；失眠伴抑郁患者多情绪低落，思维迟缓，双眼乏神等。望诊还要注意患者的面色，面部有无斑点、痤疮，望舌质舌苔等，这些均对疾病的诊断有重要意义。

闻诊内容包括听声音和闻气味。注意倾听患者的声音，主要还是辨别失眠否伴有抑郁和焦虑症，伴焦虑症多喋喋不休，声音洪亮；伴抑郁症患者多声音低沉，兴趣不高，甚至不愿与人交流。除此之外还需注意患者是否有太息、嗳气、呃逆等声响，是否有口臭、体味等气味。

脉象情况只能通过切诊才能得之，脉为血府，贯通周身，五脏六腑的气血均要通过血脉周流全身，当机体受到内外因素刺激时，必然影响到气血的周流，随之脉搏发生变化，医者可以通过脉象的情况来测知脏腑、气血的盛衰和邪正的消长情况以及疾病的表里、虚实、寒热。

另外，经过四诊后，还可借助现代医学的检查来进一步确诊和排除他病。

第三节　失眠的辨证论治

一、中医对失眠病因的解释

中医古籍中所归纳的失眠病因复杂多样，主要可分为以下几种：

（一）外邪侵袭

外邪侵袭，或客于脏腑，或侵袭经络，导致脏腑功能紊乱，经络郁阻不通，进而影响睡眠。《黄帝内经·邪客》提出：“今厥气客于五脏六腑，则卫气独卫其外……故目不瞑”。厥气，即外感六淫邪气，导致阴阳之气不相顺接，脏腑功能紊乱，神气躁扰，不得自藏而失眠。

（二）体质禀赋

《灵枢·大惑论》记载了这么一段对话：“黄帝曰：人之多卧者，何气使然？岐伯曰：此人肠胃大而皮肤涩，……肠胃大则卫气留久，皮肤涩则分肉不解，……故肠胃大，……留于阴也久，其气不精，则欲瞑，故多卧矣。其肠胃小，皮肤滑以缓，分肉解利，其卫气之留于阳也久，故少瞑焉。”这里虽未明确提及“体质”的名称，但明确指出睡眠与人的体质密切相关。肠胃“大、小”不同会出现睡眠情况的差异。此外，年龄的因素也会对睡眠产生影响。《灵枢·营卫生会》曰：“老者之气血衰，其肌肉枯，气道涩……昼不精，夜不瞑。”说明老年人气血亏虚，脏腑机能减退的体质状态是其“昼不精，夜不瞑”的主要原因。现代研究也证实：患者自身的生理易感素质是失眠发生的重要因素。

（三）情志失调

喜、怒、忧、思、惊、恐等情志过极均可导致气机紊乱，升降出入运动失常，脏腑功能失调，化火凝痰出现不寐。《景岳全书·不寐》曰：“思虑过分，火炽痰郁而致不眠者多矣。”《杂病源流犀烛·不寐多寐源流》也有“有心胆俱怯，触事易惊，梦多不祥，虚烦不寐者”之说。古代医家认为过度的劳心思虑，喜怒惊恐会伤脾扰心，则神失所养而不得眠。现代社会中，因长期的紧张、焦虑、担忧、抑郁以及过度兴奋等情绪波动引发失眠的例子比比皆是。

（四）病后体虚

《诸病源候论》提出“大病之后，脏腑尚虚，荣卫未和……阴气虚，卫气独行于阳，不入于阴，故不得眠”，说明病后体虚，阴气不足，卫阳不入阴分，而致不寐。明•王肯堂《伤寒证治准绳•不得卧》曰：“汗多则神昏故不眠，大热则神不清故不眠，大下则动血，心主血故不眠，瘥后热气未散，阴气未复故不眠。”指出大汗、大热、大下及疾病瘥后导致机体余热未清、阴液亏损，热扰心神而致不眠。

（五）劳逸失调

《景岳全书•不寐》有云“劳倦、思虑太过者，必致血液耗亡，神魂无主，所以不眠”。可见，劳倦、思虑太过极易伤脾，致脾虚气弱，运化失职，气血生化乏源，营血亏虚，心神失养而不寐。丹波元坚《杂病广要•不眠》：“今人久坐夜宴，及劳神过度，反不得眠，是卫气久留于阳。”说明夜间过度劳神会扰乱正常的生物作息节律，使人不眠。

（六）病理产物

痰湿和瘀血是人体津血异常停聚的病理产物。王清任曾提出：“失眠一证乃气血凝滞”，可见痰瘀也是导致失眠的主要致病因素之一。

1. 痰湿水饮

明朝徐春甫《古今医统大全》：“痰火扰乱，……火炽痰郁而致不眠者，多矣。”一则痰热扰及心、胆，致心神不安，引起失眠；二则痰饮水湿，异名而同类，饮邪射肺，造成卧寐不安，正如《素问•逆调论》提到的：“夫不得卧，卧则喘者，是水气之客也。”此外，痰瘀常常相兼为病。

2. 瘀血

清代王清任在《医林改错•血府逐瘀汤所治之症目》中指出：“夜不安者，将卧则起，坐未稳又欲睡，一夜无宁刻，此血府血瘀。”并创制血府逐瘀汤治疗“夜不能睡，用安神养血药治之不效者”。瘀血作为一种病理产物，停聚日久，可酿生诸多病端，常可导致不寐的发生或加重。唐宗海有云“一切不治之症，总由不善去瘀之故”。

（七）饮食不节

清•程国彭《医学心悟•不得卧》云：“有胃不和卧不安者，胃中胀闷疼痛，此食积也。”指出饮食不节，脾胃受损而不能运化，食积停滞胃腑，中脘之气窒塞不舒，阳明之脉逆而不下，故出现不寐。睡前吃得过饱会令人难以入睡及夜间觉醒。此外，浓茶、酗酒及辛辣刺激之物也会影响睡眠，导致睡眠不安稳。清•梁廉夫《不知医必要》认为：“茶性阴寒，阳为阴抑则不寐。”饮酒太过也会扰乱人体阴阳的平衡状态，如《素问•厥论》提到：“夫酒气盛而剽悍，……阳气独胜。”

二、中医对失眠病机的解释

（一）阴阳失调

阳不入阴是失眠病机的总纲，《内经》认为失眠的基础病机是卫气不能入营，即阴阳不能相并。自然界和人体中的阴阳消长恒常有度，卫气昼行于阳，夜行于阴，故平人与自然相应，遵从夜寐日寤的生理节律，是“人与天地相参”的生命规律的具体体现。人体寤寐是由营卫气的运行状态所决定，在营气充盛、营卫运行之路畅通的基础上，通过卫气出入运行来交通阴阳。若营卫不和，阴虚阳亢，阴阳不得交通则致不寐。阴阳不调可体现在阳不得入于阴分、营阴衰少，卫气内伐及阴阳相引。《灵枢·口问》曰："阳气尽，阴气盛则瞑，阴气尽阳气盛则寤。"可以看出，历代医家认为调理营卫是治疗不寐的主要治则。引起失眠的病机总的来说是由于阳不入阴，具体来说又可根据虚实、寒热来进一步划分脏腑功能的不足与有余，及其产生的病理产物诸如痰饮、瘀血等是引起阳不入阴的诱因。

（二）失眠实证

失眠实证多由心火炽盛、肝郁化火、痰热内扰、饮食积滞、肺气不利等引起心神不安所致。

（1）心火亢盛，心神不安表现为心烦失眠，狂躁妄动，甚至神昏谵语。正如《医效秘语》所言"热病邪……神不清，故不眠"。相火亢盛亦能导致失眠，朱丹溪认为相火动而无静，是为妄动，妄动则为害。

（2）睡眠亦与肝的疏泄功能密切相关。肝主疏泄，与情志活动关系密切，对人的睡眠起着主要的调控作用。《素问·大奇论》有言："肝雍，两胠满，卧则惊"。明·秦景明《症因脉治》中提出肝火不得卧："肝主藏血，阳火扰动血室，则夜卧不宁矣"。由此可见，肝体不充，肝用失司均可致不寐，主要表现为寐而易惊、多梦等。若情志郁结，肝胆气机不利，胆汁排泄不畅，影响脾胃运化功能，即所谓"木不疏土"也；另外肝胆气机郁滞易化火生痰，痰热内扰，则胆腑不清，胆热上扰心神也可致失眠。临床上使用柴胡加龙骨牡蛎汤治疗枢机不利的失眠，多见于工作压力大的年轻白领。

（3）脾运化水湿失常，酿生痰饮，《内经》首次提出了"胃不和则卧不安"，《素问·逆调论》也指出："阳明逆，不得从其道，故不得卧也"。可以看出，酒食过度，饥饱无常而致胃气失和，损伤脾胃，痰湿食滞内停使阳明经气上逆，气血不和则寝卧难安。而胃强多食，脾弱不能运化，亦致痰饮停滞胃家，中脘之气，壅塞不通，阳明之脉，逆而不下，亦不得卧矣，例如脾胃虚弱的老年人极易停湿生痰，痰盛壅肺，则夜卧不安。

（4）肺气上逆，神为邪扰而不寐。《素问·病能论》曰："脉大则不得偃卧"。卫气源于肾而固于肺，肺气不利，影响卫气功能，使卫气不得入于阴亦可致失眠。从五志的角度来看，肺藏气，气舍魄，若肺气虚弱，金不制木，也会引起不寐。正如《冯氏锦囊秘录》云："更有肺金魄弱，肝魂无制，寐中而觉神魂飞扬者。"

（5）阴跷阳跷：跷脉经气盛衰与人体昼夜节律密切相关。《灵枢·寒热病》："阳气盛则瞋目，阴气盛则瞑目。"跷脉为病，表现为经气盛衰失常，阴阳失交，不仅肢体活动不利，还会影响人的寤寐。《灵枢·大惑论》亦提到："阳气满则阳跷盛，不得入于阴则阴气虚，故目不瞑矣。"

（三）失眠虚证

失眠虚证多由于心脾气血不足、心肾不交、肝魂浮而不居、胆虚神怯引起。

（1）心之气血不足不能养神而不寐，清·叶天士云："心有事而不寐者，以心气被伐也。"所以脏腑的阳气不足，也是不寐之主要病机之一。

（2）脾虚不寐：《类证治裁·不寐》提出："思虑伤脾，……经年不寐。"临床多用归脾汤健脾养心安神。

（3）心肾不交：清·陈士铎言："昼夜不能寐，心甚躁烦，此心肾不交也，盖日不能寐者，乃肾不交于心；夜不能寐者，乃心不交于肾，今日夜俱不寐，乃心肾两不相交耳。"

（4）肝藏魂功能的正常与否，直接影响着睡眠质量的好坏。如《血证论》所言："肝藏魂，人寤则魂游于目，寐则返于肝。"若肝血不足则魂不守舍，可见惊骇多梦、卧寐不安、梦游、梦呓甚则出现幻觉等症。

（5）胆怯易惊：清·冯兆张《冯氏锦囊秘录》曰"夫胆为清静之府，……若有浊气，如火如痰者扰之，则不眠"。隋代巢元方《诸病源候论》有云："若但虚烦而不得眠者，胆冷也"。临床上使用温胆汤治疗胆怯易惊，虚烦不眠，正是这一思想的体现。

三、贾师对失眠的辨证论治

实证

（一）肝火

龙胆泻肝汤

沿革　出自《太平惠民和剂局方》。

组方　本方主治病证多由情志不遂所致，肝气郁结，久则肝郁化火，魂不归肝，上扰心神所致，神不安则不寐。常表现为急躁易怒，目赤耳鸣，口干口苦，大便干，小便黄等症状，临床多用本方以清肝泻火。方中龙胆草大苦大寒，入肝、胆经，为"凉肝猛将"，"厥阴、少阳之正药"，其气味厚重而沉下，善清下焦湿热"，为方中之君药。黄芩、栀子两药性味苦寒，归胆及三焦经，泻火解毒，燥湿清热，能清上导下，用为臣药。湿热壅滞下焦，故用渗湿泄热之车前子、泽泻、木通导湿热下行，使邪有出路；肝乃藏血之脏，肝经实火，易耗伤阴血，且上述诸药又属苦燥渗利伤阴之品，故用生地养阴，当归补血，使祛邪而不伤正；肝脏体阴用阳，性喜条达而恶抑郁，火邪内郁，肝气不疏，用大剂苦寒降泄之品，恐肝胆之气被抑，故用柴胡疏通气机，并能引诸药归经肝胆，且柴胡与黄芩相配，既解肝胆之热，又增清上之力，以上六味皆为佐药。甘草为使，一可缓苦寒之品防其伤胃，二可调和诸药。诸药相伍，使火降热清，湿浊得消，循经所发诸症，皆可相继而愈。

类方　泻青丸，出自《小儿药证直诀》，本方由当归、川芎、栀子仁、大黄、羌活、防风组成，能够清肝泻火，主治肝经郁火证。因肝火郁结，目赤肿痛，易惊易怒，不能安卧，尿赤便秘，脉洪实者。与龙胆泻肝丸相比，泻青丸泻火之力较弱，并能疏散肝胆郁火，为"火郁发之"之剂。

心得　临床常用龙胆泻肝汤加减治疗由于精神紧张，工作和学习压力增大等导致的肝火扰心型失眠。

验案　患者韩某，男，28岁，2016年10月27日初诊。

主诉：间断失眠3年，加重5天。

病史：平素工作压力大，易怒，多虑，近因生气而致失眠，现入睡困难，纳可，口渴喜凉饮，饮不解渴，时手心热，汗多，时双眼干痛，小便热，大便黏。苔黄，脉细。既往有高血压病史。

诊断：失眠（肝阳上亢）。

治法：平肝潜阳安神。

方药：龙胆泻肝汤加减：

龙胆草6g，炒栀子10g，黄芩10g，柴胡10g，生地15g，车前子20g，泽泻10g，芦根30g，当归10g，玫瑰花10g，炒薏仁30g，生麦芽30g。7剂，水煎服，日一剂。

二诊：入睡稍好，口干明显缓解，仍汗出身热，多虑易怒，纳可，大便不畅，2~3 日一行，小便正常。舌胖大，脉弦。上方加瓜蒌 15g、炒莱菔子 20g。7 剂，水煎服，日一剂。

【按语】患者以失眠就诊，诊断明确。因其平素压力大，多虑易怒，可知其平素肝火旺盛，近因生气而致失眠，又口渴喜凉饮，身热汗多，苔黄，此为肝阳上亢之证，投以龙胆泻肝汤加减，方中龙胆草大苦大寒，既能清利肝胆实火，又能清利肝经湿热，为君药。黄芩、栀子苦寒泻火，燥湿清热，泽泻、车前子渗湿泄热，导热下行；火热损伤阴血，当归、芦根、生地养血滋阴，邪去而不伤阴血；共为佐药。柴胡、玫瑰花舒畅肝经之气，引诸药归肝经；炒薏仁淡渗利湿，健脾护胃，与生麦芽共同顾护胃气，以防全方苦寒伤胃。全方未加安神之味，但紧抓肝阳上亢之病机，以纲带目。二诊患者失眠口渴见好，但其湿热仍在，故身热汗出、大便不畅，加瓜蒌、炒莱菔子通腑泄热，给邪气以出路。

（二）痰浊兼气虚

安神定志丸

沿革　出自《医学心悟》。

组方　本方由茯苓、茯神、人参、远志、石菖蒲、龙齿、朱砂组成。心虚则心神不安，胆虚则善惊易恐，故多梦易醒，心悸善惊，气短倦怠，小便清长均为气虚之象，舌色淡，脉弦细，均为气血不足的表现。方中朱砂、龙齿重镇安神，远志、石菖蒲入心开窍，除痰定惊，同为主药；茯苓、党参健脾益气，协助主药宁心除痰。诸药相合共奏除痰开窍安神之功。本方具有镇惊安神、益气宁心的功效，用于治疗心气虚之易惊、心悸、失眠、多梦、气怯神疲、舌质淡、脉细弱或惊恐不得卧、癫痫等症。本方是中医益气安神的代表方剂之一，临床应用较广泛。

心得　临床上应用本方治疗失眠、梦游、心律失常、焦虑等属心虚胆怯，心神失养者。

验案　患者贾某，男，61 岁，2016 年 10 月 26 日初诊。

主诉：多梦易醒 3 天。

病史：入睡可，易醒 4～5 次/夜，打呼噜，多梦，咽干，头热脑鸣，神疲乏力，纳可，二便正常，尿频，4～5 次/夜。苔白，脉弦。

诊断：失眠（肝肾亏虚，痰热扰心）。

治法：补益肝肾，化痰清热安神。

方药：知柏地黄丸合安神定志丸加减：

知母 15g，枸杞子 20g，菊花 15g，熟地 20g，山萸 20g，山药 30g，益智仁 30g，怀牛膝 30g，石菖蒲 10g，远志 10g，茯苓 30g，生麦芽 30g，生牡蛎 30g（先煎）。

5 剂，水煎服，日一剂。

【按语】患者夜寐不安，多梦易醒，诊为失眠。夜寐打呼噜、苔白，是为痰邪；夜尿频多，此为肝肾亏虚，水不涵木，肝阳上亢，则头热脑鸣，咽干。痰热互结，上扰心神，故多梦易醒。贾师投以知柏地黄丸合安神定志丸加减，枸杞子、熟地、山萸、山药、牛膝滋补肝肾，益智仁固精缩尿，知母、菊花滋水涵木；茯苓、远志、石菖蒲健脾化痰，安神开窍，以生牡蛎易龙齿，镇静安神，兼以化痰，生麦芽疏肝行气，顾护胃气，使全方腻补而不碍胃。全方以知柏地黄丸加减补益肝肾，滋水涵木，安神定志丸化痰开窍，镇静安神。

（三）痰浊

温胆汤

沿革　出自《三因极一病证方论》。

组方　原书记载“温胆汤治大病后，虚烦不得眠，此胆寒故也。此药主之。又治惊悸。半夏（汤洗七次），竹茹，枳实（麸炒，去瓤）各二两，陈皮三两，甘草一两（炙），茯苓一两半，锉为散。每服四大钱，水一盏半，加生姜五片、大枣一枚，煎七分，去滓。食前服。”在本书卷十记载：“温胆汤治心胆虚怯，触事易惊，或梦寐不祥，或异象惑，遂致心惊胆慑；气郁生涎，涎与气搏变生诸证，或短气悸乏，或复自汗，或四肢浮肿，饮食无味，心虚烦闷，坐卧不安。”

心得　痰浊内阻所致之失眠是目前临床较为常见的证型，而其中属于痰热内扰者尤其多见。由于各种压力不得疏解，肝胆气郁则化热；饮食欠规律或过于精细、肥甘，脾胃不和则聚湿生痰，如此即形成胆胃不和，痰热内扰证。临床多见不易入睡、睡后易醒或彻夜不眠，伴心烦，惊悸，胸闷，头晕，或呕恶，舌苔白厚或厚腻或薄黄而腻，脉弦滑。治宜理气化痰，清热和胃。方中半夏降逆和胃，燥湿化痰；竹茹清热化痰，止呕除烦；橘皮、茯苓燥湿健脾化痰；生姜、大枣、甘草益脾和胃。诸药相合共奏温胆和胃，清热理气化痰之效而除失眠。

验案　患者乔某，男，34岁，2016年9月1日初诊。

主诉：失眠2个月。

现病史：患者于生气后出现失眠，并照顾8个月小孩。刻下症见：失眠（每夜睡2～3小时），入睡难，或早醒，醒后乏力，纳差，易怒悲观，怕热，口干欲冷饮，二便正常。齿痕舌，苔滑，脉弦。

既往：否认高血压等病史。

诊断：不寐。

辨证：肝郁脾虚，痰热扰神。

治法：疏肝健脾，化痰清热安神。

方药：柴胡加龙骨牡蛎汤合温胆汤：

柴胡10g，黄芩10g，清半夏10g，陈皮10g，茯苓15g，竹茹10g，胆南星10g，天竺黄10g，薄荷10g，合欢皮15g，远志10g，生牡蛎30g，生麦芽30g，　7剂，煎服，日一剂。

丹栀逍遥片3盒，2片/次，日3次，口服。

2016年10月9日复诊：睡眠可，后半夜醒，纳可，二便正常。齿痕舌，脉弦。上方加生龙骨30g，8剂，冲服。

【按语】综合患者症状、舌苔、脉象考虑，失眠应为心神受邪所扰导致。此处病邪有二：①患者近期生活压力较大，受情志所影响，肝气郁滞不舒，有郁而化火倾向，肝火内炽伤津，故口干，肝火犯胃，则见纳差；②肝失疏泄则木郁克伐脾土，脾胃运化失常，痰湿内生，故舌胖齿痕，苔滑，痰湿阻滞气机，郁而化火，心神受扰故失眠。故患者失眠病机为肝郁脾虚、痰热扰神。治疗以疏肝理气健脾复运，清化痰热，佐以安神为法。

贾师此处方药是由柴胡加龙骨牡蛎汤与温胆汤合方化裁而成。方中柴胡和解枢机、黄芩清泻相火，清半夏、陈皮化痰理气，茯苓健脾利湿同时可宁心安神，清半夏、竹茹、胆南星、天竺黄清化痰热以安神，牡蛎重镇安神，且能清热散结化痰；加合欢皮、远志解郁宁心安神，薄荷、生麦芽疏肝解郁。另配合丹栀逍遥片，疏肝理脾，养血柔肝安眠。复诊时患者自述服药后症状好转，睡眠改善，只是后半夜易醒，效不更方，故二诊处方只是在前方基础上加一味生龙骨以加强重镇安神之力。

全方用药精简，功专力宏，体现了贾师“抓主证，用主方；随兼证，加减药”的思路。处方是由柴胡加龙骨牡蛎汤及温胆汤化裁而成，针对枢机不利和痰热扰神的病机，调理气机贯穿始终。柴胡加龙骨牡蛎和解少阳枢机，调节气机流畅，温胆汤此处化痰湿以复脾胃健运，调畅一身气机之枢纽，两方化裁合用，虽从不同角度切入，但均包含“调气机”之意，使气机得复则病自安宁。这恰恰是贾师“治病求本”，“百病生于气”思想在临床中的巧妙应用。

类方

1）柴芩温胆汤：由小柴胡汤合温胆汤加减而成，由柴胡、黄芩、法半夏、党参、茯苓、甘草、枳壳、竹茹、陈皮组成。小柴胡汤调脾理肝，温胆汤清化痰热，二方合用，不仅能清肝胆痰热，还能理脾畅气，故神自安而睡眠足。贾师临床上应用本方治疗自主神经功能紊乱、更年期综合征、耳鸣、失眠等。

2）黄连温胆汤：即温胆汤加黄连而成，出自清代陆廷珍的《六因条辨》，具有清热燥湿、理气化痰之效。究其病因，多由饮食不节，过食肥甘厚味，脾胃受伤，宿食停滞，酿为痰热，上扰心神所致。临床上多用本方治疗失眠属痰热内扰者。方中黄连燥湿化痰、清心泻火，半夏降逆和胃、除湿化痰，竹茹清热化痰、止呕除烦，枳实行气消痰，使痰随气下，陈皮理气燥湿，茯苓健脾渗湿，姜、枣、甘草益脾和胃而协调诸药。综合全方，共奏理气化痰、清胆和胃、养心安神之效。

3）十味温胆汤：出自《世医得效方》，方中半夏、陈皮理气和胃、燥湿化痰；茯苓淡渗利湿，兼能宁心安神；酸枣仁、远志宁心安神；人参、麦冬、五味子补气养心，兼能养阴生津；竹茹、枳实清热化痰；炙甘草益气和中，调和诸药。使气降痰消，而无以扰心。熟地黄滋阴养血，则心无悸动，共奏理气化痰，养心安神之功。临床可用于治疗气血亏虚、痰热内扰或心胆气虚痰扰的失眠。

（四）血瘀

血府逐瘀汤

沿革 源自《医林改错》。

组方 《灵枢·平人绝谷》云：“血脉和利，精神乃居。”无论何种原因导致的血脉瘀滞，心气郁结，心失所养，神不守舍均可诱发不寐。本方为治疗瘀血内阻胸部，气机郁滞所致胸痛、胸闷之方，即王清任所称“胸中血府血瘀”之证。症见失眠多梦、心悸、急躁易怒。外伤后失眠，或久病后失眠，伴头身游走性或固定的刺痛，渴不欲饮，舌质紫黯或见瘀点瘀斑，脉涩。外伤后血脉瘀滞，心气郁结，心失所养，神不守舍而发为不寐。治疗当和畅气机，活血化瘀。

本方系由桃红四物汤合四逆散（生地易熟地、赤芍易白芍）加桔梗、牛膝而成，王清任用以治疗“胸中血府血瘀所致诸证”方中当归、川芎、赤芍、桃仁、红花活血化瘀；牛膝祛瘀血，通血脉，并引瘀血下行，共为方中主要组成部分。气能行血，血的循行，有赖于肺气的敷布，肝气的疏泄。故配柴胡疏肝解郁，桔梗开宣肺气，载药上行，合枳壳，则一升一降，宽胸行气，使气行则血行。生地凉血清热，合当归又能养血润燥，使瘀去则新生。甘草调和诸药。全方共达行气活血，化瘀安神之功，气旺则血行，血行则心神得养，本病得除。

原书中记载本方可治疗发热失眠。

类方 通窍活血汤，《医林改错》原书载其“能使周身之气通而不滞，血活而不瘀，气通血活，何患疾病不除”。通窍活血汤配有通阳开窍的麝香、老葱、生姜等，故辛香通窍作用较好，主治瘀阻头面之证。前人有“久病入络”、“久病多瘀”之说，血络瘀滞，心神不宁，阳不入阴而成顽固不寐。

心得 对于慢性、顽固性失眠，由于病情久羁，影响气血运行，多致血瘀气滞形成，此时当以行气活血为要，而不能单纯安神。临床多见失眠日久，形体消瘦，神情多抑郁，善太息，胸闷，舌质多紫暗，或有瘀斑、瘀点，脉多细涩。

验案 患者张某，女，32岁，2014年5月18日初诊。

主诉：失眠2年余。

现病史：失眠多梦、耳鸣、心悸健忘，2个月来失眠尤甚，难以入睡，甚彻夜不眠，或睡中多梦，易醒，每于睡前服用右佐匹克隆1片，能入睡2～4小时，入睡前常有胸闷、身热、心烦、心慌等症状。患者诉平时喜用凉水，月经将至时乳胀腹痛，或头部刺痛，经期排出黑色血块后腹痛减轻，平素精神倦怠，小便正常，大便干，舌淡，舌边有瘀点，苔白滑，脉细弦。

辨证：气滞血瘀，瘀扰心神之失眠，方用血府逐瘀汤加减：当归10g，生地20g，桃仁10g，红花10g，赤芍10g，川芍10g，丹参10g，枳壳10g，柴胡10g，川牛膝12g，生龙骨30g（先煎），乌药10g，枳实10g，炒莱菔子20g。服用上方5剂后。

2014年5月24日二诊：患者已能安然入睡4～5小时，精神明显好转，入睡前仍偶有胸闷、身热、心烦、心慌等症状，口干不欲饮，正值月信来临未见乳胀腹痛，但仍有血块。贾师在上方基础上加芦根20g，10剂后夜间睡眠恢复5～6小时，精神转好，未再胸闷和身热心烦，情绪好转。

2014年6月27日又来诊：诉睡眠保持稳定，情绪好转，月经前未见乳胀腹痛，经血也无血块，胸闷心慌心烦未发。

【按语】失眠，中医病名“不寐”，概其病机，总由阴阳失调，气血失和所致。本例患者其病程较长，迁延难愈，“久病入络”，“久病必瘀”，又因劳倦、情志不畅而肝气郁结，肝失疏泄，以致气滞血瘀，瘀阻脉络，扰乱心神，故而不寐，并时有身热、心烦，口干不欲饮。王清任《医林改错》亦有“不寐一证乃气血凝滞”之记载。因瘀不去则眠不安，故治必活血化瘀，并拟出血府逐瘀汤以活血化瘀法治疗不寐。本患者病机为气滞血瘀，瘀扰心神，此病机必将影响脾之运化，导致脾失健运，痰浊内生，痰瘀互阻，气机不畅，会出现精神倦怠和身体倦困。贾师在血府逐瘀汤基础上加丹参以助活血化瘀，加生龙骨以镇潜安神化痰，加乌药温肾以散血凝之寒。加枳实、炒莱菔子以通降的作用使气机条畅，助脾运化。二诊时加芦根意为改善瘀久化热伤津之口干，众药合力使药力直达全身，交通阴阳。其调气而不耗气，活血而不伤血，使瘀去眠宁，痰去身轻，效果颇佳。

虚证

（一）脾气虚滞

香砂六君子汤

沿革 源自《古今名医方论》。

组方 《素问·六微旨大论》曰：“出入废，则神机化灭；升降息，则气立孤危。故非出入，则无以生长壮老已；非升降，则无以生长化收藏。”可见天地之间的气机升降出入是万物生长变化的重要特征，生命的正常活动有赖于气机升降出入的正常，气机的升降失常是病理活动出现的主要原因。中焦脾胃是人体气机升降的枢纽，而百病生于气，治病当以调气为先。香砂六君子汤原方主治脾胃不和，呕吐恶食，或腹痛泄泻。肝为藏血之脏，主疏泄，喜条达而恶抑郁，即“体阴而用阳”；脾主运化，为气血生化之源。从脏腑生克的角度来说，土可以荣木，木可以疏土。

肝脾同治，则气血双调，故临床上很多医家非常注重从肝脾的角度来调节人体气机的升降。贾师认为香附能够疏肝解郁、理气宽中，善于治疗情志不畅所致的木不疏土，土壅气滞，故以香附来代替木香。以香附疏肝理气，调节气机，砂仁、陈皮、半夏理气燥湿醒脾，其中半夏还可引阳入阴，党参、白术、茯苓益气健脾，诸药合用一方面补益正气，一方面祛除痰湿之邪，同时恢复气机的升降，正是调气治百病思想的体现。

心得　临床上，本方多用于治疗消化系统的疾病，如胃痛、泄泻等。在社会物质生活水平整体提高的今天，越来越多的人偏食膏粱厚味，日久极易损伤脾胃，加之工作和生活压力的增大，焦虑和抑郁的人群也在增加，种种原因致使肝郁脾虚型失眠患者越来越多。此类人群在情绪不佳的基础上经常出现食多胃胀、疲乏等症状，此时用香砂六君子加减治疗，往往可取得很好的疗效。需要指出的是，贾师常常用香附代替木香，“以香易香”，正是其重视疏肝理气的鲜明体现。

验案　患者张某，女，33 岁，2015 年 10 月 9 日初诊。

主诉：间断失眠 2 年，近半年加重。自诉入睡尚可，夜间 4 点左右容易醒，醒来后难以入睡，次日乏力。咽中有痰。食欲差，食后胃胀。情绪较差，爱思虑。小便正常，大便干。苔白，脉弦。

诊断：不寐。

辨证：肝郁脾虚。

方药：香附 10g，砂仁 10g（后下），党参 12g，炒白术 10g，清半夏 9g，陈皮 10g，茯苓 30g，浙贝母 10g，远志 10g，合欢皮 10g，枳实 10g，炒莱菔子 10g。5 剂，每日一剂，水煎 400ml，早晚分服。

2015 年 10 月 16 日复诊：自诉胃胀于上药服用后 3 天即开始明显好转，乏力好转，喉中痰减少，醒后半小时左右可再次入睡，情绪略有好转，偶烦躁时胁肋部不适。苔白，脉弦。上方加川楝子 8g。5 剂，每日一剂，水煎 400ml，早晚分服。

【按语】《素问·逆调论》云：“胃不和则卧不安”，失眠与脾胃有密切的关系。肝主疏泄，情志不畅、疏泄不及时常横逆克脾，故可见食欲差，食后胃胀，该患者为典型的肝郁脾虚型失眠，治当疏肝理气，健脾安神。香附疏肝理气，砂仁化湿醒脾，二药伍用，可共调肝脾的气机；陈皮、半夏理气燥湿，化痰醒脾，半夏还可起到引阳入阴的作用；党参、炒白术、茯苓益气健脾；远志、合欢皮共用，增强全方定志安神之功效；枳实、炒莱菔子多作为药对同时使用，可行气导滞，通腑气以降浊气。全方均贯穿贾师“调气机以疗疾病”的思想，诸药并用，使气机升降归于正常，正气实则邪气却。

（二）阴虚

1. 黄连阿胶汤

沿革　源自《伤寒论》。

组方　本方系《伤寒论》少阴热化证，“少阴病，得之二三日以上，心中烦，不得卧，黄连阿胶汤主之”。主治少阴病阴虚火旺，心神不安证。临床表现为心中烦热，失眠，口干咽燥，舌红苔少，脉细数。

正常情况下，肾水能上济心火，则心火不致偏亢；而心火必蛰于肾水，则肾水不寒，而行氤氲之气，此为心肾相交，交者，泰之正局。今肾水竭于下，则心火亢于上，扰及心神，如临证所见，“心中烦，不得卧”，常伴见口燥咽干，舌尖红绛，苔黄，脉细数等。治疗宜滋阴与清火并行。

本方治证，为阴虚火旺之候。故以滋阴降火，除烦安神立法。方中黄连苦寒入心，清热泻火，

《本草纲目》言其“泻心脏火”；阿胶甘平，补血滋阴，《本草从新》谓之“平补而润……滋肾补阴”，二药合用，而有交融水火，除烦安神之妙，故为方中君药。黄芩“苦入心，寒胜热，泻火除湿”；芍药（白芍）“补血敛阴”，芩、芍并用，助君药滋阴降火，除烦安神，为方中臣药。鸡子黄甘、平，入心、肾经，《本草纲目》载其“补阴血，解热毒”，方中用之，既泻心火之有余，又补肾水之不足，与阿胶、白芍相合，滋补阴血，以复耗灼之阴津，且防连、芩苦寒伤津之弊，为方中佐药。诸药相伍，上泻手少阴心火，下滋足少阴肾水。使阴复火降，水火既济，心肾相交，共奏滋阴泻火，除烦安神之功。

类方　本方与天王补心丹皆用于心烦失眠等证，但黄连阿胶汤以苦寒与咸寒并用，滋阴与泻火兼施，其中黄连用量独重，清热泻火，以泻心火见长，且与阿胶、鸡子黄等滋阴养血药为伍，而成滋阴泻火，除烦安神之剂，主治阴虚火旺，症见心中烦热，失眠，口干咽燥，舌红少苔，脉细数者；天王补心丹则以滋阴清热药与养血安神药相配，其中生地黄用量独重，且与天冬、麦冬、玄参等大量滋阴清热药为伍，而成滋阴清热、养血安神之剂，主治阴亏血少，虚火上炎，症见失眠，心悸，头目眩晕，五心烦热，盗汗，口干，舌红无苔，脉细数无力者。因该证之火，并非有余，而实为不足，故方中不用苦寒善泻心经实火之黄连，而重用生地黄与多味养阴药配伍以滋阴制阳，治疗心阴不足，心火相对偏亢之神志不安证。

心得　临床主要用于邪实正虚阴虚阳亢之证，特别是对心肾不交的顽固性失眠疗效显著。

验案　患者，女，50岁，2009年8月就诊。

主诉：失眠多梦1年。

现病史：入睡困难、入睡前思虑不断，早醒，甚则通宵不眠，为入睡每天服安眠药。白天精神不振，时有面红潮热，出汗，天热更甚，腰膝酸软，时耳鸣，心烦易怒，舌红苔少，脉细数。

中医诊断：不寐。

辨证：阴虚火旺，心肾不交。

治法：滋阴降火，交通心肾。

方药：黄连阿胶汤加味：

黄连6g，黄芩10g，当归12g，白芍10g，阿胶（烊化）10g，酸枣仁9g，知母10g，生龙骨（先煎）30g，柴胡10g。水煎服，每日1剂，分两次早晚服下，共服5剂。

二诊：服药后睡眠改善，能睡5～6小时，继服10剂，已能正常睡眠，舌脉复常，潮热、汗出、面烘潮热诸症均消失。后2个月又复发，照原方服药 10剂，诸症悉愈。

【按语】心居上焦属阳，在五行中属火；肾居下焦属阴，在五行中属水，就阴阳水火的升降理论而言，上者以降为和，下者以升为顺。《清代名医医案精华·陈良夫医案》云：“心火欲其下降，肾水欲其上升，斯寤寐如常矣”。《辨证录》云：“盖目不能寐者，乃肾不交于心，夜不能寐者，乃心不交于肾也”。若心肾失交，水火失济，则神有不安。本病为肾阴亏耗，无以奉养心神，神失所养，并思虑太过，心阴暗耗，心火内炽，不能下交于肾，心肾失交，心火亢盛，热扰神明，神志不宁而不寐多梦、心烦易怒；治疗当以滋阴降火，交通心肾为主，施以黄连阿胶汤加减，方中黄连泻心火，黄芩善泻里热，二者配合泻心胸之郁热；白芍养阴收敛神明，当归、阿胶益血润燥；酸枣仁养心安神，敛阴止汗，镇静安神；知母苦甘寒，滋阴清热泻火；生龙骨安神潜阳；柴胡疏肝理气，诸药共奏滋肾阴，降心火，养血安神功用，甚合病情，症证渐愈。

2. 六味地黄丸加交泰丸

沿革　六味地黄丸出自《小儿药证直诀》，交泰丸出自《韩氏医通》。

组方　本方适用于肾的阴阳虚损，肾阴不足，精不上承，不能上济肾水，则心火偏亢；肾阳不足，蒸腾无力，水不济火，心肾不交所致失眠。《中藏经》说："火来坎户，水到离扃，阴阳相应，方乃和平"；又说："水火通济，上下相寻，人能循此，永不淹沉"。故用六味地黄丸滋阴补肾，填精益髓，以资肾水。而交泰丸中黄连大寒大苦，清泻心火；肉桂辛甘大热，入肺、脾、心、肾、胃诸经。其浑厚凝降，守而不走，偏暖下焦，能助肾中阳气，并能纳气归肾，引火归元。黄连清泻心火，肉桂温补肾阳，一寒一热，寒热并用，相辅相成，有泻南补北、交通心肾之功用，使阴从阳化，水火交济。《格致余论》曰："人之有生，心为火居上，肾为水居下，水能升而火有降，一升一降，无有穷已，故生意存焉"。临床上综合运用两方，则肾之阴阳充沛，心肾相交，水火既济，则寐安。

类方　失眠一证，多由心火上亢所致。而心火上亢，可因肾水亏耗或肾阳虚衰所为。黄连阿胶汤属于阴虚火旺，交泰丸属于火不归源，两者虽有不同，但都属于心肾不交。黄连阿胶汤以黄连、黄芩苦寒以清降心火，配以阿胶、鸡子黄、芍药以滋养肾水，全方滋阴降火兼施，以交通心肾，故治阴虚火旺，心胸烦热，失眠，口干舌燥，舌红苔少，脉细数者；交泰丸以黄连泻心火，配以肉桂温其肾阳，引火归元，使心火得降，肾阳得复，心肾相交，故治心火旺盛，肾阳虚弱之失眠。

心得　临床多用于神经衰弱证、糖尿病合并失眠、顽固性失眠等。用此方引火归元，使心火降，肾阳复，心肾相交而寐，故多治心火盛而肾阳虚弱之失眠，心悸怔忡，下肢不温者。（注：书中前面内容有与天王补心丹的比较）

（三）血虚

1. 归脾汤

沿革　源自《正体类要》。

组方　本方主治心脾气血两虚证及脾不统血证。心主神明，赖血以养之；脾主统血，由气以摄之。若思虑过度，劳伤心脾，则气血日耗。血虚神失所养，神明不安则见失眠多梦、心悸怔忡、神思恍惚、健忘神疲等症。故张介宾说："血虚则无以养心，心虚则神不守舍，故或为惊惕，或为恐畏，或若有所系恋，或无因而偏多妄思，以致终夜不寐及忽寐忽醒而为神魂不安等证"。方中人参甘温补气，归心、脾经，故既为补益脾胃之要药，又能补心益智，助精养神；龙眼肉甘温味浓，归经心脾，为补益心脾，养血安神之品；黄芪、白术甘温入脾，补气健脾，既可复其统血摄血之职，又能使气血生化有源，而收补气生血，阳生阴长之效；当归甘辛微温，滋养营血，助龙眼肉养血补心之功，共为臣药。茯神、远志、酸枣仁宁心安神；木香理气醒脾，与补气养血药配伍，使之补不碍胃，补而不滞；炙甘草补气和中，调和诸药。煎药时少加生姜、大枣调和脾胃，以资生化。诸药配伍，共奏益气补血，健脾养心之效。

类方　本方与人参养荣汤均由补气健脾药配伍养血安神药组成，同治心脾气血两虚证；其不同之处在于，人参养荣汤方中蕴含十全大补汤之组成药物，故有大补气血之功，而养心安神之力略逊，宜于心脾气血虚甚而神志症状较轻者，亦可用治疮疡气血大虚，溃后久不收口者；归脾汤益气养血之功虽不及人参养荣汤，但养心安神力著，并有益气摄血作用，宜于心脾气血不足，心失所养，神志不安较甚者，以及脾不统血的出血证。

心得　通常脑力劳动者或性格内向、多谋善虑之人，罹患失眠者居多。因思虑过度，劳伤心脾；或因久患失眠之症，机体得不到充分的休息，思想、身体负担过重，寝食俱减，遂脾胃虚弱，气血化源不足，终致心脾两虚。常见于工作、学习劳累之后，加之平素性情忧郁，或久患失眠，寐而易醒，伴多梦，健忘，心悸，气短，面色萎黄，精神疲惫，食少，舌淡苔薄白，脉细弱等。由于心脾两虚，营血不足以养心神，而致不寐多梦者，多用归脾汤加减进行治疗。贾师指出临床治疗心脾两虚型失眠，往往需在归脾汤的基础上联合逍遥散使用，疏肝气以助养心脾，临床实践证明疗效要优于单纯使用归脾汤。

验案 患者吕某，女，53岁，2016年1月17日初诊。

主诉：失眠2年，加重1周。

现病史：近2年患者出现入睡困难，服阿普唑仑2片才能入睡约4小时，眠浅，睡前患者心烦、身热，晨起醒后头晕、神疲、乏力，平素患者心情差，压抑，纳可，绝经半年，二便正常。舌淡红，苔薄白，边齿痕，脉细弦。

诊断：不寐 心脾两虚。

方药：炙黄芪30g，党参15g，炒白术15g，茯苓20g，当归10g，白芍10g，柴胡10g，香附10g，远志10g，石菖蒲10g，合欢皮 10g，生麦芽30g。5剂，每日一剂，水煎400ml，早晚分服。

【按语】该患者属中老年患者，发生在绝经前后，冲任亏虚，经血不足，故可见身热、心烦。患者平素心情差，肝气郁结化火，扰动心神可致不寐，郁结过久亦会犯脾，症见神疲、乏力。脾气虚弱，气血生化乏源，不能上奉于心，可致心神失养而失眠，证属心脾两虚。炙黄芪、党参、炒白术、茯苓可补气健脾；当归、白芍、柴胡、香附养血柔肝，疏肝理气；远志、石菖蒲为药对，二药伍用，可通心络，交心肾，宁神之力强。

2. 酸枣仁汤

沿革 源自《金匮要略·血痹虚劳病脉证并治第六》，原名酸枣汤。酸枣仁汤所昭示的以酸枣仁配伍川芎、茯苓、甘草的组方结构，对后世养血调肝安神法的运用具有深远的影响。大凡治疗心肝血虚、心悸失眠证候之方，多从酸枣仁汤立意或由该方加减衍化而成。

组方 本方所治为肝血不足，虚热内扰，心神失养而致。肝藏血，血舍魂，心主神，肝藏魂，人卧则血归于肝。尤怡谓："人寤则魂寓于目，寐则归于肝"（《金匮要略心典》）。肝血充足，魂能守舍，则夜寐安宁。《灵枢·邪客》云："阴虚则目不瞑"。虚劳之人肝气不荣，肝血不足，则魂魄不能守舍，加之肝为刚脏，内寄相火，阴血虚而生内热，虚热上扰则心神不宁，故见夜卧不安之"虚烦不得眠"。肝、心为子母之脏，肝血不足，母令子虚，心失所养，则见心悸不安；肝阴不足，阴不敛阳，则肝阳上亢，阳升风动，清空被扰，故见头目眩晕；阴虚生内热，虚火上炎，故为咽干口燥；阴血不足，阴虚内热，迫津外泄，故为盗汗；舌红，脉细弦，均为肝血不足，阴虚内热之象。

方中重用酸枣仁，性平味酸，入心、肝经，养肝血，安心神，为君药；茯苓与酸枣仁相配，以加强宁心安神之效，川芎入肝经，以调畅气机，疏达肝气，与酸枣仁相伍，酸收与辛散并用，相反相成，补肝之体，遂肝之用，具有养血调肝安神之妙。知母苦甘性寒，乃滋阴降火之要药；同时又可制川芎辛燥之性。方中甘草之用有三：一者补益中气，合茯苓可使脾能健运，以资气血生化之源；二者和缓肝急，与酸枣仁酸甘合化，养肝阴，敛浮阳；三者甘缓川芎之辛燥，防其疏泄肝气太过。

类方 本方与归脾汤均有养血安神的作用，用治心血不足之失眠、心悸等证。但本方重用性平味酸之酸枣仁养血安神，配伍芳香辛温之川芎调气疏肝，酸收与辛散并用，具有养血调肝之妙，为养血安神，清热除烦之剂，主治肝血不足，虚火内扰心神所致心烦失眠，头晕目眩，脉弦细等证；归脾汤则是心脾同治，重点在脾，使脾旺气血生化有源；气血并补，重在补气，意在生血，血足则心有所养，主治心脾两虚，气血不足，心失所养之心悸失眠、神疲食少等症。

甘麦大枣汤源自《金匮要略》，主治心阴受损，肝气失和之脏躁证。脏躁乃脏腑失濡，神不守舍导致。以甘、麦、枣甘缓滋补，柔肝缓急，治疗精神恍惚，常悲伤欲哭，不能自主，心中烦乱，睡眠不安者。

心得　酸枣仁汤多用于肝血不足，血虚热扰之失眠、神经衰弱、心脏神经官能症等。

验案　患者，女，68岁，2010年10月12日初诊。

主诉：失眠4个月。

现病史：自诉因其丈夫生病后操劳过度，继而心情压抑、易怒，入睡困难，每晚只睡2～4小时，易醒，服中西药均无效，伴头晕头沉，神疲乏力，心烦易怒，不思饮食，小便正常，大便偏干，舌质淡，苔薄白，脉细弦。

中医诊断：不寐。

辨证：肝郁化火，心脾两虚。

方药：丹栀逍遥散加减：

丹皮10g，栀子10g，当归12g，白芍20g，柴胡10g，茯苓20g，香附6g，炒白术10g，鸡内金10g，生龙骨30g（先煎），炒枳壳 10g，炒莱菔子15g。每日1剂，分两次早晚服，共服5剂。

二诊：诉心情较前改善，仍入睡困难，易醒，纳食较前增多，二便正常。改为酸枣仁汤加减，药用酸枣仁15g，茯苓12g，甘草10g，知母10g，黄芪30g，川芎12g，当归10g，党参10g，白术10g。每日1剂，分两次早晚服。服7剂后每晚可入睡4～5小时，余症减轻。14剂后每晚可睡5～6小时，诸症皆减，1个月后睡眠恢复正常。随访 2个月无复发。

【按语】肝主疏泄，若情志不畅，疏泄不及，以致肝郁，日久化火，肝郁而致脾虚生化不足，再者邪火灼伤肝阴，最终致阴血不能归肝，魂亦不藏而病发不寐。《血证论·卧寐》：“人寤则魂归于目，寐则魂归于肝”。肝藏血，血舍魂，夜卧血归于肝魂有所藏，故能寐。可见睡眠与肝的关系非常密切。贾师治病遵循急则治标，缓则治本原则。起初以丹栀逍遥散疏肝泻火，养血健脾，经治疗后心情压抑、易怒有所缓解，故肝郁化火，邪火扰神之实证已减。继而施以酸枣仁汤加减养心益肝，除热安神，酸枣仁汤中酸枣仁性味甘平，入肝之经，养血补肝，宁心安神。配合茯苓宁心安神，知母滋阴清热，佐以川芎调畅气机，疏达肝气，黄芪补气健脾，当归、炒白术健脾养血，生用甘草和中缓急。诸药相伍，养肝血以宁心神，清内热以除虚烦。共奏养血安神，清热除烦之功。

3. 天王补心丹

沿革　源自《校注妇人良方》。

组方　本方所治病证是由心经阴血不足，虚热内扰，心失所养而致。方中重用生地黄滋阴养血清热，为君药。天冬、麦冬、玄参皆甘寒多汁之品，助君药养阴清热，生地、当归同用，滋阴养血。丹参养血安神，与补血及宁心安神之品相配，使心血充足，心神自安，这是本方配伍之妙处。血生于气，补气即生血，故用补气要药人参“补五脏，安精神”；茯苓“益脾宁心”，二者同用，益心气，使气旺则血生，并均有宁心安神之效。血不养心，神志不安，故又用酸枣仁、远志、柏子仁养心安神，其中酸枣仁“主心烦不得眠”；远志“治惊悸不寐”；柏子仁“养心气，润肾燥，益智宁神”，五味子酸温，“补元气不足，收耗散之气”，以上诸药，共为佐药。桔梗载药上行为使，佐药力作用于胸膈之上，不使速下。用法中朱砂为衣，增其清热安神之效。诸药合用，治疗阴亏血少，虚热内扰，神志不安之证。

类方 天王补心丹与归脾汤皆可用于心悸、怔忡、健忘、失眠之证，但前者重用生地黄滋阴清热，配伍玄参、天冬、麦冬、当归、丹参等滋阴养血药，以及人参、五味子、酸枣仁、柏子仁等补心安神之品组方，具有滋阴清热，养血安神之功，主治心经阴血亏虚而致心悸失眠健忘之证；后者以人参、黄芪、白术、炙甘草、当归等补气养血，健脾养心药，配伍茯苓、远志、枣仁、龙眼肉等宁心安神药组方，因此功用侧重于益气健脾，补血养心安神，主治心脾气血不足所致的心悸怔忡，健忘失眠之证。

天王补心丹与酸枣仁汤均有安神之功，治心神不宁、虚烦失眠、心悸健忘等症，但酸枣仁汤之主治病机为肝血不足，虚热内扰，故治以养血补肝，清热除烦为主，主治心悸失眠，兼有头晕目眩，虚烦，脉弦细者；而天王补心丹主治病机为心经阴亏血少，虚火内扰所致的心悸失眠，梦遗健忘，其治疗重在滋阴养血，补心安神。

孔圣枕中丹（《备急千金要方》）由龟板、龙骨、远志、菖蒲组成。主治心肾不足证，为益智宁心之剂。表现为健忘失眠，心神不安。

柏子养心丸组成药物有柏子仁、枸杞子、麦门冬、当归、石菖蒲、茯神、玄参、熟地、甘草。主治阴血亏虚，心肾失调，神志不安证。症见精神恍惚，惊悸怔忡，夜寐多梦，健忘盗汗，舌红少苔，脉细数。本方与天王补心丹均有滋养心肾之功，治疗心肾阴血不足证，但本方以滋补心肾为主，清虚火之力不如天王补心丹。

心得 天王补心丹临床对心阴血不足，虚热内扰，兼有心气不足之失眠效好。多用于烦心不得眠者，惊悸不眠者，心气耗散不眠者。

（四）阴阳俱虚

二仙汤

沿革 源自《中医方剂临床手册》。

组方 由仙茅、仙灵脾、知母、黄柏、巴戟天、当归组成，具有泻火坚阴，温养肝肾，共奏调治阴阳之功。主治失眠多梦，烦躁不安，头昏耳鸣，口干口苦，畏寒等症。二仙汤中仙茅、仙灵脾、巴戟天温补肾气，黄柏、知母泻阴火而滋肾保阴，当归温润养血。全方温补与寒泻同施，壮阳与滋阴并举，温而不燥，寒而不滞，共奏调摄冲任阴阳之功，阴平阳秘，血脉充和，病自愈而归。

心得 对绝经期前后伴见失眠者效好。尤其多用于女性更年期失眠多梦，烦躁不安，潮热，五心烦热，头昏耳鸣，口干口苦，寒热者。冲任失调型失眠人群多为更年期女性，此类患者多可见烘热、汗出，情绪波动较大。贾师指出此类失眠患者常常涉及两方面的问题，一方面是肝郁，另一方面是肾虚，临床治疗时多用知母、黄柏、仙茅、仙灵脾调节冲任失调引起的不适，并随症加减，主症用主药，兼症用兼药，效果显著。

验案 患者王某，女，50 岁，2016 年 2 月 20 日初诊。

主诉：时有失眠 2 年，入睡难，睡前烘热汗出，夜间 4～5 时易醒，畏凉饮，凉则胃不适，晚上 9 点左右易自觉身冷。纳可，停经 2 年，尿频，大便一日两次，偏稀。苔白，脉细。

诊断：失眠。

辨证：冲任失调。

方药：知母 10g，黄柏 10g，仙茅 10g，仙灵脾 10g，桂枝 12g，白芍 12g，炒白术 20g，茯苓 30g，炒薏苡仁 30g，合欢皮 10g，陈皮 10g，生麦芽 30g。5 剂，每日一剂，水煎 400ml，早晚分服。

2015 年 2 月 25 日复诊：患者自诉烘热汗出明显好转，身冷减轻，仍有入睡难。苔白，脉细。上方加远志 10g、炒酸枣仁 20g。4 剂，每日一剂，水煎 400ml，早晚分服。

2015 年 2 月 28 日复诊：入睡难明显改善。

【按语】该患者停经 2 年，症见烘热汗出、失眠，为典型的冲任失调型失眠，以知母、黄柏、仙茅、仙灵脾改善雌激素低下引起的不适，仙茅、仙灵脾可用于冲任不调之肾阳虚的调节，知母、黄柏则对于冲任不调肾阴虚者疗效较为显著，加桂枝、白芍为药对，温阳通络，调和阴阳，可改善患者身冷症状，炒白术、茯苓、炒薏苡仁共伍，补气健脾。合欢皮、远志、炒酸枣仁安神定志。全方共用，调冲任，养心神。

（五）枢机不利

枢机不利而致失眠，以运转枢机为要。临床上，很多医学大家都非常推崇“百病生于气”的思想。贾师在治疗失眠的时候强调“百病皆生于气，治当调气为先”，在临证时注重气机的调畅。分别从调肝气、通腑气、注重中焦脾胃之气的角度来调理人体气机的升降。

柴胡加龙骨牡蛎汤（《伤寒论》）

本方是少阳兼有表里三焦俱病的证治。伤寒八九天，使用泻下之法使邪气内犯于少阳，而且损伤了正气。少阳为枢，介于半表半里，所以少阳的枢机不利，表里为之不和，症状较为复杂。

太阳之气不和则小便不利，阳明之气不和则谵语，少阳之气受病则胸满烦惊。三阳之气不利，表里内外之气都受到了影响，则出现“一身尽重，不可转侧”。

沿革　柴胡加龙骨牡蛎汤载于《伤寒论·辨太阳病脉证并治》第 107 条，“伤寒八九日，下之，胸满、烦惊、小便不利、谵语、一身尽重，不可转侧者，柴胡加龙骨牡蛎汤主之”系从小柴胡汤加减而来。在主治证方面，后世有所扩大。《杂病广要》将本方用于“癫痫”。现代中医学家王琦在《伤寒论讲解》中总结为“已被国内外广泛用于治疗癫痫、高血压、甲亢、眩晕、脱发、不寐、梅尼埃病等。”关子本方的组成，《太平圣惠方》卷九之赤茯苓汤，即柴胡加龙骨牡蛎汤去有毒之铅丹，加橘皮、甘草，以增理气和胃补益之功，其主治证则与本方相同。

组方　本方适用于少阳兼表里三焦俱病所致之失眠。本方实为小柴胡汤原量减半，去甘草加龙骨、牡蛎、铅丹、大黄、桂枝、茯苓组成，由于病邪仍在少阳，故取小柴胡汤之意以内解外清，扶正祛邪。其中柴胡、黄芩配伍，和解少阳之邪；半夏、生姜相合，以和胃降逆；人参与大枣益气扶正。另加龙骨、牡蛎、铅丹以镇惊安神，该三药均有重镇安神之功。诸药相合使少阳枢机通利，三焦得通，里热得清，神明得安而诸症悉除。因铅丹毒性剧烈，故改用生铁落代替。《名医别录》卷一，《药性论》卷三分别曰：龙骨“养精神，定魂魄，安五脏”；“逐邪气，安心神”。《神农本草经》卷一记载牡蛎：“主惊恚怒气”；而《神农本草经》卷三则云铅丹治“惊痫癫疾”，三味配伍，相得益彰。大黄气味重浊，泄热通腑，《本草纲目·草部》卷十七谓其善治“实热燥结，潮热谵语”，使热清神自安。桂枝、茯苓通阳化气而利小便，《本经疏证》卷四分析桂枝“其用之道有六：曰和营，曰通阳，曰利水，曰下气，曰行瘀，曰补中”；《神农本草经》卷一、《本草衍义》卷十三分别言茯苓“利小便”；“此物利水之功多”；再者，大黄、茯苓还能使邪气从二便分消。诸药合用，既能和少阳，泻邪热，又可扶正气，镇心神，利小便，实有表里并治，虚实兼顾之妙。

心得　枢机不利主要涵盖少阳、少阴和中焦脾胃的枢机不利，此型失眠总以气机的紊乱为各症状产生的主要根源，其临床表现丰富多样，浊气上逆可见呃逆、喜呕，清气不升可见头晕耳鸣，气机郁滞日久可见胸闷、胁痛、身热、烦躁、寒热错杂等，故患者多呈现出症状颇多或飘忽不定的现象。此时用柴胡加龙骨牡蛎汤加减进行治疗，往往疗效显著。

验案　患者张某，男，43岁，2016年2月18日初诊。

主诉：时有失眠3年，入睡困难，睡前耳鸣，每夜入睡大概6小时，睡眠较浅，多梦，怕惊动，次日神疲，四肢凉。平素易烦躁，偶发热，纳可，苔黄，脉弦。

诊断：不寐　枢机不利，阳不入阴。

处方：柴胡10g，黄芩10g，清半夏9g，党参12g，生龙骨30g（先煎），生牡蛎30g（先煎），桂枝10g，白芍12g，炒酸枣仁20g，远志10g，合欢皮10g，生麦芽30g。5剂，每日一剂，水煎400ml，早晚分服。

2016年2月25日复诊：睡眠有所改善，怕惊动减轻，上肢凉与服药前比已有明显改善。

全方以小柴胡汤和解枢机，加生龙骨、生牡蛎重镇安神，可一定程度上改善患者怕惊动的状况，桂枝和白芍多作为一个药对使用，可调和营卫，且入少量桂枝可通阳活络，贾师指出四肢凉乃为气机壅滞，阳气不达所致，气机不畅则百病易生，临床治疗时尤其重视“调气机”。生麦芽可疏肝和胃，全方可共调阴阳气血，疗效良好。

类方　小柴胡汤系仲景名方之一，善治少阳枢机不利之证，能够和解表里，调和阴阳。少阳介于太阳、阳明两经之间，外从太阳之开，内从阳明之阖，游离出入于太阳阳明之间，有枢机之职。此外，少阳是小阳，不如阳明和太阳。阳明者，两阳和明也，昌明也，阳气隆盛；太阳者巨阳也，主一身之阳气，固密于肌表。少阳的抗邪能力不足，入里则传于足太阴脾中州。本方通过运转少阳枢机，调和表里，疏利三焦而除失眠。

（1）桂枝龙骨牡蛎汤。《金匮要略·血痹虚劳病脉证并治第六》：夫失精家，少腹弦急，阴头寒，目眩，发落，脉极虚芤迟，为清谷，亡血失精。脉得诸芤动微紧，男子失精，女子梦交。桂枝龙骨牡蛎汤主之。

失精家，就是频繁失精的人。少腹弦急，因虚寒导致少腹筋脉不和，拘急痉挛。本方乃治阴阳两虚之证。《素问·生气通天论》有言：“阴阳之要，阳密乃固”。失精家不仅阴精亏损，且损及阳气，阴失于阳的固摄，走而不守则失精；阳失去阴的涵养，浮而不敛，不能相互维系，则心肾不交，心神浮动，故烦躁不眠。方中桂枝、甘草辛甘化合温通心阳；龙骨、牡蛎潜镇安神。诸药相合心阳得复，心神得潜而烦躁不眠得除。

（2）柴平汤：柴平汤首见于《景岳全书》，为《伤寒论》小柴胡汤与《太平惠民和剂局方》平胃散合方而成，小柴胡汤称之为经方（古方），平胃散与之相对则称之为时方（今方），为经方与时方合用。本方古人原用做治疗湿疟、食疟等病，症见“一身尽痛，手足沉重，寒多热少，脉濡”。本方在临床上所治病证甚广，可见于表里两感、疟病寒热、肝胃气痛、少寐多梦等属肝胃失和，少阳枢机不利，寒湿困阻者。

（3）柴胡疏肝散：出自于《医学统旨》。本方所治诸证皆由肝气郁结而致，治当顺其条达之性，发其郁遏之气。方中柴胡苦辛微寒，归经肝胆，功擅条达肝气而疏郁结，用为君药；香附苦辛而平，专入肝经，长于疏肝理气，并有良好的止痛作用；川芎味辛气雄，入肝胆经，能行气血，疏肝开郁，止胁痛，二药相合，共助柴胡以解肝经之郁滞，而增行气止痛之效，同为臣药。陈皮理气行滞而和胃，醋炒以入肝行气；芍药（现临床多用白芍）、甘草养血柔肝，缓急止痛，俱为佐药。甘草调和药性，兼作使药。诸药相合，共奏疏肝解郁，行气止痛之功。

本方由四逆散加减变化而来，均有疏肝理气之功。但四逆散之柴胡、枳实、芍药、甘草四药等量，主要在于调理肝脾气机；本方则重用柴胡，轻用甘草，将枳实易为枳壳，再加香附、陈皮、川芎等药，重在行气疏肝，并能和血止痛，为治疗肝郁气滞诸证的代表方和常用方。

（4）丹栀逍遥散（加味逍遥散）：是《太平惠民和剂局方》中用以治疗肝郁血虚证的名方，《内科摘要》在逍遥散基础之上加牡丹皮、栀子二味，即为丹栀逍遥散，用于肝郁血虚内热之证。牡丹皮清实热、泻虚火，活血败瘀。《本草纲目》谓："滋阴降火，解斑毒，利咽喉，通小便血滞。后人乃专以黄柏治相火，不知丹皮之功更胜也"。焦山栀苦寒泄降，能泄三焦火，凉血清心热。具有疏肝解郁，养血健脾，清热凉血的作用。适用于肝郁血虚化火，脾气不足所致之失眠。方中柴胡疏肝解郁；当归、白芍补血和营养肝；茯苓、白术、炙甘草健脾；牡丹皮、栀子清热泻火。诸药合用，共奏疏肝养血，健脾益气，清热泻火之效。

该方系逍遥散加丹皮、栀子组成，后世又称之为丹栀逍遥散。丹、栀两味皆能清热凉血，其中栀子尚可泻火除烦，丹皮亦能活血散瘀。主治虽似逍遥散证，但对兼有郁火者尤为适宜。

现行版教材《中医内科学》指出肝郁化火型失眠多见急躁易怒，不寐多梦，甚至彻夜不眠，伴有头晕头胀，目赤耳鸣，口干而苦，便秘溲赤。但临床常见的肝郁化火型失眠患者大多不是此类肝实火证，而是以虚、实夹杂多见，且呈现出年龄偏大、女性偏多、病程偏长的特点，此类人群往往是先有肝气郁结的病史，继而化火，火扰心神，导致长期不得寐。临床多见心情压抑、情绪不宁、睡前烦热或多虑、无睡意，部分患者亦可见脾虚乏力、不思饮食。治疗当疏肝泻火、健脾安神。遣药组方多以丹栀逍遥散加减。

验案 患者王某，女，62岁，2015年9月23日初诊。

主诉：间断失眠10年，加重2个月。

现病史：自诉入睡困难，睡前辗转、烦躁，睡中梦多，睡前口服右佐匹克隆1片则可入睡，近来咽痛，偶有痰，汗多，头热。易怒，纳可，二便正常。齿痕舌，苔腻；脉弦。

诊断：不寐 肝郁化热。

方药：牡丹皮10g，炒栀子10g，当归10g，白芍12g，柴胡10g，薄荷10g（后下），炒白术20g，茯苓30g，夏枯草10g，清半夏9g，远志10g，炒酸枣仁20g，知母10g，生麦芽20g。5剂，每日一剂，水煎400ml，早晚分服。嘱咐患者可尝试逐步减少右佐匹克隆使用次数。

2015年9月30日复诊：8天中有2天未服用右佐匹克隆可入睡，汗多明显好转，情绪急，时口渴，易怒，纳可，二便正常。齿痕舌，脉弦。上方加生龙骨30g（先煎），百合10g。7剂，每日一剂，水煎400ml，早晚分服。

2015年10月15日复诊：失眠明显好转，入睡时间缩短，此半个月内有6天未服用右佐匹克隆可入睡，情绪较好，纳可，二便正常。效不更方。

【按语】《丹溪心法·六郁》曰："气血冲和，万病不生，一有怫郁，诸病生焉。"肝主疏泄，疏泄太过时"气有余则为火"，肝郁化火，火扰心神故见不得寐，临床可见睡前辗转烦躁，全方以加减丹栀逍遥散疏肝泻火，牡丹皮凉血活血；柴胡、薄荷疏肝解郁，当归养血和血，白芍养血敛阴，疏肝不应需柔肝，四者共用，使血和肝和、血充肝柔，养肝以疏肝；半夏与夏枯草多作为一个药对联合使用，半夏得至阴之气而生，夏枯草得至阳之气而长，二药伍用，和调肝胆，平衡阴阳，引阳入阴；远志安神益智，合欢皮解郁安神。全方气血并调，疏肝与柔肝并用，疗效显著。贾师指出，患者烦躁情况较明显时方可入栀子，且要用炒栀子，如若脾胃不好，平素常有胃部不适者，需谨慎使用，以防伤及后天之本。嘱患者逐步减少西医催眠药物的使用，逐步过渡为单纯的中医药物疗法，为阶梯疗法在失眠治疗中的运用。

第四节 安神药的认识与应用体会

现行的《中药学》教材中将安神药分为养心安神药和重镇安神药两类，然而经过临床实践，贾师从治疗上万例的失眠患者用药中总结归类，潜心精研，形成了自己独特的诊疗特点，并且根据自己丰富的临床经验对安神药的分类加以具体细化，形成了富有特点且更加实用的安神药分类标准。贾师认为失眠总的病机为脏腑失衡，阳不入阴，枢机不利。安神药即通过调整脏腑功能，平调脏腑间的关系，引阳入阴而达到安神目的。贾师临证使用安神药常常根据不同的病因及病情变化适当配伍用药。如情志不遂、肝气郁滞者，常配疏肝解郁药；心火亢盛者，配清泻心火药；痰火扰心者，配清热化痰药；痰迷心窍者，配豁痰开窍药；阴虚阳亢者，配平肝潜阳药；阴血不足者，配养血滋阴药；心脾两虚者，配补益心脾药；心肾两虚不能相交者，配益肾补心药；针对不同病机，选择合适的安神药，治疗失眠事半功倍。

一、解郁安神药

1. 合欢皮

合欢皮为豆科植物合欢或山合欢的树皮。亦名合昏皮（《备急千金要方》）、夜合皮（《独行方》）、合欢木皮（《本草纲目》）。味甘，性平。入心、肝经。功能：安神解郁、宁心、活血、消痈肿。主治：心神不安、忧郁失眠、肺痈、痈肿、瘰疬、筋骨折伤。内服：煎汤，5～15g；或入散剂。外用：研末调敷。合欢皮配伍白芍：合欢皮甘平，入心、肝经，安神解郁、宁心定志、活血消肿；白芍酸苦微寒，入肝、脾经，养血柔肝、缓中止痛、敛阴止汗。二者伍用，有柔肝宁心、养血活血、安神定志之功效，用于治疗血虚木郁之精神抑郁、烦躁不安、失眠多梦等症。临床合欢皮常配伍郁金、夜交藤，合欢皮解郁安神；郁金行气解郁；夜交藤养心安神，三者合用，有行气解郁安神之功效，用于治疗情志所伤之忧郁、失眠等症。

2. 合欢花

合欢花为豆科植物合欢的干燥花序。味甘，性平归入心、脾经。功效：安神解郁、理气和胃、清肝明目。主治：忧郁失眠、心神不安、胸闷食少、风火目疾、视物不清、失眠健忘。用法与用量：内服：煎汤，1～3 钱；或入丸、散。合欢花配夜交藤：合欢花、夜交藤均可宁心安神，但夜交藤养血宁心，引阳入阴以安神；合欢花开郁解忧，除烦安神。二药为伍，养血解郁，宁心安神。主治阴虚血少，心神失养，抑郁不乐，虚烦失眠，多梦易惊等症证。贾师临床常用量合欢花、夜交藤各 9～15g。合欢花临床多与远志、郁金、酸枣仁、柏子仁等配伍，以养心解郁安神；亦可入甘麦大枣汤中应用。合欢花治心肾不交失眠，合欢花常配伍官桂、黄连、夜交藤。合欢花能合心志，开胃理气，消风明目，解郁。治心虚失眠效佳。

3. 玫瑰花

玫瑰花属于蔷薇科，原名徘徊花，它有甜美的香气。味甘微苦、性微温，归肝、脾、胃经；芳香行散；具有疏肝解郁，和血调经的功效；主治胸膈满闷，胃脘、胁肋、乳房胀痛，月经不调，赤白带下，泄泻痢疾，跌打损伤，风痹，痈肿。

二、重镇安神药

重镇安神药主要用于心火亢盛、痰火扰心、痰迷清窍所致的心悸失眠、烦躁易怒、惊痫癫狂、阳气浮动、心神不安等实证。常用药有朱砂、龙骨、龙齿、琥珀、珍珠等。

1. 朱砂

朱砂为天然的辰砂矿石。亦名丹砂（《本经》）、辰砂（《本草图经》）、赤丹（《淮南子》）等。味甘，性凉，有毒。入心经。功能：安神、定惊、明目、解毒。主治：癫狂、惊悸、心烦、失眠、眩晕、目昏、肿毒、疮疡、疥癣。内服：研末，0.3～1g；入丸、散或拌染他药同煎，并可作丸药之挂衣。外用：合他药研末干撒。朱砂配伍胆南星、天竺黄：朱砂重镇安神；胆南星、天竺黄清热化痰、除烦定惊。三者合用，有清热化痰、安神定惊之功效，用于治疗痰热内扰之惊痫抽搐、失眠等症。朱砂配伍琥珀：二者均有镇惊安神之功。但朱砂清心火而安神；琥珀镇心平肝而安神，兼活血祛瘀。二药相伍为用，其镇静、镇惊、安神之效更著，用于治疗心神不宁、难眠易醒、寐而不安、乱梦纷纭等症。朱砂配伍黄连、生地：朱砂重镇安神，清心泻火；黄连苦寒、清心泻火，助朱砂清心安神；生地滋阴养血。三者合用，有镇心安神、泻火养阴之功效，用于治疗心火偏亢、阴血不足之心烦神乱、失眠多梦、惊悸怔忡、舌红、脉细数者。朱砂配伍牛黄、黄芩、黄连：朱砂清泻心热、重镇安神；牛黄清心也；黄芩、黄连清心泻火。“伤寒虚烦多汗及虚人盗汗，皆炒熟用之，总取收敛肝脾之津液也。”（《本经逢原》）

2. 磁石

磁石为氧化物类矿物磁铁矿的矿石。潜阳纳气，镇惊安神。治头目眩晕，耳鸣耳聋，虚喘，惊痫，怔忡。磁石配朱砂：用于心神不安，惊悸、失眠。磁石质重能安神镇惊，与朱砂重镇安神常协同使用，亦常与茯神、酸枣仁、远志等养心安神之药同用。小儿惊痫用之，既可安神，亦可镇惊，如《圣济总录》以磁石炼水饮。

3. 龙骨

龙骨为地质时代哺乳动物，如三趾马、犀类、鹿类、牛类、象类等的骨骼化石。味甘、涩，微寒。归心、肝经。功用平肝潜阳，镇惊安神，收敛固涩。主治头晕目眩，心悸失眠，惊痫癫狂，自汗盗汗，遗精带下，崩漏泻痢，脱肛，溃疡久不收口。主要含碳酸钙、磷酸钙，还含少量铁、铝、锰、钾、钠等。煎服，常用量 15～30g；先煎。收敛固涩时煅用。

4. 龙齿

龙齿为地质时代哺乳动物，如三趾马、犀类、鹿类、牛类、象类等的牙齿化石，味涩，凉，归心、肝经，镇惊安神，除烦。主治惊痫癫狂，烦热不安，失眠多梦，心悸怔忡，主要含碳酸钙、磷酸钙及少量铁、铝、镁等，煎服，常用量 10～15g，宜先煎。

5. 琥珀

《雷公炮炙论》为古代松科植物，如松树、枫树等渗出的树脂埋藏地下，经年久转化而成的化石样物质。《本草害利》云“琥珀……甘平入心、肝、肺、膀胱四经，安神而鬼魅不侵。专入血分。心主血，肝藏血，入心入肝，故能消瘀血也。此药毕竟是消磨渗利之性，不利虚人。大都从辛温药则行血破血，从淡渗药则利窍行水，从金石镇坠药则镇心安神。”（《本草经疏》）。琥珀味甘，性平。入心、肝、膀胱经。功能：镇惊安神、散瘀止血、利水通淋。主治：心神不宁、惊悸失眠、惊风癫痫；血瘀肿痛、经闭痛经、心腹刺痛、癥瘕积聚、跌打损伤；痈肿疮毒；血淋血尿、尿频尿痛、小便不通。内服：研末冲服，1～3g；不入煎剂。外用：研末点、撒。琥珀配伍胆南星、钩藤：琥珀镇惊安神；胆南星清热化痰；钩藤息风止痉。三者合用，共奏清热化痰、安神镇惊、息风止痉之功效，用于治疗痰热内扰、肝风内动之惊风、抽搐等症。

三、养心安神药

1. 人参

人参，味甘微苦，性偏温，归脾、肺经。其功重在大补正元之气，以壮生命之本，进而固脱、益损、止渴、安神。故男女一切虚证，阴阳气血诸不足均可应用，为虚劳内伤第一要药。

2. 酸枣仁

“酸枣仁，气平，味甘酸，无毒。能安和五脏，大补心脾。故血不归脾，而睡卧不宁者，多用之。盖血不归脾，则五脏不安和，而睡卧自不宁矣。今既大补心脾，则血归脾，而五脏和，睡卧岂有不宁者哉？然心家有实热者，生研为良；心家若虚寒者，炒研才妙。”（《药鉴》）酸枣仁配伍柏子仁：酸枣仁酸甘性平，养血敛阴、宁心安神；柏子仁甘平质润，养心安神、润肠通便。心肝血虚之心悸失眠多用酸枣仁，思虑过度、心脾两亏之心悸失眠多用柏子仁。二者合用，则共奏补肝养心、安神定志的功效，兼有润肠通便的作用，用于治疗阴血不足、心脾两亏之心悸、怔忡、虚烦不得眠以及津亏血虚肠燥之便秘。酸枣仁配伍川芎、知母：酸枣仁养血安神；川芎行气活血；知母清热滋阴，并缓和川芎之辛燥。三药合用，有养血安神、清热除烦之功效，用于治疗心肝血虚、虚火内扰心神之虚烦不眠、心悸怔忡等症。酸枣仁配伍人参、黄芪：酸枣仁养心安神；人参、黄芪益气健脾、安神定志。三者伍用，有健脾养心安神之功效，用于治疗心脾气虚之心悸怔忡、健忘失眠、食少体倦等。酸枣仁配伍生地、当归：酸枣仁养心安神；生地滋阴清热；当归补血养心。三者伍用，有滋阴清热、养心安神之功效，用于治疗心肾不足、阴亏血少之失眠、心悸、梦遗、健忘等症。酸枣仁配伍栀子：酸枣仁酸甘性平，功擅养心血、敛心阴而宁心安神；栀子味苦性寒，长于清心泻火、解郁除烦而安神定志。二者伍用，共奏养血敛阴、清心泻热、除烦安神之功效，用于治疗阴血亏虚、热扰神明之心悸、失眠、多梦、烦热、盗汗等症。

3. 夜交藤（首乌藤）

蓼科植物何首乌的藤茎。味甘、微苦，平。归心、肝经。养心安神，祛风通络。主治失眠多梦，心悸怔忡，血虚肢体酸痛，肌肤麻木，风疮瘙痒等症。夜交藤治疗虚烦不眠，健忘多梦等症，本品有养心安神之功，常与合欢皮相须为用。用治阴虚阳亢彻夜不眠者，配伍龙齿、柏子仁、珍珠母等，如甲乙归藏汤。

4. 柏子仁

柏子仁为柏科植物侧柏的种仁。亦名柏实（《本经》）、柏子、柏仁（《本草经集注》）、侧柏子（《日华子本草》），味甘，性平。入心、肝、脾经。功能：养心安神、润肠通便。主治：惊悸、失眠、遗精、盗汗、便秘。内服：煎汤，3～9g；或入丸、散。外用：炒研取油涂。《本草求真》讲：养心血。柏子仁专入心，辛甘平润。专书俱言四脏皆补，究之止属心药耳。盖香虽能补脾，而实可以通窍而入心；润虽可以补肝而益肾，而实可以宁神而定智；甘虽足以和胃而固中，而实足以益血而神守。《得配本草》曰：辛，平、微凉。入手少阴、足厥阴经气分。安五脏，宁神志。去鬼交，定惊悸，利虚秘，治惊痫。得远志少许，升肾气交心。柏子仁配伍酸枣仁、当归：柏子仁、酸枣仁养心安神；当归补血养心。三者为伍，有补血养心、安神定志之功效，用于治疗心血不足之神志不宁、惊悸怔忡、失眠多梦等。

5. 莲子

莲子为睡莲科植物莲的成熟种子。功效是补脾止泻，益肾固精，养心安神，莲子的作用是治脾虚久泻，肾虚遗精，妇人崩漏带下，心神不宁。莲心还有很好的去心火的功效，治疗口舌生疮，助于睡眠。莲子有益心补肾、健脾止泻、固精安神的作用，中满痞胀及大便燥结者忌服莲子。

6. 茯神

茯神为多孔菌科植物茯苓的菌核，中间抱有松根。甘、淡，平，归心经。宁心安神，利水。主治惊悸怔忡，失眠健忘，惊痫眩晕，小便不利。含三萜类、多聚糖类，此外尚含胆碱、脂肪。水煎服，常用量 10～15g。

7.茯苓

茯苓为多孔菌科真菌茯苓的干燥菌核。性甘、淡，平。归心经、肺经、脾经、肾经。渗湿利水，健脾和胃，宁心安神。茯苓淡而能渗，甘而能补，能泻能补，两得其宜之药也。利水湿以治水肿小便不利，化痰饮以治咳嗽、痰湿入络之症，健脾胃而能止泻止带，宁心神治惊悸失眠。用于心神不安、心悸、失眠等症常与人参、远志、酸枣仁等配伍。《日华子本草》记载：茯苓补五劳七伤，安胎，暖腰膝，开心益智，止健忘。

8. 五味子

五味子为木兰科多年生木质藤本植物北五味子和南五味子的成熟果实。酸，温，归肺、肾、心经。敛肺滋肾，生津敛汗，涩精止泻，宁心安神。本品有宁心安神之功效。用治心肾阴血亏耗所致心悸、失眠、多梦等症，常配伍生地、麦冬、丹参、枣仁等，如天王补心丹。

9. 小麦

小麦别名麸麦、浮麦、浮小麦、空空麦、麦子软粒、麦。其味甘，性凉。用量用法：中药 30～60g，水煎服。中药小麦治心神不宁，失眠，妇女脏躁，烦躁不安，精神抑郁，悲伤欲哭。小麦能养心安神，除烦。食用未精制的小麦还能缓解更年期综合征。漂浮水面的干瘪小麦称浮小麦，止汗力更好。浮小麦能益气，除热，止汗。小麦适宜心血不足的失眠多梦、心悸不安、多呵欠、喜悲伤欲哭，古称妇人脏躁（癔症）者食用。小麦对妇人脏躁者，宜与大枣、甘草同食；对自汗盗汗者，小麦宜与大枣、黄芪同食。

四、养血安神药

1.龙眼肉

龙眼肉为无患子科常绿乔木植物龙眼树的成熟果肉。性甘温，归心、脾经，功效补益心脾，养血安神。用于心脾两虚，气血不足之失眠、健忘、心悸怔忡。《本经》：“主安志，厌食，久服强魂魄，聪明。”《药品化义》：“桂圆，大补阴血，凡上部失血之后，入归脾汤同莲肉、芡实以补脾阴，使脾旺统血归经；如神思劳倦，心经血少，以此助生地、麦冬补养心血；又筋骨过劳，肝脏空虚，以此佐熟地、当归滋补肝血。”《滇南本草》：“养血安神，长智敛汗。”

2. 阿胶

阿胶是驴皮煎煮浓缩后的固体动物胶。性甘、平，归肺、肝、心、肾经。功效补血滋阴、润燥、止血。主治：血虚萎黄、眩晕心悸、心烦不眠、肺燥咳嗽。用法用量：入汤剂，5～15g，烊化服；止血常用阿胶珠，可以同煎。用于热病伤阴，心烦失眠及阴虚风动。本品能滋补肝肾之阴，治烦热，失眠者常与黄连、黄芩、白芍等同用，如黄连阿胶汤。

3. 大枣

大枣为鼠李科落叶灌木或小乔木植物枣树的成熟果实，性甘、温，归脾、胃经。功效补中益气，养血安神，缓和药性。用于脾胃虚弱，中气不足诸证。本品甘润能养血安神，补阴润燥，治血虚萎黄常与熟地、阿胶等同用；用治心血不足，神失所养之失眠、多梦、惊悸健忘、食少者，可与龙眼肉、酸枣仁、茯苓、远志等配伍。

五、清心安神药

1. 黄连

黄连为毛茛科多年生草本植物黄连（味连、鸡爪连），三角叶黄连（雅连），云南黄连（云连）或峨嵋野连（凤尾连、岩黄连）的根茎。苦，寒。入心、肝、胃、大肠经。功效与作用：清热燥湿，泻火解毒。主治太阳病，少阴病，厥阴病，狐惑病，吐衄血病，呕吐下利病，蛔虫病，妇人产后病等。《金匮要略》：“心中烦，不得卧，口干咽燥，舌红少苔，脉沉细数。”证为阴虚火旺，心肾不交。治用黄连阿胶汤。方中重用黄连、黄芩泻心火，芍药、阿胶、鸡子黄滋肾阴。方中鸡子黄为血肉有情之品，擅长于养心滋心肾，需生用。全方泻心火，滋肾水，交通心肾。

2. 栀子

栀子为茜草科植物山栀的果实。味苦，性寒，归心、肝、肺、胃、三焦经。泻火除烦，清热利湿，凉血解毒。主热病心烦、肝火目赤、头痛、湿热黄疸、淋证、吐血、衄血等症。《药类法象》：“治心烦懊侬而不得眠，心神颠倒欲绝，血滞而小便不利。”《本草衍义》：“仲景治（伤寒）发汗吐下后，虚烦不得眠；若剧者，必反复颠倒，心中懊侬，栀子豉汤治之。”治伤寒发汗、吐、下后，虚烦不得眠，心中懊憹：栀子十四个（剖），香豉四合（绵裹）。上二味，以水四升，先煮栀子得二升半，纳豉，煮取一升半，去滓，分为二服。温进一服，得吐者止后服。（《伤寒论》栀子豉汤）。

3. 百合

百合质地肥厚，醇甜清香，甘美爽口。性平、味甘微苦，有养阴、润肺、止咳作用，对肺热干咳、痰中带血、肺弱气虚、肺结核咯血等症，都有良好的疗效。此外，百合还有清热、宁心、安神作用，可用于热病后余热未清、烦躁失眠，神志不宁以及更年期出现的神疲乏力、食欲不振，低热失眠、心烦口渴等症状。百合配紫苏：百合清心安神，为神经衰弱的滋补良品；紫苏疏肝解郁、宽胸下气，二者相合，清心安神，疏肝解郁。

六、益智安神药

1. 石菖蒲

石菖蒲为天南星科植物石菖蒲的根茎，功效是化湿开胃，开窍豁痰，醒神益智。治疗癫痫、痰厥、热病神昏、健忘、气闭耳聋、心胸烦闷、胃痛、腹痛、风湿痹痛、痈疽肿毒、跌打损伤等症。用法用量：3～9g。辛、苦、温，归心、胃经。石菖蒲治阴血亏虚，心肾失调者，见神志不安者、精神恍惚、惊悸怔忡、夜寐多梦、健忘盗汗、舌红少苔、脉细而数者。如柏子养心丸（《体仁汇编》：柏子仁 12g，枸杞子 9g，麦门冬 5g，当归 5g，石菖蒲 5g，茯神 5g，玄参 6g，熟地黄 6g，甘草 6g。蜜丸，每服四五十丸）。石菖蒲配伍远志：远志辛温，长于安神益智、祛痰解郁；石菖蒲辛温，功擅理气豁痰、开窍醒神。二者相伍，共奏豁痰开窍、益智安神之功效，用于治疗痰浊蒙蔽心窍之神志不清、惊痫癫狂以及神经衰弱、心悸、失眠、健忘等症。

2. 远志

远志为远志科植物细叶远志或卵叶远志的根。味苦、辛，性温，入心、肾经。“气温行血，而芳香清冽，又能通行气分。其专主心经者，心本血之总汇，辛温以通利之，宜其振作心阳，而益人智慧矣。”（《本草正义》）。安神益智、祛痰、解郁。主治惊悸、健忘、梦遗、失眠、咳嗽多痰、痈疽疮肿。内服：煎汤，3～9g；浸酒或入丸、散。远志配伍朱砂、茯苓、人参：远志宁心安神，朱砂镇惊安神，茯苓益脾和胃、宁心安神，人参益气安神。四者合用，有补益心脾、镇惊安神之效，用于治疗心脾两虚之惊悸多梦、心神不安等症。

七、和胃安神药

秫米

秫米为禾植物粟的干燥种子。味甘，微寒。入肺、大肠经。功效和胃安眠。临床用于胃气失和之夜寐不安。主要用于脾胃虚弱，或胃失安和引起的夜寐不安，即所谓“胃不和则卧不安”之症，常配半夏同用。

八、化痰安神药

1. 石菖蒲

石菖蒲功效化湿开胃，开窍豁痰，醒神益智。治疗癫痫、痰厥、热病神昏、健忘、气闭耳聋、心胸烦闷、胃痛、腹痛、风湿痹痛、痈疽肿毒、跌打损伤等症。用法用量：3～9g。辛、苦、温，归心、胃经。《重庆堂随笔》:“石菖蒲，舒心气，畅心神，怡心情，益心智，妙药也，清解药用之，赖以祛痰秽之浊而卫宫城；滋养药用之，借以宣心思之结而通神明。”若痰涎壅盛，肢冷神昏者，多与半夏、胆南星、枳实配伍，如《济生方》涤痰汤。对于湿浊蒙蔽，健忘嗜睡之症，可与人参、远志、茯神等配伍，如《千金方》开心散；若伴惊恐怵惕者加朱砂、龙齿，如《医学心悟》安神定志丸。

2. 远志

远志味苦、辛，性温，入心、肾经。祛痰开窍，宁心安神，消散痈肿。气温行血，而芳香清冽，又能通行气分。其专主心经者，心本血之总汇，辛温以通利之，宜其振作心阳，而益人智慧矣。”(《本草正义》)。《药品化义》:“远志，味辛重大雄，入心开窍，宣散之药。凡痰涎沃心，壅塞心窍，致心气实热，为昏愦神呆，语言謇涩，为睡卧不宁，为恍惚惊怖，为健忘，为梦魇，为小儿客忤，暂以此豁痰利窍，使心气开通，则神魄自宁也。”远志用于心神不宁、惊悸、失眠、健忘等症，本品既能开心气宁心安神，又能通肾气而强志不忘，用之心肾不交的惊悸健忘失眠多梦。治疗因惊恐而致失眠，夜寐不宁，梦中惊跳怵惕，以远志配伍人参、菖蒲、茯神、茯苓、龙齿等，如安神定志丸；远志用于失眠健忘，配伍人参、菖蒲、茯神、茯苓等，如不忘散。

3. 竹茹

竹茹为禾本科多年生常绿乔木或灌木植物青秆竹，大头典竹或淡竹的茎的中间层，即去掉绿层后所刮下的纤维，产于长江流域和南部各省，四季可采，以冬季采者为佳，鲜用生用或姜汁炒用，清热化痰宜生用，止呕宜姜汁炙用。性甘寒，归肺、胆、胃经，清热化痰，除烦止呕。用于烦躁失眠，本品能清胆开郁，除烦宁神。用治胆火内郁，犯肺扰心之胸闷，痰多失眠，惊悸怔忡等症可与半夏、陈皮、茯苓等同用，如温胆汤；若虚热内扰，产后虚烦，心中闷乱者，可与麦门冬、小麦、大枣等同用，如淡竹茹汤。

4. 天竺黄

天竺黄为禾本科植物青皮竹或华思劳竹等秆内分泌液干燥后的块状物，主产于云南，广东、广西等地。秋冬二季采收。生用，性甘寒，归心、肝经。清热化痰，清心定惊。本品长于清心定惊，豁痰开窍，用治热病神昏谵语可与朱砂、麝香、天南星等配伍，如抱龙丸。若痰涎壅盛，惊悸不安，夜不能眠者，可与南星、僵蚕、郁金等同用。

九、活血安神药

1. 丹参

丹参为唇形科草本植物丹参的根及根茎。苦，微寒。归心、心包、肝经。活血祛瘀，凉血清心，养血安神。用于心悸怔忡、失眠等症。丹参有养血安神的作用，用于心悸失眠，常与酸枣仁、柏子仁等药同用。兼能凉血用治热入营血之证，配伍生地、玄参、竹叶心等，如清营汤；用治惊悸失眠，配伍夜交藤、柏子仁、酸枣仁等药同用。

2. 延胡索

延胡索性温、味辛苦，可入肝经、胃经，具有活血行气、止痛安神的功效，适用于胸胁脘腹疼痛、痛经或外伤肿痛等疼痛症状的失眠患者服用。临床实践证实，该药有较好的催眠效果。用延胡索治疗失眠的方法是：取延胡索 1.5～3g，将其研成细末后服用，可在晚上临睡前一次服完。

第五节　失眠的临证思路

贾师出生于医学世家，在家庭的熏陶下从小就对中医有着特殊的感情，后又相继跟随李济春、吕景山、王世民等中医名家和中医大师学习，从医 40 余年，对自己严格要求，孜孜追寻医道，积累了丰富的临床经验，形成了自己独特的学术思想。

一、治学思想特点

（一）注重天人相应

天人相应论是中医学理论体系的重要组成部分，也是贯穿于整个中医学理论和实践的主导思想，是古代医家的世界观和方法论，它将天地人视为一个对立统一的有机整体。早在《黄帝内经》中就主张“天人合一”，其具体表现为“天人相应”学说。《黄帝内经》反复强调“人与天地相应，与四时相副，人参天地”。《灵枢·刺节真邪》中曰：“人与天地相参也。”《灵枢·岁露论》、《灵枢·经水》曰：“与天地如一”。《素问·脉要精微论》认为作为独立于人的精神意识之外的客观存在的“天”与作为具有精神意识主体的“人”有着统一的本原、属性、结构和规律。因此，《黄帝内经》的天人合一观是其天道观的体现。中医学的生理、病理、诊断、治疗、养生均离不开天人相应论的框架。贾师强调人体脏腑经络、气血津液、情志活动与四时气候、昼夜晨昏、月相圆缺、地理环境、饮食五味等均有密切联系，并随这些因素的变化而变化。人体各项生命活动与这些因素之间的相互关系主要通过阴阳相应、五行相通来实现。在医疗实践之初，人类与自然界就结下了不解之缘，《黄帝内经》将这种关系置于主导地位，伤寒学说、五运六气学说均是阐述气候环境变化与人体生理、病理活动之间的关系，并确立了相应的诊断与治疗。天人相应论贯穿于中医理法方药的各个方面，所以临证时要注重人群发病的季节性，天气特点和气候对病人症状改变的影响，生活环境对疾病的影响以及饮食偏好对疾病的影响。

（二）整体观

中医区别于西医的重要特点就是强调"整体观念"，它来源于中国古代哲学思想，是用宏观思辨的模式来进行医疗活动的。它是把"天、地、人"统一起来进行分析认识，是对人体生命现象以及相关事物的全面认知，是对人的生物性以及社会性的全面把握。它强调人的社会背景、人文环境、生存状态以及精神心理和人体生命质量的协调性和统一性，是从哲学的高度来研究人和人体的生理病理以及疾病的发展规律的。人的精神和身体是互相对立、互相依存、互相影响的密不可分的矛盾统一体。例如，强大的生活工作压力会影响到人的精神状态，而不良的情绪会导致肝气的郁滞，郁滞日久进而化火，部分患者或多或少都有一些焦虑或抑郁的心理状态存在，这也是中医"肝木克土"、"土壅木郁"病因病机理论在临床中的具体表现。贾师十分强调整体观念是贯穿于中医学的病因、病机、诊法、辨证和治疗等各个方面。重视和研究中医学整体观念的理论，有着重要的现实意义。人体是由若干脏腑、组织和器官所组成的。每个脏腑、组织或器官各有其独特的生理功能，人体各个组成部分之间，在结构上是不可分割的，在生理上相互联系、相互支持而又相互制约，在病理上也是相互影响，人体的这种统一性，是以五脏为中心，配以六腑，通过经络系统"内属于腑脏，外络于肢节"，把六腑、五体、五官、九窍、四肢百骸等全身组织器官联系成有机的整体，并通过精、气、血、津液的作用，完成机体统一的机能活动。贾师强调临证时，注重理法方药与患者整体情况的一致性，既要考虑自然环境、社会环境、患者心理状态对疾病的影响，还要考虑疾病的传变规律，处处不忘"治未病"思想，从整体的角度思辨疾病，治疗疾病。

现代医学对人体的解剖研究愈来愈细，能从细胞甚至分子水平揭示人体结构、发生发育以及疾病发生发展的规律，对医学的发展做出了重要贡献，但有其局限性。目前现代医学模式已经从"生物医学"模式向"生物—心理—社会"医学模式转变，西方医学发展到今天，其发展所追求的目标，正是中医的特色和优势。

（三）重四诊，贵辨证，分主次

中医学是在长期的医疗实践中逐步形成和发展起来的，中医学对疾病的诊断方法上最鲜明的特色莫过于"四诊"与"辨证"。公元前 5 世纪著名医家扁鹊就以"切脉、望色、听声、写形言病之所在"而擅长诊病。

望、闻、问、切四诊是中医学收集疾病信息的最基本方法，也是中医诊断疾病的主要途径。《医宗金鉴》中"望以目察，闻以耳占，问以言审，切以指参，明斯诊道，识病根源"是对四诊的高度概括。《难经 · 六十一难》说"望而知之谓之神，闻而知之谓之圣，问而知之谓之工，切而知之谓之巧。"则是对医者达到四诊不同境界的概括。从内容上来看，望诊是察看病人的神气、颜色、形体、动态、舌象以及排出物等，闻诊包括听声音、嗅气味，问诊是询问病人的自觉症状、与病情有关资料等，切诊是切脉和触按病人身体有关部位测知脉象变化及有关异常征象。四诊的目的直指病证的本质——"识病根源"。对四诊信息的加工、综合和分析过程就是辨证与辨病的过程。可以说四诊是针对疾病的外在表现"表象"特征的采集过程，而辨证与辨病则是在现象的基础上对疾病内在本质的分析和判断，是"透过现象看本质"的过程，二者相互依赖密不可分。

"证"是中医学对疾病本质做出的最主要的属性概括，是以阴阳、五行、气血、津液、脏腑、经络等中医理论为依据，对疾病属性进行分类归属。可以说临床辨证的过程就是中医学对疾病根本矛盾进行分析判断的过程，其结果将直接指导治则治法及处方用药。中医学对疾病的诊断和治疗主要都是以“证”为核心进行的，而辨证的依据就是四诊，辨证对四诊信息的依赖性是显而易见的。首先，辨证是对疾病病位、病性、病势的概括与综合，证的涵义具有不同的层次性，同一疾病可能在不同层面归结出多角度的证候，因此中医学辨证体系是一个极为复杂的、同时又具有一定灵活性的多层次分类模式。其次，辨证要求针对疾病当前阶段性矛盾变化进行动态观察和判断。辨证过程要求密切注意观察疾病各个阶段的临床变化，分析病人正邪消长的虚实变化的动态，体内气血津液、寒热、阴阳等变化消长的动态，脏腑之间的生克乘侮亢害承制的变化动态，疾病本身的传变进退动态等。

贾师强调四诊收集的资料是疾病所反映的最零散但很重要的症状和体征，辨证是对零散的症状和体征进行分层次、分主次的分析和归纳，临床辨证与辨病紧密结合，对主要症状逐步渐进地展开，最终得出疾病判断。贾师指出四诊采集时常采用“趋势问诊”；“怕冷，怕热”；“容易不容易上火”；“胃脘怕不怕冷，饮凉会怎样”；“热（凉）点”；“症状怎样，是否会舒服点”；“一天当中何时严重或减轻”；最终了解体质，了解疾病祛除的出路，了解疾病发展的趋势，尽可能深入全面地总结出病、证本质，因此理法方药的针对性更强。

（四）以纲带目的临床和教学

方证相应是学中医的一把钥匙，是学中医的一个好方法。但贾师在临床诊病和教学中更加强调抓病机，认为病机是疾病的根本，只有抓住病机，在此基础上进行方证相应，才是学习中医的一条捷径。

方证对应讲究有主证用主方，有兼证予加减。在中医学辨证论治理论指导下，方剂学讲究“方从法出”、“法随证立”、“方以药成”。方剂的产生必有证的前提，而病机是证产生的原因和主要矛盾所在，是证与方之间的桥梁，着重分析证的病机才能洞悉证中阴阳、正邪的状态与趋势，处方时才可做到有的放矢。只讲证而不分析机理，只知其然而不知其所以然，不利于建立证与方的必然联系。就中医临床实践而言，中医诊病的全过程是：首先通过望闻问切四诊获得疾病的症状、体征，分析、综合、归纳出疾病的病机所在，确定“证”而后再确定治法，针对主证之病机选用相应的药物，根据配伍原则组成方剂。也就是症—证（机）—法—药—方。临证时应该以临床症状为切入点，并从所有症状群中抓住病机关键，确定证候（理），而后依据主治证的病机制定解决矛盾的治疗方法（法），再根据方证对应的方法选用相应的方药，同时根据每味药在本病中的主次、协同、制约、引导等作用确定君臣佐使。总之要建立理法方药融会贯通的思维模式。《神农本草经》曰：“欲查病，先察其源，先候病机”。《医医病书》亦言：“诊病者，全在确识病机之寒热、虚实、润燥，再能精考药性，有是病，即用是药”。

西方医学的发展促使传统医学发展加快了步伐，在衷中参西的前提下，把西方医学对疾病认识的最新成果纳入到传统的诊疗过程中，使得现代中医们对于“证”概念、内涵、外沿有了重新审视，在病证结合理论基础上向前发展。

病证结合、方证对应是传统医学诊疗疾病的重要方法。辨病论治与辨证论治，一经一纬，在不同层面共同构成了医生对于疾病的认识，从而指导临床用药。方证对应是临床施治的前提。贾师指出，现代西医学飞速发展，对疾病的认识要进一步深入，在临床中应辨病与辨证相结合，并且方证对应，更能有效地提高临床疾病的诊疗效果，也更能在教学中有效地指导学生进入临床。

二、临证学术思想

（一）强调重视气机调畅

天地万物即是一气所生，源自一气也，而又天地万物无非是气，是曰“气一元论”。气是物质的，运动的，是构成世界的物质本原。所谓“太极生两仪，两仪生四象，四象生八卦”，太极即是天地未开、混沌未分的状态。《内经》中就指出宇宙万物气的发生、生长和变化，无不由气的敷布和化散造成。《黄帝内经》认为气分阴阳，积阳为天，积阴为地，天地合气，气交之中，人之居之。气在空间的运动；天地者万物之上下，天气下降，地气上升，高下相召，升降相因，而变化矣。气随时间的更迭；天有四时六气，以生长化收藏。故万物随气的运动变化而沉浮于生长之门。

气是物质的，不停运动的，气在人体的这种运动就是气化。气化即气机，指气的升降出入。气化实质上是精、气、血、津液各自的新陈代谢及相互转化，是物质和能量代谢的过程。气化是生命活动的根本，没有气化，意味着生命终结，“故非出入无以生长壮老已，非升降无以生长化收藏，故升降出入，无器不有”。人体处于健康状态时，气化平衡和合；而人体出现疾病时，气机失调，此时气化的这种状态我们称之为“气郁”，它不同于气滞，是与正常的气化相对，是气的不正常升降出入。疾病即是局部的气化（升降出入）失调，它表现为多种形式。在某些局部发生阻滞不通时，称作气滞；气的上升太过或下降不及时，称作气逆；气的上升不及或下降太过时，称作气陷；气不能内守而外逸时，称作气脱；气不能外达而积聚时，称作气结。气虚也是气机失调，是作为状态时的不足，而这种不足势必会引起气化的不足。比如气虚，推动无力，可出现血瘀气滞；气虚无力上升，可表现为气陷，即补中益气汤证；脾胃气虚的呃逆，则是气虚出现的气逆；而气虚不固，津液、血液外泄，气随之而脱。所以说，气虚亦是气机失调。

贾师在治疗调理失眠时，多主张从肝论治失眠。现今人们生活节奏加快，工作压力大，临床失眠多由情志不畅导致或伴随情志不畅的因素。肝的主要生理功能是主疏泄，心情舒畅，则肝主疏泄功能正常，气机调畅，气血和调。情志压抑则肝失疏泄，肝气郁结，气机不畅。《素问·至真要大论》曰：“木郁达之”。肝主疏泄的内涵实质在于保持全身气机的流畅，调节人体精、气、神、血、水的正常运转，肝的疏泄功能是人体脏腑功能活动的基本形式的概括。《读医随笔》曰：“医者善于调肝，乃善治百病，《内经》曰升降出入，又曰疏其气而使之调。故东垣之讲脾胃，河间之讲玄府，丹溪之讲开郁，天士之讲通络，未有逾疏肝之义者也。”可知肝失疏泄致百病，善调肝者治百病。贾师临证时注重从肝论治失眠。临床如：①见入睡前烦躁难眠，或胸闷或两胁胀痛，晨起口干口苦，舌淡脉弦，属肝气郁滞，当疏肝理气，佐以清肝，用柴胡疏肝散加味。②见入睡困难，烦躁易怒，口干口苦，疲乏无力，舌红脉弦，属肝郁化火，当疏肝解郁，养血健脾，清热凉血，用丹栀逍遥散加减。③入睡困难，或勉强睡着却多梦，急躁易怒，面红汗多，头晕脑涨，口干口苦，大便干而小便黄，其舌红苔黄脉弦数，属肝火上炎，当清肝泻火，用龙胆泻肝汤加减。

气为血之帅，气能行血、摄血、生血。肝之疏泄如常，气机调畅，肝血得藏，故能调全身血液。肝为刚脏，体阴而用阳，肝藏血，肝以血为体，以气为用，以血自养，血足则柔，血虚则强。肝藏血，血舍魂。《素问•六节藏象论》曰：“肝者，罢极之本，魂之居也，其华在爪，其充在筋，以生血气”。《景岳全书•不寐》：“盖寐本乎阴，神其主也，神安则寐，神不安则不寐”。《血证论•卧寐》中说：“肝之清阳，即魂气也，故又主藏魂，血不养肝，火扰其魂，则梦遗不寐。”说明肝气平和，则肝魂安定，血虚肝旺，则魂不守舍而致不寐。贾师临床辨病辨证时强调学会用气机的理论思想去认识疾病、理解疾病，学会如何调理气机，指出气机的调治不仅仅包括疏肝，还有更广泛的含义就是要注重柔肝、抑肝，临证时多在疏肝的方药中加用当归、白芍、枸杞子、柏子仁、酸枣仁、炙甘草、生麦芽、山茱萸、乌梅、生地黄、首乌、五味子、女贞子、旱莲草、桑椹子等药物进行柔肝、缓肝、养肝。肝为刚脏，赖血以养，血属阴，所以加用这些养血及滋养肝肾之品，使肝血得养，肝体得柔，肝气自疏，或加用钩藤、石决明、夏枯草等进行抑肝。

（二）注重脾胃

脾胃为"后天之本"，胃为"五脏六腑之海"，脾胃将水谷精微输布于心、肺、肝，化生气血以营养全身。"胃气"为人之根本，"有胃气则生"，明代周慎斋《慎斋遗书》曰："诸病不愈，必寻到脾胃之中……脾胃一伤，四脏皆无生气……万物从土而生，亦从土而归。"由此可见，"保胃气"为中医治疗中的重要原则。

"胃不和则卧不安"出自《素问·逆调论》，《素问·逆调论》："不得卧而息有音者，是阳明之逆也。足三阳者下行，今逆而上行，故息有音也。阳明者，胃脉也，胃者，六腑之海，其气亦下行，阳明逆不得从其道，故不得卧也。……胃不和则卧不安，此之谓也。"

后世医家在继承经旨的基础上，结合自己的医疗实践，丰富和发展了"胃不和则卧不安"的内涵和临床指导意义，指出"胃不和则卧不安"可用来指导失眠症的治疗。首见于明代李中梓的《医宗必读》："不寐之故大约有五：……一曰胃不和，橘红、甘草、石斛、茯苓、半夏、神曲、山楂之类。"同代的张景岳在《景岳全书》中将其列入不寐症，自明代以来，此说渐盛。张璐在《张氏医通》中说："脉滑数有力不眠者，中有宿滞痰火，此为胃不和则卧不安也。"林佩琴在《类证治裁》中说："盖胃气主降，若痰火阻痹则烦扰不寐也。"程国彭在《医学心悟·不得卧》中也说："有胃不和则卧不安者，胃中胀闷疼痛，此食积也。"沈金鳌在《杂病源流犀烛》中对"胃不和"引起不寐的道理从胃对阴阳升降的影响做了简单的阐释："有由胃不和者，胃之气本下行，而寐亦从阴而主下，今胃气上逆，则壅肺而不得从其阴降之道，故亦不寐。"程文囿在《医述》中从胃对肝藏血的传送作用立论，认为神明主于心，藏于肝，卧则血归于肝，神随之藏则寐，"然所以归肝者，皆胃之传送，故胃不和则卧不安"。清末名医张青在其所撰写《医案》中提出中枢论："胃为中枢，升降阴阳，于此交通，心火府宅坎中，肾水上注离内，此坎离之即济也。水火不济，不能成寐，人尽知之。"

脾胃居于中焦，是人体气机升降的枢纽，枢机不利，脾胃升降失调，气机不畅，气化受阻，致使肺不肃降，中土不运，肝不疏泄，肝血不藏，心肾不交都可导致卧不安，所以贾师临床常用调治脾胃的方法治疗失眠之症。如：①见入睡艰难，辗转反侧，每夜仅睡 2 小时许，头痛昏沉，记忆力减退，脘腹饱胀，纳呆，呕恶，大便黏滞，溲黄，舌红苔黄腻，脉弦滑而数，属中焦湿热、痰浊内扰，常用黄连温胆汤以清热祛痰、化浊和胃；②见失眠，或仅黎明前入睡 2～3 小时，头晕烦躁，不思饮食，食则欲呕，嗳腐吞酸，口气秽热，大便黏滞，日 2～3 行，但所下不多，秽臭难闻，舌红，苔黄厚腻，脉滑数，属食滞蕴热，胃气不和，常用木香槟榔丸或保和丸以消食破积，导滞和胃；③见夜难入寐，辗转反侧，目光呆滞，少言寡语，喜太息，宿大便不畅，腹胀，口气重，舌红，苔黄腻，脉滑数有力，属腑实肠壅，热结胃腑，常用大承气汤加味开壅导滞，宣上荡下。④见失眠多梦，腹部绵痛或胀痛，喜温按，肢凉喜暖，神疲乏力，头晕胀痛、健忘，情绪差，舌淡、苔白，脉沉弦，属脾虚肝郁、胃气不和。治以香砂六君子汤加减健脾疏肝，理气和胃。贾师认为虽同属"胃不和"引起"卧不安"而导致的失眠，分别以清热祛痰、消食导滞、通腑开壅、健脾疏肝等法使胃气调和，气机条畅，心神得养。并且强调临床所见由胃不和导致的失眠，要认真辨证虚实，恰当、灵活地运用以上诸法，使胃气调和、升降有序，“卧不安”则可立愈。

（三）注重通降腑气

《素问·灵兰秘典论》记载：“大肠者，传导之官，变化出焉。”大肠的主要功能，就是将从小肠消化吸收后传送下来的化物吸收其中剩余的水分和养料，变化为粪便，其运动形式以不断向下降泻为主，然后由魄门排出体外。《素问·五脏别论》云：“魄门亦为五脏使，水谷不得久藏”，揭示了魄门的生理与五脏之间的密切关系。魄门的启闭、大便的排泄，不仅是胃肠功能的反映，也是全身状况的表现。魄门的启闭要依赖于心神的主宰、肝气的条达、脾胃的转输、肾的开阖，方能不失其度。魄门不仅主司通便，更是直接调控全身脏腑气机的要冲。《素问·五脏别论》云：“五脏者，藏精气而不泄”；“满而不能实”；“六腑者，传化物而不藏”；“实而不能满”。五脏以升降为主，六腑以出入为用。阴阳表里之间，内外环境之间，必然有出有入，方能“阴平阳秘，精神乃治。”周学海云：“升降者，里气与里气相回旋之道也；出入者，里气与外气相交接之道也。”

贾师强调气机是气在人体中的运动，气机以通畅为贵，脏腑气化活动，必赖气机升降不已，恒动不息，气机流通，是升降不息的保证。六腑的气机运动是降中寓升。通腑气即通利二便以降胃、大小肠、膀胱之气，这里主要讲的是通大便，通便排毒。大肠为腑，以通为和，以降为顺，腑气得降则脏气得升，肺主一身之气，大肠与肺相表里，主肃降，因此通腑气即是通降肺气以调节气的降与入。临床中见很多头晕的患者，治疗时通泻大便即可缓解头晕症状，便是气机调畅，浊气得以降，清气得以升的结果。因此贾师在遣方组药时惯用枳实、炒莱菔子作为药对行气导滞，通腑气以降浊气，气机通畅则眠安。

第六节　经方论治失眠

中医学术虽然代有发展、流派纷呈，医学著作汗牛充栋，然而追溯这些学说、流派、著作的渊源，总也离不开以《黄帝内经》、《伤寒论》、《金匮要略》为代表的中医经典著作。《黄帝内经》为中医理论之根源；而张仲景的《伤寒论》、《金匮要略》为辨证论治之典范。由于所载方剂具有药味精练、配伍严谨、主治明确的特点，被后世誉为“群方之祖”。尤其书中治疗失眠的经方颇多，效果确切，贾老师每每用于失眠临床治疗，现总结浅述。

失眠在《黄帝内经》称为“不得卧”、“目不瞑”、“卧不安”、“不眠”等。《灵枢·大惑论》曰：“卫气不得入于阴，常留于阳。留于阳则阳气满，阳气满则阳跷盛，不得入于阴则阴气虚，故目不瞑矣。”失眠中医学认为机制总属“阳不入阴，阴不敛阳”。中医学认为正常睡眠基于卫气的正常运转，阴阳交泰是保证正常睡眠的基础。在《灵枢·口问》中详细阐述了睡眠的基础：“卫气昼日行于阳，夜半则行于阴，阴者主夜，夜主卧……阳气尽，阴气盛则目瞑，阴气尽而阳气盛则寤矣。”从《灵枢·邪客》：“卫气者，出其悍气之慓疾，而先行于四末分肉皮肤之间，而不休者也，昼日行于阳，夜行于阴，常从足少阴之分间，行于五脏六腑。”

今厥气客于五脏六腑，则卫气独卫其外。行于阳不得入于阴，行于阳则阳气盛，阳气盛则阳跷陷，不得入于阴，阴虚，故目不瞑。如何治疗？《黄帝内经》中谈到治法时说：“补其不足，泻其有余，调其虚实，以通其道，而去其邪……”也就是说治疗失眠大法是调和脏腑阴阳气血营卫，疏通经络其道，卫气出入有常，其卧立至。《黄帝内经》中谈到半夏秫米汤。

半夏秫米汤出自《灵枢·邪客第七十一》，由半夏、秫米二药组成，秫米甘凉益胃，养营阴而利大肠，《本草纲目》解释："秫，治阳盛阴虚，夜不得眠，半夏汤中用之，取其益阴气而利大肠也，大肠利则阳不盛矣。"半夏秉夏日之气生，能导引盛阳之气以交于阴分，阴阳相合，营卫运行正常而失眠之证愈。《温病条辨》卷三下焦篇第三十一记载："半夏逐痰饮和胃，秫米秉燥金之气而成，故能补阳明燥气之不及，而渗其饮，饮退则胃和，寐可立至"。

一、《金匮要略》中治疗失眠经方

1. 酸枣仁汤

《金匮要略·血痹虚劳病脉证并治》："虚劳虚烦不得眠，酸枣仁汤主之。"

组成：酸枣仁（炒）二升、知母二两、茯苓二两、川芎二两、甘草一两。

功效：养血清热、除烦安神。

主治：肝血不足，虚热内扰证。虚烦失眠，心悸不安，怔忡恍惚，头目眩晕，咽干口燥，舌红，脉弦细。

方解：肝藏魂，内寄相火，肝血虚则魂不安，虚火扰心则神不宁，故出现虚烦不得眠、心悸；虚阳上扰，故头目眩晕；虚热迫津外泄，故夜间盗汗；咽干口燥，脉细弦或数，为阴虚内热之象。因病机由肝血不足，阴虚内热而致。治宜养血以安神、清热以除烦。方中重用酸枣仁为君，养血补肝、宁心安神；臣以茯苓宁心安神，知母滋阴润燥、清热除烦；佐以川芎调肝血而疏肝气，与大量酸枣仁相伍，辛散与酸收并用，具有养血调肝之妙；甘草和中缓急，调和诸药为佐使。诸药相伍，标本兼治，养中兼清，补中有行，共奏养血安神、清热除烦之效。

2. 甘麦大枣汤

《金匮要略·妇人病脉证并治》云："妇人脏躁，善悲伤欲哭，如神灵所作，数欠伸，甘麦大枣汤主之。"

组成：甘草三两、小麦一升、大枣十枚。

功效：养心安神、和中缓急。

主治：心阴受损、肝气失和之脏躁，症见精神恍惚，常悲伤欲哭，不能自主，心中烦乱，睡眠不安，甚则言行失常，呵欠频作，舌淡红，苔少，脉细微数。

方解：徐彬《金匮要略论注》："小麦能和肝阴之客热，而养心液，且有消烦利溲止汗之功，故以为君。"甘草泻心火而和胃，故以为臣。大枣调胃，而利其上壅之燥，故以为佐。

3. 桂枝龙骨牡蛎汤

《金匮要略·血痹虚劳病脉证并治》："夫失精家，少腹弦急，阴头寒，目眩，发落，脉极虚、芤、迟，为清谷亡血失精。脉得诸芤微紧，男子失精，女子梦交，桂枝龙骨牡蛎汤主之。"

组成：桂枝三两、芍药三两、生姜三两、甘草二两、大枣十二枚、龙骨三两、牡蛎三两。

功效：调阴阳、和营卫。

主治：男子失精，女子梦交，自汗盗汗，遗尿；少腹弦急，阴头寒，目眩，发落，脉极虚芤迟；心悸多梦，不耐寒热，舌淡，苔薄，脉来无力者。

方解：桂枝温阳气、助气化、通营血；芍药味酸性寒，调营和血、养肝敛阴；桂芍合用，温阳和阴；生姜、大枣助桂芍以和营卫、调气血；甘草调药和中，助芍药化阴养营。桂枝汤外可解肌调和营卫，内则补虚调和阴阳，加龙骨、牡蛎重镇固涩、潜纳浮越之阳气，潜阳入阴，则阴阳相济。《素问·生气通天论》云："凡阴阳之要，阳秘乃固。"阴充于内，阳守于外，以保持"阴平阳秘"之状态。

4. 百合地黄汤

《金匮要略·百合狐惑阴阳毒病脉证治第三》论曰："百合病者，百脉一宗，悉致其病也。意欲食复不能食，常默默，欲卧不能卧，欲行不能行，欲饮食，或有美时，或有不用闻食臭时，如寒无寒，如热无热，口苦，小便赤，诸药不能治，得药则剧吐利，如有神灵者，身形如和，其脉微数。"

组成：百合六两、地黄六两。

功效：润肺滋肾，清热凉血。

主治：百合病，神志恍惚，头晕目眩，心悸失眠，坐卧不宁，如寒无寒，如热无热，欲食不食，欲眠不眠，若有所思，行动异常，口苦而干，小便短赤，舌红少苔，脉细数。

5. 麦门冬汤

《金匮要略·肺痿肺痈咳嗽上气病脉证治第七》："火逆上气，咽喉不利，止逆下气者，麦门冬汤主之。"

组成：麦门冬七升，半夏一升，人参三两，甘草二两，粳米三合，大枣十二枚。

功效：滋养肺胃，降逆下气。

主治：①肺阴不足证，咳逆上气，咳痰不爽，或咳吐涎沫，口干咽燥，手足心热，舌红少苔，脉虚数。②胃阴不足证，气逆呕吐，口渴咽干，舌红少苔，脉虚数。

方解：本方主治之肺阴不足证是因肺胃阴津耗损，虚火上炎所引起。津伤则阴虚，阴虚则火旺，火旺必上炎，以致肺气上逆，于是发生咳逆上气；更因肺胃阴伤气逆，灼津为痰，复加之肺不布津，津聚为痰，所以咳吐涎沫，且咳吐涎沫愈甚，则肺津损伤愈重，日久不止。前人认为诸因导致肺叶萎缩，发为肺痿。然咳逆之因甚多，何以断为肺阴不足?盖因伴咳痰不爽、口干咽燥、手足心热、舌红少苔和脉虚数之诸阴虚燥热症。

二、《伤寒论》中治疗失眠经方

1. 黄连阿胶汤

《伤寒论·少阴病脉证并治第十一》："少阴病，得之二三日以上，心中烦，不得眠，黄连阿胶汤主之。"

组成：黄连三两、黄芩二两、芍药二两、阿胶三两、鸡子黄两枚。

方解：方中黄连、黄芩清心火、除烦热；芍药、阿胶滋肝肾之阴血、填精固肾；鸡子黄养血润燥；阿胶、鸡子黄二味系血肉有情之品，入心、肾，正如《本草备药》所云"鸡子黄入心经，镇心安神，益气补血，散热定惊"；"阿胶甘平色黑入肾，养肝滋阴，活血补阴，清火润燥"。从而实现滋阴泻火、交通心肾之目的。水火既济，心肾交泰，烦除而卧安。

2. 栀子豉汤

《伤寒论·辨太阳病脉证并治第六》："发汗吐下后，虚烦不得眠。若剧者，必反复颠倒，心中懊侬。栀子豉汤主之。”

本条乃实邪虽去而余热扰于胸中所致的失眠。虚烦之“虚”是对有形之邪而言，并不是虚证的虚。病轻者，虚烦不得眠；“重者，必反复颠倒，心中懊侬”。邪热留于胸膈，心神不宁而烦；重者不寐。栀子豉汤具有清宣郁热的作用，主治伤寒病因误治后热扰胸膈所致的“虚烦”，又称为“火郁虚烦证”，或“火郁胸膈证”。朱丹溪认为栀子可清火郁，豆豉可疏散污浊之气。栀子与豆豉同用，邪热得除，浊气得去，其症证自愈。

3. 栀子厚朴汤

《伤寒论》原文 79 条：伤寒下后，心烦腹满，卧起不安者，栀子厚朴汤主之。

组成：栀子十四个、厚朴四两、枳实四枚。

伤寒下法后，邪热内邪扰胸而烦，邪气攻下，气机不畅故腹满，满则不能坐，烦则不能卧，故用栀子清热除烦，用枳实厚朴行气宽中除满，热消满除，胸胃调和，气机得通，则神宁腹平。

4. 栀子干姜汤

《伤寒论》原文 80 条：伤寒，医以丸药大下之，身热不去，微烦者，栀子干姜汤主之。

组成：栀子十四个、干姜二两。

此方因寒邪在表用丸药下后伤阳用，故用倍干姜温阳以散寒邪，而散表热，用栀子除烦，二味成方而求于本矣。

5. 干姜附子汤

《伤寒论》原文 61 条：伤寒下之后，复发汗，昼日烦躁不得眠，夜而安静，不呕，不渴，无表证，脉沉微，身无大热者，干姜附子汤主之。

组成：干姜一两、附子一枚。

下之后加复汗，表里阳气皆虚，阳主于昼，阳欲复，虚不胜邪，邪正交争，故白昼烦躁不眠。夜为阴，阳虚不能与之争故而静，不渴不呕无里热，无大热说明无表证，今烦躁不眠，夜静脉沉微知阳气大虚，用辛温附子干姜同用，温里复阳，以退阴翳。

6. 茯苓四逆汤

《伤寒论》原文 69 条：发汗，若下之，病仍不解，烦躁等茯苓四逆汤主之。

组成：茯苓四两、人参一两、附子一枚、甘草二两、干姜一两半。

发汗又下，阳虚阴亏，而烦躁，柯韵伯云：未经汗下而烦躁为阳盛躁，汗下后烦躁为阳虚，汗多为亡阳，下后又亡阴，故用姜附以回阳，参苓以滋阴，则烦躁止外热除，此也为阴阳双补。

7. 炙甘草汤

炙甘草汤出自《伤寒论·辨太阳病脉证并治》：“伤寒，脉结代，心动悸，炙甘草汤主之”。

组成：炙甘草、生姜、人参、生地黄、桂枝、阿胶、麦冬、麻仁、大枣。

主治：重病后阴血不足，血不养心，虚羸少气，心悸失眠，虚烦不寐，大便干结，舌淡，少苔，脉细或结代。方中重用炙甘草甘温益脾，补子而实母，以养心复脉；生地黄、麦冬益阴养心以利脉；佐以人参益气生阳，阳中求阴；桂枝助心阳而通脉。诸药相合，具有养心气、益心血、滋心阴、通心脉之功，主治心悸伴失眠或脉结代之失眠有较好疗效。

8. 猪苓汤

《伤寒论·辨少阴病脉证并治第十一》："少阴病，下利六七日，咳而呕渴，心烦不得眠者，猪苓汤主之。"少阴病下利，多属虚寒，而本条下利与心烦不得眠、咳而呕渴并见，知非虚寒证，而是阴虚有热，水与热结而停蓄于内之证。水邪下渗大肠则下利；上逆犯肺则咳；横逆犯胃，胃失和降则呕；水热互结，气化不行，津不上承则渴欲饮水；阴虚内热，扰乱心神，则心烦不得眠。阴虚水热互结，热扰于心，故失眠，伴见心烦；此外，由于水热结于下焦，故尚见口渴，小便不利，舌红，苔少，脉数。猪苓汤方中以猪苓、茯苓渗湿利水为君；滑石、泽泻通利小便、泄热于下为臣，君臣相配，既能分消水气，又可疏泄热邪，使水热不致互结。更以阿胶滋阴为佐，滋养内亏之阴液。诸药合用，利水而不伤阴，滋阴而不恋邪，使水气去，邪热清，阴液复而故心神得安，睡眠踏实。

9. 柴胡加龙骨牡蛎汤

《伤寒论》107 条：伤寒八九日，下之，胸满烦惊，小便不利，谵语，一身尽重，不可转侧者，柴胡加龙骨牡蛎汤主之。

组成：柴胡（四两），龙骨、黄芩、生姜（切）、铅丹、人参、桂枝（去皮）、茯苓（各一两半），半夏（洗，二合半），大黄（二两），牡蛎（熬，一两半），大枣（擘，六枚）。

功用：和解清热，镇惊安神。

主治：伤寒往来寒热，胸胁苦满，烦躁惊狂不安，时有谵语，身重难以转侧。

方解：柴胡、桂枝、黄芩和里解外，以治寒热往来、身重；龙骨、牡蛎、铅丹重镇安神，以治烦躁惊狂；半夏、生姜和胃降逆；大黄泻里热，和胃气；茯苓安心神，利小便；人参、大枣益气养营，扶正祛邪。共成和解清热，镇惊安神之功。

10. 小柴胡汤

《伤寒论》96 条："伤寒五六日中风，往来寒热，胸胁苦满，嘿嘿不欲饮食，心烦喜呕，或胸中烦而不呕，或渴，或腹中痛，或胁下痞硬，或心下悸，或不渴，身有微热，或咳者，小柴胡汤主之。"

组成：柴胡（半斤）、黄芩（三两）、人参（三两）、半夏（洗，半升）、甘草（炙）、生姜（切，各三两）、大枣（擘，十二枚）。

方解：根据仲景之义，"有柴胡证，但见一证便是，不必悉具。"而小柴胡临床以和解少阳、益气解表、调理肝脾，清化湿热为主。少阳为相火，主疏泄，是水火气机之通道，气化之场所。今邪在少阳三焦，胆火内郁，胆失疏泄，三焦不利除见口苦、咽干、目眩，胸胁苦满心下痞之外，还可见许多或然症。邪扰于心，神不安宁，用此治之，邪去气畅，神守安宁。

11. 桂枝甘草龙骨牡蛎汤

《伤寒论》原文：火逆下之、因烧针烦躁者，桂枝甘草龙骨牡蛎汤主之。

组成：桂枝一两（去皮）、甘草二两（炙）、牡蛎二两（熬）、龙骨二两。

方解：此方仅四味药，桂枝辛甘温通心阳，合甘草辛甘化阳，龙骨牡蛎以潜镇安烦乱之神。

《注解伤寒论》：辛甘发散，桂枝、甘草之辛甘也，以发散经中火邪；涩可去脱，龙骨、牡蛎之涩，以收敛浮越之正气。《伤寒贯珠集》：桂枝、甘草，以复心阳之气；牡蛎、龙骨，以安烦乱之神。《古方选注》：桂枝、甘草、龙骨、牡蛎，其义取重于龙、牡之固涩。仍标之曰桂、甘者，盖纯阴属，不佐阳药不灵，故龙骨、牡蛎之纯阴，必须借桂枝、甘草之清阳，然后能飞引入经，收敛浮越之火、镇固亡阳之机。

12. 桂枝去芍加蜀漆龙骨牡蛎救逆汤

《伤寒论》原文 112 条：伤寒脉浮，医以火迫劫之，亡阳，必惊狂，卧起不安者，桂枝去蜀漆龙骨牡蛎救逆汤主之。

组成：桂枝三两、炙甘草二两、生姜三两、大枣十二枚、牡蛎五两、蜀漆三两、龙骨四两。

方解：伤寒病医者用火疗强迫发汗，心阳损伤神不守舍而惊狂，甚者整夜不眠。用桂枝汤解未尽表邪，芍药性阴柔，非亡阳所宜，火邪错逆，蜀漆气寒味苦，寒能胜热，苦能降逆。

13. 小建中汤

《伤寒论》原文 102 条：伤寒二三日，心中悸而烦者，小建中汤主之。

组成：桂枝三两、甘草二两、大枣十二枚、芍药六两、生姜三两、胶饴一升。

方解：伤寒二三日，邪当传里之时，今则别无他证，但心中悸，烦。此外邪已微不传，里气已虚，阳气内虚心悸，阴气虚心烦，故以桂姜甘养阳，芍枣甘养阴，加用大量胶饴甘缓和中养阴，此方主要用于平素气血不足引起的失眠，正如《黄帝内经》云："阴阳俱不足，补阳则阴竭，泻阴则阳脱，如是者可将以甘药。"

14. 大柴胡汤

《伤寒论》原文 103 条：太阳病，过经十余日，反二三下之，后四五日柴胡证仍在者，先与小柴胡，呕不止，心下急，郁郁微烦者，为未解也，与大柴胡汤，下之则愈。

组成：柴胡半斤、黄芩三两、芍药三两、半夏半斤、生姜五两、枳实四枚、大黄二两、大枣十二枚。

方解：本证多由病邪已入阳明，化热成实所致，治疗以和解少阳，内泻热结为主。往来寒热、胸胁苦满，表明病变部位仍未离少阳；呕不止与郁郁微烦，则较小柴胡汤证之心烦喜呕为重，再与心下痞硬或满痛、便秘或下利、舌苔黄、脉弦数有力等合参，说明病邪已进入阳明，有化热成实的热结之象。方中重用柴胡为君药，配臣药黄芩和解清热，以除少阳之邪；轻用大黄配枳实以内泻阳明热结，行气消痞，亦为臣药。芍药柔肝缓急止痛，与大黄相配可治腹中实痛，与枳实相伍可以理气和血，以除心下满痛；半夏和胃降逆，配伍大量生姜，以治呕逆不止，共为佐药。大枣与生姜相配，能和营卫而行津液，并调和脾胃，功兼佐使。诸药合用，枢机疏利，气血调和，经腑同治，诸症自除，神安守舍。

15. 竹叶石膏汤

《伤寒论》原文 396 条：伤寒解后，虚羸少气，气逆欲吐，竹叶石膏汤主之。

组成：竹叶二把、石膏一斤、半夏半升、麦冬一升、人参二两、甘草二两、粳米半升。

主治：伤寒，温病余热未清，气津两伤。主症身热多汗，心胸烦闷，气逆欲呕，口干喜饮，舌红苔少，脉虚数。

方解：原文解释为伤寒过后余热未清兼气津两伤证，没有不眠之意，余热内留扰动心神，故心烦神不宁，气津两伤神失所养，此方竹叶石膏清热除烦止渴，人参、麦冬、甘草益气阴，半夏降逆止呕，粳米养胃顾护中焦。诸药后用热清烦除，气阴充，阴阳复，诸症自愈，正如《医宗金鉴》说："以大寒之剂，易为清补之方"。

16. 半夏泻心汤

《伤寒论・辨太阳病脉证并治》："但满而不痛者，此为痞，柴胡不中与之，宜半夏泻心汤。"

组成：半夏半升、黄芩三两、干姜三两、人参三两、黄连一两、大枣十二枚、甘草三两。

方解：此方所治之痞，原系柴胡汤证误下，损伤中阳，邪热内陷致寒热交错成痞，脾气当升则降见下利肠鸣，胃气当降则升见呕吐，方中辛温半夏为君散结除痞，降逆止呕，干姜辛热温中，芩连苦寒泄热，四药寒热平调，辛开苦降，又以参枣草补虚调中。诸药合用，寒去热清，气机调和，上下疏通，升降复常，神机正常。

17. 四逆散

《伤寒论・辨少阴病脉证并治》："少阴病，四逆，其人或咳，或悸，或小便不利，或腹中痛，或泄利下重者，四逆散主之。"

组成：柴胡十分、枳实十分、芍药十分、炙甘草十分。

功用：透邪解郁，疏肝理脾。

主治：①阳郁厥逆证。手足不温，或腹痛，或泄利下重，脉弦。②肝脾气郁证。胁肋胀闷，脘腹疼痛，脉弦。

方解：四逆者，乃手足不温也。其证缘于外邪传经入里，气机为之郁遏，不得疏泄，导致阳气内郁，不能达于四末，而见手足不温。此种"四逆"与阳衰阴盛的四肢厥逆有本质区别。正如李中梓云："此证虽云四逆，必不甚冷，或指头微温，或脉不沉微，乃阴中涵阳之证，唯气不宣通，是为逆冷。"故治宜透邪解郁，调畅气机为法。方中取柴胡入肝胆经，升发阳气，疏肝解郁，透邪外出，为君药。白芍敛阴养血柔肝为臣，与柴胡合用，以补养肝血，条达肝气，可使柴胡升散而无耗伤阴血之弊。佐以枳实理气解郁，泄热破结，与柴胡为伍，一升一降，加强舒畅气机之功，并奏升清降浊之效；与白芍相配，又能理气和血，使气血调和。使以甘草，调和诸药，益脾和中。综合四药，共奏透邪解郁，疏肝理脾之效，使邪去郁解，气血调畅，清阳得伸，四逆自愈。原方用白饮（米汤）和服，亦取中气和则阴阳之气自相顺接之意。四药合力，气血顺畅，阴阳调和，神机灵敏，因而加减用之可治失眠。

18. 桃核承气汤

《伤寒论・辨太阳病脉证并治》：病者如热状，烦满，口干燥而渴，其脉反无热，此为阴伏，是为瘀血也，当下之。太阳病不解，热结膀胱，其人如狂，血自下，下者愈，其外不解者，尚未可攻，当先解外，外解已，但少腹急结者，乃可攻之，宜桃核承气汤。

组成：桃仁五十个、桂枝二两、大黄四两、芒硝二两、炙甘草二两。

功用：逐瘀泻热。

主治：下焦蓄血证。

方解：伤寒论原治太阳不解化热随经传腑，与血相搏结于下焦之蓄血证。瘀热结于下焦而少腹急结，未及膀胱，小便自利。夜属阴，热在血分，故至夜发热，心主血脉而藏神，瘀热上扰心神不安，轻则烦躁谵语，重如狂。治宜因势利导，逐瘀泻热，用桃仁活血化瘀，大黄苦寒下瘀泻热，芒硝助大黄泻热，桂枝辛温通脉，既可加强桃仁功效且可防寒凝之凉遏，甘草为佐使。服后邪热得清，瘀血得化，诸症皆除。

19. 抵当汤

《伤寒论·辨太阳病脉证并治》原文两条：①太阳病六七日，表证犹存，脉微而沉，反不结胸，其人发狂者，以热在下焦，少腹当硬满，小便自利者，下血乃愈，所以然者，以太阳随经，瘀热在里故也，抵当汤主之。②太阳病，身黄，脉沉结，少腹硬，小便不利者，为无血也，小便自利，其人如狂，血证谛也，抵当汤主之。

组成：水蛭（熬）三十个、虻虫（去翅足，熬）三十个、桃仁（去皮尖）二十个、大黄（酒洗）三两。

主治：下焦蓄血所致的发狂或如狂，少腹硬满，小便自利，喜忘，大便色黑易解，脉沉结，及妇女经闭，少腹硬满拒按者。

方解："抵当"的方名意义，说法不一：一谓非大毒猛厉之剂不足以抵挡其热结蓄血之证；一谓抵当乃抵掌之讹，抵掌是水蛭一药的别名（陆渊雷引山田氏语），本方以其为主药，因而得名。但也有谓"抵当"为"至当"者，如王晋三曰："抵当者，至当也。蓄血者，至阴之属，真气运行而不入者也，故草木不能独治其邪，务必以灵幼嗜血之虫为向导。飞者走阳路、潜者走阴路，引领桃仁攻血，大黄下热，破无情之血结，诚为至当不易之方，毋惧乎药之险也。"（《古之选注》）或曰，本方有攻逐蓄血之功，可宜抵当攻之处，故名。

三、其他论著中经方

（1）后世医家对失眠有进一步学术论述，唐·孙思邈《千金方》提出胆寒不寐，谓"大病后，虚烦不得眠，此胆寒故也"，予温胆汤（《三因极一病证方论》）治疗。

组成：半夏、竹茹、枳实（各二两），陈皮（三两），甘草（一两），茯苓（一两半）。

用法：上为锉散。每服四大钱，用长流水一斗，糯米煮，如泻胆汤法。现代用法：加生姜 5 片，大枣 1 枚，水煎服，用量按原方比例酌减。

功用：理气化痰，和胃利胆。

主治；胆郁痰扰证。胆怯易惊，头眩心悸，心烦不眠，夜多异梦；或呕恶呃逆，眩晕，癫痫。苔白腻，脉弦滑。

方解：本证多因素体胆气不足，复由情志不遂，胆失疏泄，气郁生痰，痰浊内扰，胆胃不和所致。胆为清净之府，性喜宁谧而恶烦扰。若胆为邪扰，失其宁谧，则胆怯易惊、心烦不眠、夜多异梦、惊悸不安；胆胃不和，胃失和降，则呕吐痰涎或呃逆、心悸；痰蒙清窍，则可发为眩晕，甚至癫痫。治宜理气化痰，和胃利胆。方中半夏辛温，燥湿化痰，和胃止呕，为君药。臣以竹茹，取其甘而微寒，清热化痰，除烦止呕。半夏与竹茹相伍，一温一凉，化痰和胃，止呕除烦之功备；陈皮辛苦温，理气行滞，燥湿化痰；枳实辛苦微寒，降气导滞，消痰除痞。陈皮与枳实相合，亦为一温一凉，而理气化痰之力增。佐以茯苓，健脾渗湿，以杜生痰之源；煎加生姜、大枣调和脾胃，且生姜兼制半夏毒性。以甘草为使，调和诸药。

（2）明·张景岳从虚论治，《景岳全书·不寐》曰："不寐证虽病不一，然唯知邪正二字则尽矣，盖寐本乎阴，神其主也，神安则寐，神不安则不寐，其所以不安者，一由邪气之扰，一由营气之不足耳。”

（3）清·陈士铎提出心肾不交：“盖日不能寐者，乃肾不交于心；夜不能寐者，乃心不交于肾也。今日夜俱不寐，乃心肾两不相交耳”（《辨证录·不寐门》）。

组成：川黄连五钱，肉桂心五分。

功能：交通心肾，清火安神。

主治：治心火偏亢，心肾不交，怔忡，失眠。

（4）王清任“血府逐瘀汤”从瘀论治，以活血化瘀法治疗顽固失眠。《医林改错·血府逐瘀汤所治之症目》列有“不眠”、“夜不安”、“夜寐梦多”等症，指出“夜不安者，将卧则起，坐未稳又欲睡，重者满床乱滚。

组成：当归、牛膝、红花、生地黄各三钱，桃仁四钱，枳壳、赤芍药各二钱，柴胡、甘草各一钱，桔梗、川芎各一钱半。

功用：活血化瘀，行气止痛。

主治：胸中血瘀证。胸痛，头痛，日久不愈，痛如针刺而有定处，或呃逆日久不止，或饮水即呛，干呕，或内热瞀闷，或心悸怔忡，失眠多梦，急躁易怒，入暮潮热，唇暗或两目暗黑，舌质暗红，或舌有瘀斑、瘀点，脉涩或弦紧。

方解：本方主治皆为瘀血内阻，气机郁滞所致。即王清任所称“胸中血府血瘀”之证。胸中为宗气之所聚，血之所汇。血瘀胸中，气机阻滞，清阳不升，不通则痛，则胸痛、头痛日久不愈，痛如针刺，且有定处；血瘀气滞，影响中焦气机升降，胃气上逆，故呃逆干呕；瘀久化热，则内热瞀闷，入暮潮热；瘀热扰心，则心悸怔忡，失眠多梦；郁滞日久，肝失条达，故急躁易怒；至于唇暗、目黑、舌有瘀斑、脉涩所见，皆为瘀血征象。治宜活血化瘀，兼以行气止痛。方中桃仁破血行滞而润燥，红花活血祛瘀以止痛，共为君药。赤芍、川芎活血祛瘀；牛膝活血通经，祛瘀止痛，引血下行，共为臣药。生地、当归养血益阴，清热活血；桔梗、枳壳，一升一降，宽胸行气；柴胡疏肝解郁，升达清阳，与桔梗、枳壳同用，尤善理气行滞，使气行则血行，以上均为佐药。桔梗并能载药上行，兼有使药之用；甘草调和诸药，亦为使药。合而用之，使血活瘀化气行，则诸症可愈，为治胸中血瘀证之良方。

以上经方和时方是贾师治疗失眠常用方。临床中贾师四诊合参，辨证求因，审因论治，审机用药，灵活选用经方治疗顽固性失眠有很好的疗效。但需提出的是经方应用时同样需随证加减，药量也因人因证而异，故而贾师临床嘱咐：①有主证用主方，有兼证，宜加减；②圆机活法，因机用药；③调整脏腑气机，顾护胃气。不可生搬硬套、原方照抄。临床常用两个或两个以上的经方结合或经方还可配合时方、验方取长补短，提高疗效。贾师强调，失眠症的治疗是复杂而且持久的过程，不能偏执于方药的作用，更要重视病人的心理、生活习惯等方面的调节最终达到完全治愈。

第七节　失眠药对举隅

贾师师从擅长运用药对的国医大师吕景山，其临床用药往往在辨证论治的基础上，善用药对治疗各种疾病，疗效颇佳。贾师常提醒学生要熟悉每味药的性味归经，认真掌握每一味药的固有作用，次生作用，配伍后作用，及药理作用。运用中药既要对证又要对病，只有熟悉掌握以上原则，临床应用才能得心应手。

有关失眠，历代文献强调：①阴阳失衡是失眠重要的病机。《灵枢·寒热》云：“阳气盛则目瞋。”隋代巢元方认为：“营卫失和，卫气独行于阳，不入于阴故不得眠”。②脾胃不和，见于《素问》“胃不和则卧不安”。③气血不足。《难经》认为老人不寐的病机为“血气衰，肌肉不滑，荣卫之道涩，故昼日不能精，夜不得寐也”。④邪气内扰。《灵枢·邪客》：“夫邪气之客人也，或令人目不瞑不卧出者，何气使然，……今厥气客于五脏六腑，则卫气独卫其外，行于阳，不得入于阴，行于阳则阳气盛，阳气盛则阳跷陷，不得入于阴，阴虚，故目不瞑……”。

贾师临床诊病准确，圆机活法，用药思路妙思泉涌，常应手而愈。病者无不交口称赞。其临床常用的治疗失眠药对举例如下。

一、养血安神药对

1. 酸枣仁-柏子仁

酸枣仁，能养心阴益肝血，而宁心安神，主要用治心肝血虚所致的心悸失眠。柏子仁与酸枣仁有类似的养心安神之功，用治血虚血不养心所致虚烦不眠、惊悸、怔忡，二者常相伍使用。

2. 桂圆肉-酸枣仁

桂圆肉补脾养心益智，又可补血宁心安神，有病补虚，无病养身，为常用扶正补虚之佳品。酸枣仁补养阴血，宁心安神。二药为伍，补益心脾，养血和营，安神益智。主治心脾两虚之心悸、怔忡。

3. 龙眼肉-夜交藤

龙眼肉，甘润平和，能补心脾，益气血，安神益智。夜交藤甘平归心、肝经，养心安神，祛风通络，用于虚烦，不眠健忘，多梦等症。二者合治用于心脾两虚，气血不足之失眠健忘，心悸怔忡者。

用药心得：贾师临证中使用酸枣仁有其独特的见解和认识，他认为酸枣仁用治心肝血虚的失眠，一定要注意虚实的情况，实证忌用，虚证常用，程度比较严重者加滋补之品，并在此基础上加用川芎、佛手、郁金等理气而不伤阴药，盖肝体阴而用阳，主疏泄，如若大量使用滋补药势必会影响其疏泄的功能，不仅效果不好，更有加重病证之嫌。

二、养阴安神药对

1. 百合-地黄、麦冬

百合养阴，清心安神，用治热病损伤心阴，余热扰乱心神之神志恍惚，心烦失眠，健忘惊悸者。地黄清热凉血，滋阴除烦，麦冬清心除烦，养阴安神，三者同用可治虚火内扰之虚烦失眠，健忘惊悸者。

2. 百合-淮小麦

百合养阴清心安神。小麦能养心安神，除烦。用治心神不宁，失眠，妇女脏躁，烦躁不安，精神抑郁，悲伤欲哭。二者合治心阴不足之虚烦健忘失眠，多见更年期女性。

用药心得：百合地黄的组合，出自《金匮要略》，其书中用治百合病，现多用于阴虚内热。贾师在治疗过程中对于阴虚内热又兼有烦躁的患者多用百合，尤其对于神志有些恍惚，沉默寡言者；或者自觉如寒无寒，如热无热，自觉症状较多者。

三、清心安神药对

1. 黄连–栀子

黄连苦寒归心、肝、胃、大肠经，清热燥湿，泻火解毒，尤善清心经实火，用治热病火炽，三焦俱热而高热、烦躁、不眠、谵语者，可与栀子同用。如黄连解毒汤。

2. 黄连–半夏

若心火炽盛，迫血妄行，可与半夏同用。如半夏泻心汤。

3. 淡豆豉–栀子

淡豆豉，透热外出，宣郁除烦，用治温热病，热郁胸中所致的胸闷烦躁，懊憹不眠。常与清热除烦的栀子同用。栀子苦寒清降，能清泻三焦气血之郁热，即清肺胃气分之实热，又泄心肝血分之郁热，尤善清心除烦，用治温热病，热郁胸中，心火炽盛之心烦，郁闷，懊憹失眠，躁扰不宁者。如栀子豉汤。

用药心得：栀子、淡豆豉一组药对，出自《伤寒论》，其书中用治无形邪热郁扰胸膈之证，贾师通过大量的临床应用和观察研究，认为栀子用治失眠以睡前身热烦躁为佳，若患者不伴有汗出，配伍淡豆豉往往能取得出人意料的效果。

四、解郁安神药对

1. 合欢皮–合欢花

合欢皮、合欢花为同一来源，均能解郁安神，同可用于忧思忿郁，失眠多梦等症。

2. 合欢花–夜交藤

合欢花、夜交藤均可宁心安神，但夜交藤养血宁心，引阳入阴以安神；合欢花开郁解忧，除烦安神。二药为伍，养血解郁，宁心安神。主治阴虚血少，心神失养，抑郁不乐，虚烦失眠，多梦易惊等病证。常用量合欢花、夜交藤各 9～15g。

3.合欢花–玫瑰花

合欢花开郁解忧，除烦安神，不眠与疏肝解郁之玫瑰花同用功效增强。

4. 百合–紫苏

百合味甘、苦，性微寒而润，有养阴润肺、清心安神之功效且具有疏肝之功。现代药理研究认为，百合含丰富淀粉、蛋白质、脂肪及微量生物碱等，为神经衰弱的滋补良品；紫苏叶味辛，性温，有疏肝解郁、宽胸下气的药效。二者相合，清心安神，疏肝解郁，且使用方便、简单，不失为治疗失眠之良方。

用药心得：临床中对于郁证引起的失眠，贾师常用合欢皮与玫瑰花。他认为郁证首先以气郁为主，然气郁一定程度上会影响到血郁，合欢皮配伍玫瑰花的使用，前者能够疏肝行气解郁，后者又能解血分之郁。临床中玫瑰花一般用到20g疗效会更好。

五、上热下寒安神药对

1. 黄连-阿胶

阿胶味甘，性平。入肺、肝、肾经。可补血止血，滋阴润肺。黄连泻心火，除烦热；阿胶补阴血而润燥，既能滋肾水，又可补心血。二药为伍，清补合用，使肾水得养而能上济于心，心火得清，心神自安。属泻南补北法。对阴虚火旺之虚烦不得眠最为适宜，也用于热病伤阴之虚烦不眠等症证。常用量黄连 1.5～6g、阿胶 9～15g。阿胶应另行烊化，冲入药汁中内服。

2.黄连-肉桂

肉桂辛甘，大热，入肾、脾、心、肝经。可温中补阳，散寒止痛。黄连、肉桂为伍，出自《韩氏医通》，因可使水火既济，阴阳交泰，故有交泰丸之名。其中黄连善清心热，泻心火；肉桂长于和心血，还可温肾水，使之上济于心，并能引火归元。二药为伍，寒热并用，有上泻心火，下温肾水，交通心肾之妙。治心肾不交之心烦、失眠等症证。心火旺黄连量偏大，肾水寒肉桂量宜增。常用量黄连 1.5～6g、肉桂 1～3g。

用药心得：临床中对于上热下寒的失眠，肉桂一味药为贾师偏爱用药，他认为患者若具备上热下寒的依据，加之尿频，少腹冷，脚心冷，相比于其他温阳药，肉桂的使用更为恰当和有效，一者肉桂能够引火下行，其浑厚凝降，守而不走。二者肉桂能够少火生气，配伍黄连不至于大热，而又有渐进温煦之功。

六、化痰安神药对

1. 郁金-菖蒲

石菖蒲辛温，豁痰开窍、醒神健脑，功擅开窍；郁金苦辛性凉，清心开窍、活血止痛、行气解郁，长于解郁，二者合用，共奏豁痰除湿、解郁清心、开窍醒神之功效，治疗心气不足之心悸失眠、多梦健忘等症。

2. 石菖蒲-远志

远志辛温，长于安神益智、祛痰解郁；石菖蒲辛温，功擅理气豁痰、开窍醒神。二者相伍，共奏豁痰开窍、益智安神之功效，用于治疗痰浊蒙蔽心窍之神志不清、惊痫癫狂以及神经衰弱、心悸、失眠、健忘等症。

3. 陈皮–茯苓

陈皮理气健脾，调中，燥湿，化痰，茯苓性味甘淡平，具有渗湿利水，健脾和胃，宁心安神的功效，可以用于小便不利，水肿胀满，痰饮咳逆，呕逆，恶阻，泄泻，惊悸，健忘等症。二者同用主要以理气、健脾、祛湿化痰为主，可以起到痰去神安的作用。

4. 夏枯草–半夏

《本草纲目》将半夏列入治疗失眠的药队。夏枯草亦是治疗失眠的常用之药，特别对于肝阳偏亢兼有眩晕之失眠症，更是不可或缺之药。《重庆堂随笔》谓夏枯草“散结之中，兼有和阳养阴之功。失血后不寐者服之即寐”。《本经疏证》亦谓其能“通阴阳，……治不眠”。将半夏、夏枯草二药合用治疗失眠症也是早已有之。夏枯草“味微苦微辛，气浮而升，阴中阳也（张景岳）”。《本草通玄》谓之“补养厥阴血脉，又能疏通结气”。半夏降气和胃，二者相伍能够调节气机，使清升浊降而不扰神，神安则寐。除此之外，半夏、夏枯草皆能化痰，适当配伍对痰热之失眠亦是良药。

用药心得：人人熟知半夏夏枯草的作用，半夏得至阴之气而生，夏枯草得至阳之气而长，二药伍用，和调肝脾，平衡阴阳，交通季节，顺应阴阳变化而善治失眠。贾师认为此药对的应用多适用于肝胃不调、痰热扰心之证，虽各家论述其为治疗失眠之专用药，亦不可舍机逐病一概用之也。

七、重镇安神药对

1. 龙骨–牡蛎

二者均质重能镇，有安神之功效，用治心神不安，惊悸怔忡，失眠多梦等症，常相须为用，如桂枝甘草龙骨牡蛎汤（《伤寒论》）。

2. 龟板–龙骨

龟板益肾阴，通任脉，滋阴潜阳，补血止血。龙骨重镇安神，平肝潜阳，收敛固涩。二药为伍，一阴一阳，滋阴潜阳，重镇安神，交通心肾。主治惊悸癫狂，肝肾不足，阴虚阳亢，崩漏带下，遗精泄泻，心烦失眠等症证。常用量龟板 9～30g、龙骨 15～30g。

3. 磁石–珍珠母

珍珠母性寒、味咸，可入肝经、心经，具有平肝潜阳、清肝明目的功效，适合有头目眩晕、耳鸣心悸、两目干涩、视物昏花、胁肋隐痛、口干咽燥、心中烦热等肝阴不足、肝阳上亢症状的失眠患者服用。磁石重镇可平肝潜阳、安神镇惊、聪耳明目、纳气平喘。

4. 磁石–琥珀

琥珀性平、味甘，可入心经、肝经、膀胱经，具有定惊安神、活血散瘀的功效，适合有心悸不安、惊悸多梦、肢体疼痛等瘀血扰心症状的失眠患者服用。磁石重镇平肝潜阳，安神镇惊，聪耳明目，纳气平喘。肾阳不足，虚火上炎，磁石合用琥珀可引火归元。

用药心得：龙骨牡蛎的对药使用是贾师临床中的常用组合，然究竟如何应用才是其精妙之处，在他看来龙骨牡蛎的使用要注意脾虚痰湿的情况，如若存在就要注意护脾胃，在此基础上加用生麦芽是护胃的常用药，但若存在肝气犯胃的病证，脾胃不虚，患者又有胆怯心悸，可不用太多顾虑，可以直接运用龙骨与牡蛎。

八、交通心肾药对

1. 远志-茯神

远志苦辛性温，性善宣泄通达，既能开心气而宁心安神、又能通肾气而强志不忘，为交通心肾、安定神志、益智强识之佳品。主治心肾不交之心神不宁、失眠、惊悸等症，常与茯神同用，如远志丸（《张氏医通》）；治健忘证，常与茯苓、菖蒲同用，如开心散（《千金方》），若方中再加茯神，即不忘散（《证治准绳》）。

2. 远志-五味子

五味子味甘、酸，性温。能益气生津，补肾养心，收敛固涩。用于气虚津伤，体倦多汗，短气心悸；肺气不足或肺肾两虚所致的喘咳，或喘咳日久，肺气耗伤；心阴不足，心悸怔忡，失眠健忘；肾气不固，遗精，尿频，或脾肾两虚，久泻不止。常与苦辛性温，性善宣泄通达之远志配伍，主治心肾不交之心神不宁、失眠、惊悸等症。

用药心得：远志、五味子一组是贾师交通心肾、安神益智之常用药，心为君火位于上，属于阳，肾为相火位于下，属于阴，阴者升，阳者降，取其阴阳相通，水火既济之功用。

九、活血安神药对

丹参-延胡索

延胡索性温、味辛苦，可入肝经、胃经，具有活血行气、止痛安神的功效，适合有胸胁脘腹疼痛、痛经或外伤肿痛等疼痛症状的失眠患者服用。临床实践证实，该药有较好的催眠效果，一定范围内随着药量的增加，其催眠效果亦增强。丹参苦，微寒。归心、心包、肝经。活血祛瘀，凉血清心，养血安神。用于心悸怔忡、失眠等症。二者合用活血之力倍增，血行痛减，则可安眠。

用药心得：活血安神药贾师常用于病程长的失眠患者，《医林改错》言："夜不安者，将卧则起，坐未稳，又欲睡，一夜无宁刻，重者满床乱滚，夜不能睡，用安神养血药治之不效者，此方（血府逐瘀汤）若神。"对于长期失眠的，贾师通常从血论治，尤其对于伴随着疼痛的患者，选用元胡、丹参二药，盖二者一温一凉，化瘀而不妄行，血行而不凉遏，两因相合，相得益彰。

十、运用安神药对案例分析

（1）患者宫某，女，40岁，2016年5月12日。

主诉：失眠10年余。

现病史：患者自诉十余年来失眠，服安定治疗，担心药物副作用，欲求中医诊治。现症见：失眠（入睡难，梦多，次日神疲），易胃痛，饱食及遇寒加重，纳可，喜热饮，小便灼热，尿频，味臭，便秘，大便6～7天一行，依赖润肠丸才能通大便，伴有持续性耳鸣，耳鸣声音高，舌边尖红，苔滑，脉弦。

中医诊断：失眠。

中医证型：痰热阻滞。

治法：清热化痰，重镇安神。

方药：黄连温胆汤加减。

黄连 6g，清半夏 9g，陈皮 15g，茯苓 30g，竹茹 10g，枳实 12g，天竺黄 10g，生龙骨 30g（先煎），磁石 30g（先煎），玫瑰花 10g，薄荷 10g，炒莱菔子 30g。7 剂，日一剂，水煎服，分早晚 2 次分服。

【按语】该患者长期失眠，致阴阳气血脏腑亏虚，阳不入阴，阴不敛阳，神不守舍，故失眠难愈，梦多；平素易胃痛，脾胃亏虚，运化失司，聚湿生痰，湿阻气机，郁而化火，扰及心神亦致失眠；痰气火郁，饮食停滞，不通则痛，饱食痛甚；寒易伤阳气，故遇寒加重。脾气亏虚加之夜寐不安耗损气血，故醒后疲乏；痰火蕴胃而消谷善饥；脾虚痰阻不运而不能多食；痰火下迫膀胱，故小便频，灼热，发臭；火灼津液则喜饮；肠道失润而便难；痰火上扰耳窍则耳鸣，热饮是本虚所应，舌红苔滑脉弦为痰热标实之症。急则治其标，方选具有清热化痰安神之黄连温胆汤。黄连清热除烦，辛温之半夏燥湿化痰和胃，二者相配，一温一凉化痰和胃。甘微寒之竹茹清热化痰，天竺黄清热化痰，陈皮辛苦温理气行滞化痰，枳实辛苦微寒，降气消痰，二者相合，一温一凉，理气化痰之力大增，甘淡之茯苓健脾除湿安神，与陈皮配可健脾运脾，除湿安神。痰热扰神，用重镇安神之磁石龙骨，且龙骨还有化无形痰之功，痰阻气机用玫瑰花舒畅气机、活血安神，加质轻疏散上行之薄荷，既可疏肝气又可清气郁之火，炒莱菔子行气导滞化痰通腑，与薄荷相配有调节气机之功，一升一降，气机得通，痰火得清，心神得宁，诸症自愈。

（2）患者黄某，男，27 岁，2010 年 5 月 13 日。

主诉：间断失眠 1 年，加重 1 个月。

现病史：1 年前无明显诱因出现失眠，间断发作，近 1 个月加重。现症见：入睡时间长，思虑过多，睡眠时间 6～7 小时，平素脾气暴躁，易上火、口干、喉痛，伴腰酸困，久立下肢酸困，晚上怕冷，脚冷，纳可，大便不畅，小便频。舌尖红，苔白腻，脉弦。

中医诊断：失眠。

中医证型：阴虚火旺。

中医治法：滋阴降火，交通心肾。

中医方药：黄连阿胶汤合交泰丸加减。

黄连 10g，黄芩 10g，阿胶 10g，白芍 10g，龙骨 30g，牡蛎 30g，连翘 20g，肉桂 3g，枳实 10g，炒莱菔子 20g，炒栀子 10g，生麦芽 30g。

5 剂，水煎服，日一剂，早晚分服。

【按语】患者腰酸下肢困、小便频、脚凉怕冷为肾虚，脾气暴躁，易上火，口干，喉痛为火，火扰心神致失眠。鉴于上述临床表现，贾老师辨证为上实下虚，上火下寒，也就是心肾不交，阴虚火旺证，以滋阴降火、安神为治法，方用黄连阿胶汤加减，芩连直折心火，阿胶、白芍滋阴养血，龙骨、牡蛎重镇潜阳安神，连翘清热解毒解表善清上焦之火，栀子清热利湿泻火善清三焦之火，使火从小便而出，肉桂温命门引火归元，枳实、莱菔子、麦芽行气通腑调畅气机，总观全方，黄连阿胶、黄连肉桂为交通心肾对药，黄连栀子为清心泻火对药，龙骨牡蛎为重镇安神对药。四对对药共用，心火得清，肾阴得滋，心肾相交，神安其位，火归其源，诸症消翳。

（3）患者逯某，女，59岁，2010年7月16日。

主诉：失眠伴气促2年。

现病史：近2年眠差，易醒，夜间0～4点左右醒，诱因不明，怕热，手脚易出汗，易受惊。跑步、上楼后气促。大便干时如羊粪状，小便正常。未诊治。裂纹舌，苔白，脉弦细。

既往：高血压，胆石症，颈椎病。

中医诊断：失眠。

中医证型：气阴两虚，心神失养。

中医治法：补气养阴，养心安神。

中医方药：柏子养心丸加减：

柏子仁20g，麦冬20g，生地20g，茯苓30g，太子参20g，炒白术10g，炒枣仁30g，牡蛎30g，龙骨30g，远志10g，川楝子10g，炒莱菔子20g。5剂，水煎服，日一剂，早晚分服。

【按语】患者长期患有慢性疾病，久病气阴两虚，阳不入阴，阴不敛阳而失眠；心气亏虚则活动后气促；阴虚肠道失润则大便干；阴虚内热而怕热；热扰心神，神魂失守故易惊；热迫津外泄则手脚易汗。方用补气养血安神的柏子养心丸，柏子仁、炒枣仁养心安神，两药合用效力大增，麦冬、生地滋阴生津、润肠通便、养阴安神，太子参、炒白术、茯苓益气健脾以资化源，牡蛎、龙骨重镇安神，远志、茯苓化痰安神且能交通心肾，川楝子、炒莱菔子行气通腑通便，方中有养阴安神药对柏子仁、炒枣仁，有养阴安神药对麦冬、生地，有牡蛎、龙骨重镇安神，有远志、茯苓化痰安神且能交通心神，共奏益气，养阴安神之功。

（4）患者刘某，女，43岁，2011年1月17日。

主诉：失眠10天。

现病史：10天前无明显诱因出现失眠，未予特殊治疗。现症见：入睡难，易醒，多梦，纳可，饭后胃胀。本月月经提前，量可。苔腻，脉沉。

中医诊断：失眠。

中医证型：肝郁脾虚。

中医治法：益气健脾，养血疏肝。

中医方药：逍遥散加减：

当归10g，白芍12g，柴胡10g，香附10g，炒白术20g，茯苓30g，生龙骨30g（先煎），陈皮10g，炒枣仁20g，玫瑰花10g，合欢皮10g，生麦芽30g。5剂，水煎服，日一剂，早晚分服。

【按语】患者六七之年，三阳脉衰，气血亏虚，脏腑功能衰退，阳不入阴故失眠；营阴亏虚，阴不敛阳则易醒多梦；脏腑功能衰退，脾气虚运化失司则饭后胃胀；湿气上蒸于舌而苔腻。脾失统摄，肝疏泄藏血失司而月经提前。治以益气健脾、养血疏肝，方选逍遥散加减，香附、柴胡疏肝解郁，以顺肝性；当归、白芍养肝血，柔肝体，助柴胡恢复肝顺达之性，兼制柴胡疏泄太过；白术、茯苓益气健脾，促进气血生化；陈皮、茯苓、白术益气健脾除湿且陈皮茯苓为安神对药；炒枣仁、玫瑰花、合欢皮养心疏肝安神；生龙骨重镇安神；生麦芽行气消食，助茯苓、白术健脾胃，又可防止重坠伤胃。诸药相配，体现了肝脾同治之原则。

（5）患者杨某，女，44岁，2012年4月25日。

主诉：间断失眠20年，加重1年。

现病史：患者20年前无明显诱因出现失眠，1年前由于劳累后失眠加重。现症见：入睡困难，可睡1～2小时，梦多，易惊醒，晨起精神差，全身乏力，平素脾气暴躁，易心慌，潮热。伴两胁疼痛，口干，纳可，大便干，1～3日一行，小便调。苔黄脉细。

实验室检查：心电图未见明显异常。

中医诊断：失眠。

中医证型：气血不足，肝郁化火。

中医治法：疏肝清火，养心安神。

中医方药：丹栀逍遥散加减：

丹皮 10g，百合 20g，当归 10g，白芍 20g，炒白术 30g，茯苓 30g，柴胡 10g，薄荷 10g，酸枣仁 30g，生龙骨 30g，玫瑰花 10g，炒莱菔子 20g。7 剂，水煎服，日一剂，早晚分服。

【按语】心主血脉，脉舍神，肝藏血主魂，皆赖气血濡养，患者久患失眠耗伤气血，神魂失养，魂不守舍故失眠经久难愈，梦多，易惊醒；气虚则全身乏力，精神差；心气虚则胆怯易惊醒；心为火，肝为木，心肝为子母关系，子盗母气，肝木失柔，郁而化火，故两胁疼痛，脾气暴躁；阳气郁结于内出现潮热，心慌；木火乘土，气机壅塞，胃气不降，津液不布则便干、口干；苔黄脉细皆为气血不足，火盛伤津之证。以清火疏肝，养血安神为大法，方中丹皮清血中之伏火，柴胡疏肝，百合、当归、白芍养阴柔肝，与柴胡相合补肝体助肝用，白术、茯苓益气健脾助气血生化，龙骨重镇安神，酸枣仁、玫瑰花养阴疏肝活血，炒莱菔子行气导滞通便，有降浊气之意。如此则胃气得降，郁火自消。

（6）患者杨某，女，46 岁，2012 年 4 月 25 日。

主诉：失眠 1 年。

现病史：患者 1 年前无明显诱因出现失眠，伴全身乏力。现症见：入睡尚可，凌晨两点即醒，醒后两小时后方可再次入睡，晨起精神差。纳可，无口干苦，右臂疼痛，小便调，大便难，不干，日行一次，月经规律。苔腻，脉弦。

既往史：肾结石，脂肪肝，乳腺增生，高血压病。

中医诊断：失眠。

中医证型：心脾两虚，痰热阻滞。

中医治法：健脾养心，清热化痰。

中医方药：归脾汤加减：

炙黄芪 30g，太子参 10g，炒白术 10g，茯苓 30g，天麻 10g，当归 10g，白芍 20g，薄荷 10g，葛根 30g，石菖蒲 10g，郁金 15g，夏枯草 30g。5 剂，水煎服，日一剂，早晚分服。

【按语】患者久患有肾结石、脂肪肝、乳腺增生、高血压等病史，脏腑亏虚，尤其心脾肝肾，且易形成痰湿等病理产物阻滞气机，郁而化热，扰乱心神，出现失眠；神不潜藏故维持困难；痰阻气滞，气机不能外达而全身乏力、精神差；胃气不降则便难不干；郁热伤阴不显著故无口干苦；气为血之帅，气郁血滞，不通则痛，故右臂疼痛。脏腑亏虚，虚者补之，用炙黄芪、太子参、炒白术、茯苓、当归、白芍健脾补气养血，天麻、葛根祛风通络、舒筋缓急治右臂疼痛、热为痰郁而化热，石菖蒲、郁金化湿除痰且为化痰安神之对药，薄荷、夏枯草清热散结兼有调畅气机之功，与石菖蒲、郁金同用则痰消气畅郁热自消。由此可窥贾老师诊病三要素“抓主症用主药，有兼证时加减，审证求机，因机用药，调节气机”的用药思想。

（7）患者成某，男，38 岁，2013 年 3 月 25 日。

主诉：失眠 10 年。

现病史：患者 10 年前由于情绪影响后出现失眠。现症见：入睡困难，躺床上 2 小时后方可入睡，睡而易醒，醒后难以再入睡，伴心烦，思虑多，晨起精神乏力。可进冷食，无口干苦。常流鼻血，头蒙。二便正常。

既往史：否认高血压病，心电图未见异常。

中医诊断：失眠。

中医证型：肝郁脾虚。

中医治法：疏肝健脾，养血安神。

中医方药：逍遥散加减：

当归 10g，白芍 20g，柴胡 10g，香附 10g，炒白术 15g，茯苓 30g，生龙骨 30g，生牡蛎 30g，炒枣仁 20g，合欢皮 20g，合欢花 20g，生麦芽 30g。7 剂，水煎服，日一剂，早晚分服。

【按语】患者长期情绪影响致肝气不舒，情志不调，枢机不利，阳不入阴故失眠；气血不足神失所养，故睡而易醒，醒后难以再入睡；枢机不利，郁而化热则心神不安，心烦，思虑多；火邪上灼血络头窍则流鼻血，头蒙；木郁土滞，气血生化亏虚而乏力；阳不虚可进冷食。贾师用柴胡、香附调理气机，当归、白芍养血，炒白术、茯苓健运脾胃。使得气血生化有源，肝体得养，枢机得利，阴阳调和，神魂守舍；方中用生龙骨、生牡蛎重镇安神，炒枣仁、合欢皮、合欢花养心疏肝安神，生麦芽疏肝行气消食，顾护脾胃。诸药合用，枢机得利，阴阳调和，神魂守舍，诸症自消。

（8）患者王某，女，70 岁，2012 年 4 月 13 日。

主诉：失眠 10 年。

现病史：患者 10 年前无明显诱因出现失眠。现症见：入睡困难，易醒，每晚最多可睡 2～3 小时，有时彻夜难眠，睡前五心烦热，头部麻木，纳差，二便调。舌苔黄，脉细。

既往史：高血压病（口服尼群地平）。

中医诊断：失眠。

中医证型：肝郁化热。

中医治法：疏肝解郁，滋阴清热。

中医方药：丹栀逍遥散合百合地黄汤加减：

丹皮 10g，炒栀子 10g，当归 10g，白芍 10g，柴胡 10g，薄荷 10g，炒白术 10g，茯苓 10g，百合 10g，生地 10g，知母 10g，忍冬藤 10g，生麦芽 30g。7 剂，水煎服，日一剂，早晚分服。

【按语】患者年迈精血亏虚，脏腑功能失调，阴虚肝郁，枢机不利，阳不入阴，故而失眠。肝主疏泄，体阴而用阳，今疏泄失司，郁而化火，魂不藏舍则睡而易醒，有时彻夜难眠。阴虚阳亢，化火内扰而五心烦热；气血上扰头窍而头痛麻木；疏泄失司不能助运而纳差；舌苔黄，脉细为阴虚肝郁化火之证。贾师标本同治，用丹皮、炒栀子清肝火，当归、白芍养肝体，百合、生地滋阴安神，知母滋阴清内热，炒白术、茯苓健脾助运化，忍冬藤清热通经络，生麦芽疏肝消食健胃。诸药合用，肝火得清，阴血得补，气机调和，心神则安。

（9）患者戴某，女，23 岁，2012 年 6 月 14 日。

主诉：失眠半年。

现病史：半年前无明显诱因出现失眠，逐渐加重。现症见：入睡困难，每晚可睡 1～2 小时，睡前多虑。次日头晕，乏力。月经量少。苔白，脉细。

中医诊断：失眠。

中医证型：心脾两虚。

中医治法：健脾益气，养血安神。

中医方药：归脾汤加减：

炙黄芪 30g，党参 20g，炒白术 15g，当归 10g，白芍 15g，炒枣仁 20g，柏子仁 15g，茯苓 30g，薄荷 10g，茯神 10g，鸡内金 15g，炒麦芽 20g。7 剂，水煎服，日一剂，早晚分服。

【按语】心主血为火，脾为生血之源为土，心脾为母子关系，心脾两亏，气血不足神失所养，故入睡困难；脾气虚则多思；清阳不升则头晕，乏力；血虚冲任亏虚则月经量少；苔白脉细为心脾两虚之证。炙黄芪、党参、炒白术补气健脾，当归、白芍滋阴养血，两者合用则脾健气血生化有源，血充可以滋脾，炒枣仁、柏子仁能养心阴益肝血而宁心安神，柏子仁与酸枣仁有类似的养心安神之功，合为对药。茯苓、茯神健脾安神，鸡内金、炒麦芽消食健胃助运化，薄荷疏肝理气、调节冲任。诸药合用，气血充足，神有所养，血海满溢，经有所下。

（10）患者廖某，女，43 岁，2012 年 5 月 7 日。

主诉：失眠 1 年。

现病史：患者 1 年前无明显诱因出现失眠，彻夜似睡非睡，双侧太阳穴、前额胀痛。心烦，晨起精神差，全身乏力，心慌出汗。一年体重减轻约 10kg。脾气暴躁。月经规律，二便正常。

中医诊断：失眠。

中医证型：肝郁化热。

中医治法：疏肝清热，养心安神。

中医方药：丹栀逍遥散加减：

丹皮 10g，炒栀子 10g，当归 10g，白芍 10g，柴胡 10g，薄荷 10g，茯苓 30g，生龙骨 30g，生牡蛎 30g，鸡内金 10g，枳壳 10g，炒莱菔 15g。6 剂，水煎服，日一剂，早晚分服。

2012 年 5 月 14 日二诊：失眠好转，每晚可睡三四小时。头已不痛。面部起红疹，纳可，大便稀，日一行，小便可，苔腻，脉沉，上方加炒枣仁 30g、佩兰 10g，方药如下：

丹皮 10g，炒栀子 10g，当归 10g，白芍 10g，柴胡 10g，薄荷 10g，茯苓 30g，生龙骨 30g，生牡蛎 30g，鸡内金 10g，枳壳 10g，炒莱菔 15g，炒枣仁 30g，佩兰 10g。6 剂，水煎服，日一剂，早晚分服。

【按语】患者女性，六七之年，阳明脉衰，面始焦，发始堕，加之平日脾气暴躁，肝失疏泄，枢机不利，魂不守舍而失眠；郁而化热，神魂游离则彻夜似睡非睡；气血上壅头窍则双侧太阳穴、前额胀痛，晨起精神差。贾师认为此因肝郁化火所致，因晨起为阳中之少阳，郁火随阳气升发所致，中午阳中之太阳，经气流畅，气血充盛故精神好转，郁火内扰，心烦心慌出汗。肝失疏泄不能促进脾胃运化，肌肤失养体重减轻。老师用丹栀逍遥散疏肝泻火，健脾养血，加用生龙骨、生牡蛎重镇安神，平肝潜阳，枳壳、炒莱菔子降气通腑，引火自降，鸡内金消食健胃顾护中焦，防止重坠安神药伤胃。方证对应故药后症减，大便稀为湿重，故加芳香化湿之佩兰，加炒枣仁养心安神敛汗。

（11）患者冯某，女，42 岁，2013 年 3 月 6 日。

主诉：间断失眠半年。

现病史：患者半年前无明显诱因开始出现失眠，间断发作。现症见：入睡困难，有时早醒，次日精神尚可，不乏力。时胃痛，纳可，二便调。月经规律。苔腻，脉沉。

既往病史：反流性食管炎。

中医诊断：失眠。

中医证型：肝脾不和。

中医方药：疏肝和胃，健脾化痰。

中医方药：香砂六君子汤加减：

香附 10g，砂仁 8g，党参 20g，炒白术 20g，清半夏 9g，陈皮 10g，茯苓 30g，玫瑰花 10g，薄荷 10g，合欢皮 20g，鸡内金 30g，生麦芽 30g。5 剂，水煎服，日一剂，早晚分服。

【按语】患者既往有反流性食管炎病史，脾胃亏虚，土虚木乘，肝胃不和，气机升降失司，阳不入阴出现失眠；气机时好时坏，营卫不和故间断发作，入睡困难；肝胃不和，胃气壅滞故时胃痛；苔腻脉沉为肝胃气郁之象。贾师抓住肝胃不和之病机，治以疏肝健脾和胃，调理气机，方用香砂六君子汤，党参、炒白术、清半夏、陈皮、茯苓健脾助运化，香砂疏肝理脾，鸡内金、生麦芽消食健胃助运化，加用合欢皮、玫瑰花既能疏肝气又能活血还可安神，薄荷辛凉一味疏肝气，又可预防辛温补脾及芳香行气药化热。

（12）患者王某，男，45 岁，2011 年 9 月 8 日。

主诉：失眠 5 年，加重半年。

现病史：5 年前无明显诱因出现失眠，近半年加重。现症见：入睡困难，每晚可睡 6～7 小时，多梦，易醒，怕冷怕热，纳可，二便正常。舌尖红，脉细。

中医诊断：失眠。

中医证型：枢机不利。

中医方药：调和枢机，养心安神。

中医方药：柴胡加龙骨牡蛎汤加减：

柴胡 20g，黄芩 10g，清半夏 9g，党参 10g，生龙骨 30g，生牡蛎 30g，桂枝 10g，白芍 15g，炒枣仁 30g，合欢皮 20g，百合 10g，生麦芽 30g。7 剂，水煎服，日一剂，早晚分服。

2011 年 9 月 16 日二诊：入睡好转，12 点入眠到次日 6 点，醒 2～3 次，可再眠，多梦，乏力，面部起红色丘疹且痒，纳少，二便正常，苔白脉弦。上方加赤芍 20g、浮萍 20g、荷叶 20g，方药：柴胡 20g，黄芩 10g，清半夏 9g，党参 10g，生龙骨 30g，生牡蛎 30g，桂枝 10g，白芍 15g，炒枣仁 30g，合欢皮 20g，百合 10g，生麦芽 30g，赤芍 20g，浮萍 20g，荷叶 20g。7 剂，水煎服，日一剂，早晚分服。

【按语】患者男性，失眠 5 年，有气机郁滞不畅表现，如怕冷怕热；有心神不守的神志表现，如入睡困难，多梦，易醒。故贾师辨证为枢机不利。治以调和枢机，养心安神，方用柴胡加龙骨牡蛎汤加减，方中柴胡、桂枝、黄芩和里解外，条达肝气，以治寒热往来、怕冷怕热；桂枝、白芍外调营卫，内调阴阳，且肝为将军之官，体阴而用阳，白芍酸甘之敛，敛阴养阴，能更好舒畅肝气，《内经》言：肝苦急，即以酸药补之之意。龙骨、牡蛎、重镇安神，以治失眠多梦；半夏和胃降逆；炒枣仁、合欢皮、百合养阴安心神，且条达气机；党参、益气养营，扶正祛邪。麦芽可加强行气消食、健运中焦之功，防重镇之药伤胃，且促进重镇之药吸收。共奏和解枢机、养心安神之功。药后睡眠好转，郁而化热故起面部红疹，加赤芍清热凉血，浮萍祛风止痒，荷叶除烦止渴利湿。

（13）患者王某，女，61 岁，2012 年 3 月 7 日。

主诉：失眠 40 年，加重半个月。

现病史：患者于 40 年前开始出现间断性失眠，曾口服地西泮，近半月加重。现症见：入睡困难，伴有脐周悸动，多梦，偶易醒，醒后不易入睡，早醒。平素精神紧张，易激动，胆怯，白天精神尚可，无多虑无身热，纳可，怕冷，夜尿频，二便调，偶有头晕。舌淡苔白裂纹，脉沉。

中医诊断：失眠。

中医证型：枢机不利。

中医治法：和解枢机，引阳入阴。

中医方药：逍遥散加减：

当归10g，白芍15g，柴胡10g，香附10g，炒白术10g，茯苓30g，桂枝10g，生龙骨30g，生牡蛎30g，琥珀30g，磁石30g，生麦芽30g，莪术15g，玫瑰花10g。5剂，水煎服，日一剂，早晚分服。

【按语】患者为老年女性，脏腑亏虚加之平素精神紧张，易激动，胆怯，以致枢机不利，营卫不和，阳不入阴，故出现间断性失眠，多梦，易醒，醒后不易入睡，早醒；胆主疏泄主决断，枢机不利，胆主失司而胆怯；枢机不利，阳气不能向外达表而怕冷，不能上达头面而头晕，三焦功能失司，膀胱失约夜尿频，气机逆乱而脐周悸动。《伤寒论》第65条："发汗后，其人脐下有悸者，欲作奔豚，苓桂枣甘汤主之"。以及《金匮要略·奔豚病》第5条："发汗后，其人脐下悸者，欲作奔豚，苓桂枣甘汤主之"就有记载。贾师用逍遥散调和枢机，加用桂枝平冲降逆，生龙骨、生牡蛎、琥珀、磁石重坠潜阳，莪术、玫瑰花行气活血，生麦芽既可消食顾胃，又可防重坠安神药伤胃。

（14）患者杨某，女，77岁，2012年2月13日。

主诉：失眠20年，加重2年。

现病史：患者于20年前因生气后出现失眠，入睡困难易醒，多梦，伴有头晕，耳鸣健忘，经省中研服用药物，症状未缓解并逐年加重，近2年较明显。现症见：睡眠时间短，甚则彻夜不眠。纳可，无偏嗜凉热，小便不畅，大便正常。苔白裂纹，脉沉。

既往史：高血压病史20年，神经官能症病史10年，膀胱瘤切除术后10年。

中医诊断：失眠。

中医证型：心肾不交。

中医治法：滋阴降火，养心安神。

中医方药：六味地黄丸合交泰丸加减：

熟地20g，山萸20g，山药30g，泽泻10g，茯苓15g，丹皮15g，肉桂3g，黄连5g，炒枣仁20g，生牡蛎30g（先煎），生龙骨30g（先煎），生麦芽30g，炒杜仲12g。3剂，水煎服，日一剂，早晚分服。

右佐匹克隆：1/2片，睡前服。

2012年2月20日二诊：服右佐匹克隆片1/2片，可睡1小时，不服则彻夜不眠，怕冷。纳可，二便正常。

中医证型：气滞血瘀。

中医治法：行气活血，化瘀安神。

中医方药：血府逐瘀汤加减：

当归12g，生地15g，桃仁10g，红花10g赤芍10g，炒枳壳10g，柴胡10g，川芎10g，桔梗10g，生龙骨30g（先煎），生牡蛎30g（先煎），生麦芽20g。4剂，水煎服，日一剂，早晚分服。

【按语】患者老年女性，久患慢性疾病，耗损肾气，肾精亏虚，髓海失荣故头晕，耳鸣健忘；不能上交于心，心火独亢，扰动心神，故失眠；心肾不交，神失潜藏故入睡困难易醒，多梦，甚则彻夜不眠；肾虚膀胱失约故小便不畅；苔白裂纹脉沉为肾虚表现。贾师根据"有主症，用主药"之原则，当前心肾不交故确立滋阴降火、养心安神的治法，方选六味地黄丸和交泰丸加减，六味地黄滋补肾阴，交泰用肉桂引火归元，与黄连合用交通心肾，使神有所藏。"有兼证，时加减"，故用炒枣仁养心安神，生牡蛎、生龙骨重镇安神，生麦芽健运中焦顾护脾胃。加用甘温的杜仲培补肾精，固肾气缩小便。

二诊时，偶彻夜不眠，怕冷。贾师认为，气不行便为瘀，血不行便为寒，故用血府逐瘀汤行气活血，气血流畅，营卫调和，神有所养，阳气外布则眠、肤温，用生龙骨 30g、生牡蛎 30g 重镇安神，使神有所藏，神有所归。

（15）患者宋某，女，22 岁，2011 年 6 月 14 日。

主诉：失眠 2 个月。

现病史：患者自述 2 个月前情绪压抑后出现失眠、多汗、头痛、心烦，遂来就诊。现症见：失眠，入睡难，每晚可睡 2～3 小时，梦多，次日身体乏力，头痛，多汗，白天夜晚均有汗后身凉，手脚心发凉，对事情缺乏兴趣，久站久坐脚浮肿。纳差，大便可，小便发黄，偶气短口苦。月经量少，有血块，舌紫暗，苔白，脉弦。

中医诊断：失眠。

中医证型：心脾两虚兼瘀。

中医治法：健脾益气，养心安神。

中医方药：归脾汤加减：

炙黄芪 30g，太子参 15g，炒白术 15g，当归 10g，茯神 10g 远志 10g，炒枣仁 20g，生龙骨 30g（先煎），生牡蛎 30g（先煎），连翘 20g，炒栀子 10g，生麦芽 20g。7 剂，水煎服，日一剂，早晚分服。

【按语】患者为年轻女性，情绪压抑，气机不畅，肝失条达，肝木克伐脾土，心为肝之子，母病及子，心脾两虚，脾虚则气衰血少，血不养心，心神失守故失眠；汗为心之液，故多汗出；气随津出故乏力；脾虚失运，气机失畅，故气短；气行则水行，气郁则水停，水液代谢失常故水肿；气郁而化火故口苦、小便黄。脾虚，气血生化乏源故月经量少；气滞则血瘀故经来血块。舌紫暗，苔白，脉弦为瘀阻之征。方用归脾汤加减健脾养心安神。方中黄芪补气健脾。太子参、白术助黄芪益气补脾。当归滋阴养血，活血祛瘀，茯神、酸枣仁、远志宁心安神。生麦芽健脾兼疏肝郁。连翘清热泻火，配伍栀子清心除烦，解郁安神。龙骨、牡蛎重镇安神，诸药合用脾旺，气血得化，神识得养，则寐可安。

（16）患者廉某，男，76 岁，2011 年 11 月 18 日。

主诉：失眠 1 年。

现病史：1 年前无明显诱因出现失眠。现症见：入睡难，易醒，心烦，多虑，遇事加重，无手脚热，夜尿 4～5 次，次日头晕，乏力，大便正常，小便热、疼，可凉饮。齿痕舌，苔白，脉弦。

既往史：高血压病史 20 年，口服比索洛尔。

中医诊断：失眠。

中医证型：气阴两虚。

中医治法：益气健脾，养阴安神。

中医方药：生脉散和柏子养心汤加减：

柏子仁 10g，麦冬 20g，生地 20g，茯苓 30g，党参 20g，五味子 10g，琥珀 3g，生龙骨 30g，生牡蛎 30g，山萸 20g，车前子 20g，炒薏仁 45g。5 剂，水煎服，日一剂，早晚分服。

【按语】患者老年男性，肝脾肾不足，体弱精衰之年，精血不足，神失所养，故入眠难；肾精亏虚，神失潜藏则入睡难；思则耗气伤血，精血互化，精不化血，神失所养故易醒心烦；思虑多伤脾，故遇事加重；精能化气，肾气不足，膀胱失司，故小便频；肾精不足，阴虚生热，热灼膀胱故小便热痛；热灼胃腑故喜凉饮。方选生脉饮加味气阴双补，方中麦冬、生地滋阴生津，五味子生津，宁心安神。党参健脾益气安神，茯苓健脾利湿安神。龙骨、牡蛎、琥珀相配重镇安神，潜阴敛阳，山萸补肾益髓填精，薏仁健脾祛湿，与车前子同用清热利湿、利尿通淋之力著，体现了贾老师“有主证用主方，有兼证时加减”的原则。全方药简力专，多次使用皆效，不失为贾老师治失眠之效方。

（17）患者方某，女，41岁，2012年2月13日。

主诉：失眠1年。

现病史：患者1年前无明显诱因出现失眠。现症见：入睡困难，易醒，醒后难以再入睡。眼睛干涩，纳可，口干欲饮水，二便正常。月经周期规律，色暗红，有血块，活动多则反胃，乏力。舌胖有齿痕，脉弦。

既往史：高血压病史8年，颈椎增生。

中医诊断：失眠。

中医证型：痰热阻滞。

中医治法：清热化痰，重镇安神。

中医方药：黄连温胆汤加减：

清半夏9g，陈皮10g，茯苓30g，黄连7g，夏枯草15g，葛根30g，天竺黄10g，薄荷10g，怀牛膝30g，柴胡30g，生龙骨30g，生麦芽30g。4剂，水煎服，日一剂，早晚分服。

【按语】患者六七之年，三阳脉衰，脾胃亏虚，运化无力生痰加之长期久病，心情压抑，气机郁滞，化热，痰热阻滞，枢机不利，阳不入阴故失眠；痰热扰神，神魂失守故睡不实，醒后难再入睡；气机郁滞而化火，火灼津液故口干欲饮水；津失濡润故眼干涩；舌胖有齿痕，脉弦为脾虚痰阻之征；痰阻气机不畅则胞宫失温而瘀，故月经色暗有血块；痰阻气机，活动后气机稍畅，气上行则反胃。贾师用黄连温胆汤加减来清化痰热，安神定志。方中半夏燥湿化痰，降逆和胃。夏枯草得夏季清阳之气，配合半夏一升一降调理气机。陈皮理气健脾燥湿，化痰行气止痛。与利水渗湿、健脾安神之茯苓相配则化痰之力倍增。天竺黄清热化痰。葛根解肌生津，薄荷取清凉轻升之性配生麦芽兼疏肝郁，柴胡疏肝解郁和解枢机，怀牛膝补益肝肾并引火下行。贾师方中巧用对药，调理气机升降，枢机得利则诸症可愈。

贾师治疗失眠病案积五千余份，在此仅以少数病案举例说明。

第三章　亚健康态失眠调理篇

第一节　有关亚健康态失眠

一、什么是亚健康态失眠

亚健康是处于疾病与健康之间的一种中间状态。健康、亚健康、疾病这几种状态都是动态发展、互相转化的，不是一成不变的。睡眠亚健康是机体处在阴阳失衡的初期，以睡眠不适或因睡眠问题而引起其他不适的非健康状态、又不能达到睡眠障碍诊断标准的一种亚健康状态。其原因包括先天和后天因素，小儿出生以前在母体内发育营养状态各不一样，先天不足，就比常人更容易患病，更容易处在亚健康状态。后天因素又分为内在和外在因素，内在因素如性别、年龄、心理因素，外在因素简单来说就是外界环境因素，这些都对人体有很大的影响。

通俗点说，亚健康态失眠是由亚健康人群的非器质性病变而引起的入睡困难、睡眠中间易醒及早醒、睡眠质量低下、睡眠时间明显减少，更有严重的患者还出现彻夜不眠等。长期失眠易引起心烦意乱、疲乏无力，甚至头痛、多梦、多汗、记忆力减退，还可引起一系列临床症状，并诱发一些其他身心性疾病。临床表现可为：初段（入睡困难）、中段（睡眠浅、易醒）、末段（早醒），也可为多梦、噩梦、无睡眠感、睡后不解乏等，上述症状亦可混合存在。亚健康态失眠达到一定程度（每周至少 3 次，并持续 1 个月以上，精神活动效率下降，妨碍社会功能等） 即可诊断为失眠症。导致亚健康态失眠的因素有：①饮食不合理。②劳累过度，休息不足。③过度紧张，压力太大。④长久的不良情绪影响等等。祖国医学早在《黄帝内经》中已将睡眠障碍称为“目不瞑”、“不得眠”、“不得卧”、“嗜卧”、“善眠”、“多卧”；随着全社会对亚健康态失眠的重视度的提升，其治疗干预形式也越来越多种多样，本书主要介绍的是临床亚健康态失眠。

二、关注亚健康态失眠人群

亚健康态失眠（简称亚健康失眠）已经严重影响了人们的生活质量，当今社会，大多数人因为要面临就业升学、商务应酬、企业经营、人际交往、职位竞争等社会活动，长期处于紧张的压力环境中，如果不能科学地自我调试和自我保护，就很容易患上亚健康态失眠。

如何判断处于亚健康态失眠，目前还没有明确的医学诊断标准，因此也易被人们所忽视。一般来说，如果没有具体的疾病，但又长时间处于以下的一种或几种状态中，那么请注意，亚健康态失眠已向你发出警报了：入睡困难、易醒、早醒、乏力、无食欲、易疲劳、心悸，抵抗力差、易激怒、便秘等等。处在高度紧张工作、学习状态的人应当特别注意。

有一位患者张某，男，34 岁，2015 年 10 月 8 日来找贾师看病，自诉没有任何诱因就出现了夜晚入睡困难，去西医院检查各项指标未见异常，无奈想找中医试一试。患者自诉睡觉前思虑多，总感觉有事情萦绕在心，几乎每天躺在床上 1～3 小时方可入睡，每夜可睡 3～5 小时。即使睡着了第二日仍会感到乏力、腰困，而且不思饮食。患者的体形偏胖，发油，脱发 2 年，近几日更甚。查体：苔腻，脉弦。贾师诊断为不寐，因患者平素乏力，不思饮食，体形偏胖，苔腻，故属心脾两虚证。另外，其睡前思虑多，且脉弦，提示有肝郁之象。患者脱发，一是因患者脾虚，导致运化不利生成痰湿，水气上泛巅顶，侵蚀发根，使发根腐而枯落；二者，“发为血之余”，脾虚生化无源，气血亏虚，发失濡养，发根不固，继而脱发。故而证属于心脾两虚，肝郁气滞型，治疗以补益心脾，疏肝理血为主，处方以归脾汤合逍遥散加减。加上酸枣仁、合欢皮以疏肝解郁、养心安神。药后患者自诉感觉效果很好，每夜可睡 6～7 小时，第二日精神好转，纳食增多。之后继续服用贾师药物，渐趋正常。贾师讲，有很多东西是西医也解释不清楚的，就像是失眠、头痛等，各项检查都正常，但却严重影响着人们的正常生活和工作，而以中医基础理论为指导，进行辨证论治，却可以收到很好疗效。

从方中看出贾师诊病时，“审病机，抓主证，用主方，调气机”的思想每每贯穿其中。调和阴阳，改善体质，使患者五脏安和，失眠自愈。

正如以上案例，临床上正是存在这样一群以疲乏无力、精力不够、睡眠异常、情绪低落、烦躁不安、人际关系紧张、社会交往困难等种种躯体或心理不适为主诉而就诊的人群，且主要表现为睡眠时间不足、睡眠深度不满意以及不能消除疲劳、恢复体力与精力，轻者入睡困难，或寐而不酣，时寐时醒，或是醒后不能再寐，重则彻夜不寐。这些患者通过现代的仪器或方法检测却未发现阳性指标，或者虽有部分指标的改变，但尚未达到西医学疾病的诊断标准，这种处于机体无器质性病变的亚健康态失眠，已经得到国内越来越多学者的重视。

跟师学习过程中接触到很多此类患者，贾师悉心对待每一位患者，并将门诊病历收集整理，使得我等有幸了解认识到此类失眠状态。现在随着人们生活节奏加快，越来越多的人长期处在生活社会压力之下，被不良情绪影响，亚健康态失眠的发生率逐年上升，渐已发展成为一门学科——睡眠亚健康学。

亚健康态失眠的表现主要为入睡困难、早醒、睡眠浅易醒、多梦或醒后不易再睡等，且发生率高，长时间的失眠会使人的注意力不集中、记忆出现障碍，工作、学习力不从心。亚健康态失眠形成原因复杂，临床表现多种多样，主观症状轻重不一，严重影响人们正常的生活、工作、学习与社会交往等，所以亚健康态失眠已成为亟须关注的社会问题，亚健康态失眠的普遍存在，是当今社会威胁人类健康的隐形杀手，所以我们必须引起足够重视。祖国医学对亚健康态失眠的认识结合了“治未病”的观点，强调未病先防，既病防传的理论。中医药治疗亚健康态失眠的优势在于可根据中医辨证分型，采用不同方药论治，针对性强，因而能取得颇为满意的疗效。

第二节　亚健康失眠的诊断与鉴别诊断

亚健康状态是介于健康与疾病之间的一种状态，也称为“第三状态”，亚健康失眠是指身体检查无疾病但表现为亚健康状态，并出现以失眠为主要表现，包括睡眠时间减少、入睡困难、维持困难、多梦、早醒及醒后不适等症状，持续两周以上，并排除其他疾病（如抑郁症、焦虑症及失眠症等）及药物因素。

一、亚健康的好发因素

不同的年龄阶段会有不同的生活经历，他们生理及心理的不同，生活习惯的差异，使得身体状态的表现各有特点。同时每个人都有自己的体质特点，不同体质的人的临床表现和对病邪的反应均不相同。我们可以从不同的年龄阶段和体质入手分析认识亚健康，从而为亚健康失眠的改善提供依据。

（一）亚健康失眠的年龄因素

1. 老年人

老年人因为家庭、社会中地位的改变，导致了一些不利于身心健康的心理的变化。特别是具有以下因素的老年人更容易出现亚健康现象：①遇事爱计较，追求完美者；②文化程度较高，性格内向者；③没有老伴，家庭成员复杂者；④子女长时间不与其联系或无子女者。这些老年人可出现不同程度的失眠、反应迟钝、健忘、孤独、空虚、自卑、情绪低落等症状。

此外，老年人的生理机能已经退化，许多老年人均患有某种慢性疾病，这使得老年人的疾病状态与亚健康状态并存，这种并存状态对亚健康的判断存在一定程度上的影响，不利于亚健康失眠的诊断。在这种情况下，应仔细分析，判断失眠与已患疾病之间的关系，分析失眠是由亚健康引起还是由慢性疾病及所用药物引起。

2. 中年人

40 岁左右的中年人即将进入渐老化期，生理机能开始减退老化，因为表现不明显，故大多数人尚未察觉。同时中年人正处于事业的巅峰时期，肩负着社会和家庭的重任，不得不努力地学习和工作，压力使许多人通过吸烟、饮酒来缓解压力，加之中国社会的酒桌文化，许多人不得不饮酒，因此这类人群的健康状况令人担忧。《素问•上古天真论》中岐伯曰："上古之人，其知道者，法于阴阳，和于术数，饮食有节，起居有常，不妄劳作，故能形与神俱，而尽终其天年，度百岁也。今时之人不然也，以酒为浆，以妄为常，以醉入房，以欲竭其精，以耗散其真，不知持满，不时御神，务快其心，逆于生乐，起居无节，故半百而衰也。"环境的污染，来自家庭的矛盾及压力，来自社会的心理压力（社会竞争激烈、人际关系紧张等），酗酒及不良的生活方式是中年人亚健康的主要原因。因此由亚健康引起的失眠患者也逐渐增多。

3. 青少年

有研究表明，青少年亚健康主要表现为注意力不集中、记忆力减退、情绪失常、睡眠障碍等特征。特别是青年，现代大部分青年学生都是独生子女，是在家长的溺爱下成长起来的一代，未曾受过太大的挫折，心理承受能力差，各种动手能力差，人格缺乏独立性。而即将毕业的大学生面临着升学、就业甚至是感情等一系列问题，他们正处于角色转换时期，已经算是半个社会人，但心理的脆弱和能力的不足使大部分大学生承受不住压力，这些均会导致其出现失眠、焦虑、抑郁等症状。加之现代电子产品的泛滥，使大学生不愿意踏出寝室，与人面对面交流，而是常常待在寝室用手机聊天，这同样使得即将走出象牙塔的他们倍感焦虑，他们缺乏面对面交流的能力，而且长时间使用电子产品而缺少运动也会对身体造成损害，以此种种，使大学生无论是在生理还是在心理上都会出现各种问题，造成各种亚健康的症状，亚健康失眠就是其一。

（二）亚健康失眠的体质因素

体质与正气密切相关，疾病的发生取决于正气的盛衰，而正气的盛衰取决于体质的强弱。由于个体的体质差异，对各种病邪有不同的反应和易感性，患病之后，其发病的倾向性也有所不同。所以，研究不同个体的体质对研究疾病的发生和转归有特殊的意义。《黄帝内经》云：“人之生也，有弱有强，有短有长，有阴有阳。”中医体质学认为，亚健康的发生与体质的强弱有明显的关系。

亚健康人群中以偏颇质人群为主，临床发现其中又以阳虚质、气虚质占据一半以上。祖国医学强调“不妄作劳”，而现代人动辄加班，昼夜颠倒，加之竞争激烈，导致劳心劳力，俱疲不堪。“精神内伤，身必败亡”、“邪之所凑，其气必虚”，究其原因，乃是因为现代人长期在室内学习和工作，缺乏运动，加之忧思过重，耗伤心血，又饮食不节，伤及脾气，正气渐虚，使原本的平和体质逐步向气虚体质转化。气虚日久则损及阳，不良的生活习惯又日益耗损阳气，体质又向阳虚质转变。气虚与阳虚所表现出来的倦怠乏力、易感冒、畏寒肢冷也与亚健康状态的主症相吻合。

亚健康失眠主要为气血阴阳不调所致，由于现代生活的快节奏，竞争压力过大、不良的生活习惯、又失于调养等原因，导致气机不畅，阳不入阴，终致失眠。贾师临床发现以肝郁尤为关键。《素问•举痛论》曰：“怒则气上，喜则气缓，悲则气消，恐则气下，惊则气乱。”气质敏感之人由于情志所伤会导致肝疏泄不及或疏泄太过，从而影响气机升降，导致气机紊乱、阴阳失衡而致失眠。另一方面，肝藏血，肝脏之血是精神情志活动的物质基础，气郁质患者由于肝血不足而易致神失肝血濡养，故心神失宁，引起失眠。《丹溪心法》云：“气血冲和，万病不生；一有怫郁，诸病生焉；故人身诸病，多生于郁”。又曰：“气郁则生湿，湿郁则成热，热郁则成痰，痰郁则血不行，血郁则食不化，六者相因为病也。”故肝失疏泄还可致气、血、痰、火、湿、食等病理产物的产生，而气、血、痰、火、湿、食又可阻滞气机，两者互相作用，加重病情，使气机不畅，阳不入阴，终致失眠。

二、亚健康失眠的诊断

（一）西医诊断

亚健康失眠应同时具备亚健康和失眠两方面的特征。根据亚健康的诊断标准以及失眠的诊断标准，亚健康失眠的诊断要点为：

（1）以睡眠减少为几乎唯一不适感，其他不适感均为继发。

（2）失眠表现为睡眠时间减少、入睡困难、维持困难、多梦、早醒，第二天感到困倦、疲乏等不适症状。其症状持续 2 周以上，且每周不超过 3 次。

（3）伴有其他亚健康表现，如疲劳、精力不足、烦躁、健忘、注意力不集中、焦虑或抑郁等种种躯体或心理不适。

（4）按国际通用的 SPIEGEL 量表 6 项内容（入睡时间、总睡眠时间、夜醒次数、睡眠深度、做梦情况、醒后感觉）检测评分≥9 分，＜12 分，为失眠。匹兹堡睡眠质量指数量表，总分数≥7 为失眠，分数越高失眠程度越重。

（5）排除疾病和药物因素：应排除失眠症；排除慢性疲劳综合征导致的失眠；排除焦虑症、抑郁症等；排除各种躯体疾病而导致的睡眠障碍。

（二）中医诊断

从中医角度看，失眠基本分为五种类型：

肝火扰心：多由情志抑郁而发，表现为少寐，急躁易怒、目赤耳鸣、口干口苦、大便干结、舌红苔黄、脉弦而数。

痰热扰心：常由饮食不节，暴饮暴食，宿食停滞，或食肥甘厚味，或好嗜烟酒，导致肠胃受损，酿生痰热，痰热上扰。表现为心烦不寐、脘腹痞闷，嗳气反酸，伴头重、胸闷、不思饮食，苔黄腻，脉滑数。

心肾不交：多因素体阴虚加之纵欲过度，使肾阴暗耗，心火独亢，表现为心烦不寐，五心烦热，耳鸣健忘，舌红，脉细数。

心脾两虚：由于年迈血少，劳心伤神或久病血虚之后，而致心神失养，表现为不易入睡，多梦易醒，神疲食少，头晕目眩，面色少华，舌淡苔薄，脉细弱。

心胆气虚：由于突然受惊，或涉险临危，导致心虚胆怯，神魂不安，表现为噩梦惊扰，夜寐易醒，胆怯心悸，遇事易惊，舌淡脉细弦。

三、亚健康与量表

在失眠的诊断中多导脑电图不作为常规诊断，临床上使用最多的是量表。且不论是亚健康失眠还是失眠症在评测上很大的程度上均依赖于患者的主观叙述，而量表则提供了较为客观、科学的方法。其也是心理评估的主要手段之一，不但对诊断亚健康失眠具有重要意义，对于鉴别诊断抑郁、焦虑等其他疾病也意义非凡。

（一）失眠评定及相关量表

失眠一症的诊断很大程度上依赖于患者的主观感受，在失眠与失眠症上不易区分，但按国际通用的 SPIEGEL 量表则可以把两者区分开来，检测评分≥9 分，＜12 分，为失眠，而评分≥12 分可评定为失眠症。

睡眠的质量问题又因个体差异有多种不同的表现特征，而匹兹堡睡眠质量指数（PSQI）可量化评定不同亚健康失眠患者的睡眠质量。

SPIEGEL 量表与匹兹堡睡眠质量指数量表在本书末有介绍，见书后附录二、三。

（二）生活质量评定及相关量表

亚健康表现出来的诸多不适症状严重影响他们的生活质量，但目前对生活质量的评价定义并不统一，而评定生活质量目前也多凭借测量工具，如健康状况调查问卷 SF-36 就是目前国际上通用的生活质量标准化测量工具。SF-36 共包括 36 个条目，涉及躯体健康和精神健康两个方面，其从生理机能、生理职能、躯体疼痛、一般健康状况、精力、社会功能、情感职能以及精神健康等八个方面全面地概括了被调查者的生存质量。

SF-36 量表在本书末有介绍，见书后附录四。

（三）疲劳评定及相关量表

疲劳量表-14（fatigue scale-14，FS-14），疲劳一直是一个很难定义与描述的症状，尤其是疲劳的主观感觉方面。而疲劳又是亚健康状态常见的表现之一，同样也是许多躯体性和精神性疾病常见的症状，特别是慢性疲劳综合征，对于疲劳的评价有助于我们判断疲劳的程度，鉴别其他疾病。疲劳 FS-14 则可用来测定疲劳症状的严重性，评估临床疗效。

疲劳量表（FS-14）在本书末有介绍，见附录五。

（四）焦虑自评量表（SAS）和汉密尔顿抑郁量表（HAMD）

焦虑自评量表和汉密尔顿抑郁量表是一种分析病人主观症状的相当简便的临床工具。适用于具有焦虑症状和抑郁的成年人，具有广泛的应用性。焦虑自评量表和汉密尔顿抑郁量表可判断患者是否伴有焦虑和抑郁症，判断患者的焦虑和抑郁的程度。其中焦虑自评量表 50～59 分为轻度焦虑，60～69 分为中度焦虑，70 分以上为重度焦虑。汉密尔顿抑郁量表中总分超过 35 分可能为严重抑郁；超过 20 分，可能是轻或中度的抑郁；如小于 8 分，则没有抑郁症状。

焦虑自评量表（SAS）和汉密尔顿抑郁量表（HAMD）在本书末有介绍，见附录六、附录七。

四、鉴别诊断

（一）亚健康失眠与失眠症

失眠症是指每周至少发生失眠 3 次，并持续 1 个月以上的失眠。而亚健康失眠是以身体检查无疾病但表现为亚健康状态，且出现以失眠为主要表现，并且失眠症状持续 2 周以上，每周不超过 3 次。对比而言亚健康失眠程度轻，时间短，伴有亚健康的表现。就量表检测而言 SPIEGEL 量表检测评分≥9 分，<12 分为失眠，加上亚健康症状可判断为亚健康失眠，而失眠症的 SPIEGEL 量表的评分≥12 分。

（二）亚健康失眠与慢性疲劳综合征

慢性疲劳综合征是以原因不明的慢性虚弱疲劳为主要特征，这种疲劳症状持续至少 6 个月，休息后不能缓解，导致日常生活能力的下降，且伴有一系列的其他症状，其中一项就有睡眠障碍包括嗜睡和失眠，这就需要我们仔细鉴别。1994 年美国疾病控制中心修订的慢性疲劳综合征的诊断标准：

排除其他疾病的情况下，疲劳持续 6 个月或者以上，并且同时具备下列 1～4 项中的全部和 5～12 项中的 4 项或以上，其中 5～12 项中的症状已持续存在或反复发作 6 个月或更长时间，但不应早于疲劳：

（1）临床评定的不能解释的持续或反复发作的慢性疲劳，该疲劳是新得或有明确的开始；

（2）不是持续用力的结果；

（3）休息后不能明显缓解；

（4）导致工作、教育、社会或个人活动水平较前有明显下降；

（5）记忆力减退或注意力下降；

（6）咽痛；

（7）颈部僵直或腋窝淋巴结肿大；

（8）肌肉酸痛；

（9）多发性关节痛；

（10）反复头痛；

（11）睡眠质量不佳，醒后不解乏；

（12）体力或脑力劳动后连续 24 小时身体不适。

（三）亚健康失眠与焦虑症

焦虑症是以焦虑为主要特征的神经症。具体表现为患者长期感到焦虑和不安；做事时心烦意乱，没有耐心；与人交往时紧张急切，极不沉稳；遇到突发事件时惊慌失措，六神无主，极易朝坏处想；坐卧不安，担心飞来横祸。其躯体症状多表现为自主神经失调的症状：心悸，心慌，出汗，胸闷，呼吸急迫，口干，便秘，腹泻，尿频，尿急，皮肤潮红或苍白等和运动性不安的症状；舌、唇、指肌震颤，坐立不安，搓拳顿足，肢体发抖，全身肉跳，肌肉紧张性疼痛等。焦虑和失眠常相伴发生，需仔细鉴别。

（四）亚健康失眠与抑郁症

抑郁症是一种常见的精神疾病，主要表现为情绪低落，兴趣减低，悲观，思维迟缓，缺乏主动性，自责自罪，饮食、睡眠差，担心自己患有各种疾病，感到全身多处不适，严重者可出现自杀念头和行为。其躯体症状主要有睡眠障碍、食欲减退、乏力、便秘、体重下降、疼痛、性欲减退等。抑郁和失眠常相伴发生，需仔细鉴别，其区别在于与失眠相比，抑郁症患者存在其他神经症状，如意志活动减退，认知障碍，情绪的波动等。

第三节　失眠的阶梯疗法

2002 年全球 10 个国家失眠流行病学研究（问卷调查）结果显示 45.4%的中国人在过去 1 个月中曾经历过不同程度失眠。长期失眠对于人们正常生活和工作会产生严重负面影响，甚至会导致恶性意外事故的发生，因此失眠的科学干预极其重要。

失眠是躯体、心理、社会综合作用导致的疾病，其解决也必然要走一条综合治疗、药养结合的道路。失眠的治疗主要分为西药治疗、中医治疗和心理行为治疗。西药治疗失眠针对性强、起效迅速，但会带来呼吸抑制、记忆力减退、头昏等诸多副作用。中医辨证施治能从根本上调节睡眠，但单纯依靠中医治疗存在一定的局限性，且中医疗法囿于特殊的个体化医学模式，用现代循证医学模式进行客观评估有一定的难度。中西医治疗睡眠均有各自的利弊，如何通过合理的方式将二者有效整合，且全程注入心理行为干预，使得失眠患者恢复睡眠，提高生活质量，是我们思考的关键。而睡眠的“阶梯疗法”正是在这样的背景下应运而生的。

失眠阶梯疗法的第一阶梯为心理行为治疗，旨在实现以养代医，其本质为通过改善患者的信念系统，激活自我调节效能。第二阶梯为中医的非药物疗法，方法多样，诸如针灸、拔罐、按摩、耳针等。第三阶梯为中药的辨证施治，通常分为“肝郁化火”、“痰热内扰”、“心脾两虚”、“心胆气虚”、“心肾不交”几种不同的证型。第四阶梯疗法为西药治疗，针对病情重、病程长、因失眠过度焦虑与担心的患者，为及时有效地平复患者因失眠产生的不良情绪，可按需、间断性地配合西医药物干预，先通过西药快速的靶点式治疗，解除较为严重的失眠不良感受，阻止其成为恶性循环，并配合中药和中医非药物疗法，经治疗后疗效评价有效，则逐渐减少西药用量依靠中医治疗再评价；直至失眠得到进一步缓解，再从第二、三阶梯降为第一阶梯疗法，以养代医，通过对日常生活的调摄实现睡眠的优质化。该疗法通过“立体”的层次构架体现出“阶梯”疗法的治疗理念（图 3-1）。

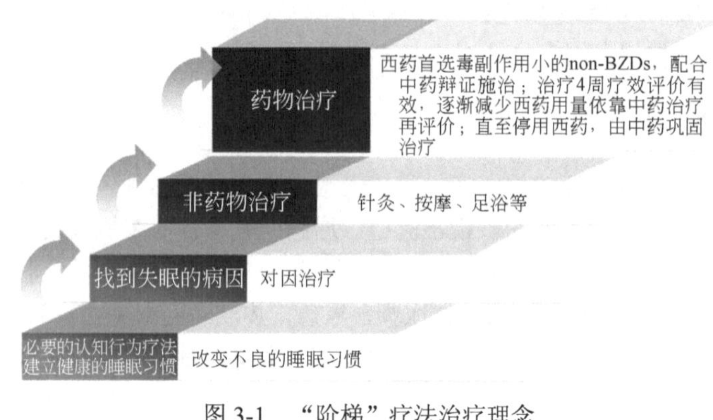

图 3-1 “阶梯”疗法治疗理念

一、失眠的西药疗法

失眠的西药疗法主要涉及如下四个重要的问题：什么情况下需要用西药干预，西药该如何选择，如何在恰当的时间撤去西药，以及如何合理地停用西药。

（一）西药干预的必要性

需要西药干预的患者往往有如下特点：失眠病程长、病情重、睡眠节律严重紊乱，患者每晚入睡时常因恐惧失眠而紧张焦虑，影响入睡，次日又因为失眠而烦躁不安，长期下去形成恶性循环，严重影响身心健康。为快速有效地恢复睡眠，纠正睡眠节律，平稳因失眠产生的不良情绪，调动患者重建高质量睡眠的自信心与积极性，可按需、间断性地配合西医药物干预，先通过西药快速的靶点式治疗，解除较为严重的失眠不良感受。

（二）合理选择西药

具有催眠作用的西药种类繁多，目前临床治疗失眠的药物主要包括苯二氮䓬类受体激动剂（BZRAs）、褪黑素受体激动剂和具有催眠效果的抗抑郁药物。抗组胺药物（如苯海拉明）、褪黑素以及缬草提取物虽然具有催眠作用，但是现有的临床研究证据有限，不宜作为失眠的常规用药。

合理的选择西药，首先要将药物的副作用降到最低。苯二氮䓬类受体激动剂分为传统的苯二氮䓬类药物（BZDs）和新型非苯二氮䓬类药物（non-BZDs）。BZDs 于 20 世纪 60 年代开始使用，如艾司唑仑、氟西泮、阿普唑仑、地西泮、劳拉西泮等，BZDs 可有效缩短失眠者的睡眠潜伏期、增加总睡眠时间，但其副作用也较大（日间困倦、头昏、肌张力减退、跌倒、认知功能减退等），且停药时可能会出现戒断症状。老年患者应用该类药物时尤需注意其肌松作用和跌倒风险。BZDs 禁用于妊娠或泌乳期的妇女、肝肾功能损害者、阻塞性睡眠呼吸暂停综合征患者以及重度通气功能缺损者。Non-BZDs 类药物如唑吡坦、佐匹克隆、右佐匹克隆和扎来普隆等（表 3-1），该类药物半衰期短，次日残余效应被最大程度地降低，长期使用无显著的药物不良反应，一般不产生日间困倦、药物依赖，治疗失眠安全、有效。

表 3-1　常用镇静催眠药物治疗剂量内产生的不良反应及并发症

药物	宿醉效果	失眠反跳	耐受性	成瘾性	备注
苯二氮䓬类药物					
三唑仑	0	+++	+++	++	不良反应和成瘾性严重，慎用
咪哒唑仑	0	+++	+++	++	慎用
氯硝西泮	+～++	++～+++	++～+++	++	注意防跌倒
氟西泮	+++	0*	+	++	老年人慎用，以防跌倒和骨折
硝西泮	+++	0*	+	++	
地西泮	++	++	+	+	
阿普唑仑		+	+	+	
艾司唑仑		+	+	+	
劳拉西泮	0	+	+	+	
非苯二氮䓬类药物					
唑吡坦	0	+	0	0	长期和（或）大量使用出现宿醉效果和耐受性增加
佐匹克隆	++	++	++	+	剂量>7.5mg 疗效不增加而不良反应明显
扎来普隆		0	+5 周产生		午夜服用 10mg，5.0～6.5 小时后无过度镇静作用，对精神运动无明显影响
右佐匹克隆	0	0	0	0	长期和（或）大量使用出现宿醉效果和耐受性增加

注：*半衰期长的苯二氮䓬类催眠药物失眠反跳发生晚或不详；0：无影响；+：轻度后果；++：中度后果；+++严重后果

其次，针对不同的失眠情况选药不同。失眠继发于或伴发于其他疾病时，应同时治疗原发或伴发疾病。伴随焦虑和抑郁症状的失眠患者则需选用具有镇静作用的抗抑郁药物（如多赛平、曲唑酮、米氮平或帕罗西汀等）。根据失眠的不同类型合理地选择药物，失眠表现为入睡困难（入睡时间超过 30 分钟）时多选短半衰期药物，睡眠维持障碍（整夜觉醒次数≥2 次、每次>5 分钟）者多选中、长半衰期药物，早醒（比常规起床前半小时）多选长半衰期药物（表 3-2）。

表 3-2　常用镇静催眠药物的用法用量和主要适应证

药物	半衰期/小时	成年人用法用量	主要适应证
地西泮	20~50	5~10mg，睡前口服	入睡困难或睡眠维持障碍
三唑仑	1.5~5.5	0.25~0.50mg，睡前口服	入睡困难
咪哒唑仑	1.5~2.5	7.5~15.0mg，睡前口服	入睡困难
艾司唑仑	10~24	1~2mg，睡前口服	入睡困难或睡眠维持障碍
阿普唑仑	12~15	0.4~0.8mg，睡前口服	入睡困难或睡眠维持障碍
劳拉西泮	10~20	1~4mg,，睡前口服	入睡困难或睡眠维持障碍
氯硝西泮	26~49	2~4mg，睡前口服	睡眠维持障碍
氟西泮	30~100	15~30mg，睡前口服	睡眠维持障碍

续表

药物	半衰期/小时	成年人用法用量	主要适应证
硝西泮	8~36	5~10mg，睡前口服	睡眠维持障碍
唑吡坦	0.7~3.5	10mg，睡前口服	入睡困难或睡眠维持障碍
佐匹克隆	约 5	7.5mg，睡前口服	入睡困难或睡眠维持障碍
右佐匹克隆	4~6	1~3mg，睡前口服	入睡困难或睡眠维持障碍
扎来普隆	约 1	5~10mg，睡前口服	入睡困难
雷美尔通	1~2.6	4~32mg，睡前口服	入睡困难或睡眠维持障碍
阿戈美拉汀	1~2	25~50mg，睡前口服	合并抑郁症状的失眠

最后，用药的方式需注意：以间歇给药、按需给药为原则。预期入睡困难时于上床睡眠前 5～10 分钟服用；根据夜间睡眠的需求用药：于上床后 30 分钟仍不能入睡时服用；夜间醒来无法再次入睡，且距预期起床时间大于 5 小时，可以服用（使用短半衰期药物）；根据白天活动的需求（次日有重要工作或事务时），于睡前服用。

（三）在恰当的时间撤去西药

撤去西药的指征为：患者个体不良感受减轻及客观疗效评估有效。患者自身感受及睡眠好转状况可通过记录反映，鼓励患者写睡眠日记，如：每日在早上起床后 2 小时内记录昨晚关灯上床的时间、昨晚入睡（睡着）的时间、中间醒了几次、早上醒来时间、早上起床时间、昨晚一共睡着几个小时、昨晚一共在床上躺了几个小时、起床后感觉（轻松、一般、不解乏）。晚饭后睡觉前记录：白天觉得困吗？白天打盹了么？多长时间？白天服药了么？什么药？通过每日记录关注睡眠改善情况。

睡眠质量评估可借助于匹兹堡睡眠质量指数（PSQJ）问卷、SPIEGEL 量表等工具。此量表与指数在本章后有介绍。

（四）合理停用西药

患者个体不良感受减轻及客观疗效评估有效时，可考虑停用西药。推荐的停药原则：停药应逐步减停，避免突然终止药物治疗。常用的减量方法为逐步减少夜间用药量或者变更连续治疗为间歇治疗。停药时持续配合中药和中医非药物疗法，逐渐撤去西药，缓和过渡，改为中医治疗。

二、失眠的中医疗法

失眠在中医学中称为“不寐”，人之寤寐，由心神控制，而营卫阴阳的正常运作是保证心神调节寤寐的基础。每因饮食不节，情志失常，劳倦、思虑过度及病后、年迈体虚等因素，导致心神不安，神不守舍，不能由动转静而致不寐病证。不寐的病因虽多，但其病理变化，总属阳盛阴衰，阴阳失交。其治疗当以补虚泻实，调整脏腑阴阳为原则。实证泻其有余，虚证补其不足。

在失眠的辨证分型方面，现行《中医内科学》教材主要包括痰热内扰、肝火扰心、心胆气虚、心肾不交、心脾两虚五种证型，贾师提倡以纲带目的学习方法，并强调一定要在熟练掌握课本知识的前提下，结合临床，对疾病的常见证型进行再次细分类处理。通过临床观察，除上述失眠证型外，还存在几种常见的证型，如肝脾不调证、枢机不利证、冲任失调证，贾师对此有丰富的治疗经验，本篇对该类补充证型辅以病案做详细分析。除此之外，贾师在肝郁化火和心脾两虚型失眠的辨证施治方面，有极为独到的见解，亦在本篇详细介绍。

（一）不寐的问诊特点

首先，需了解患者的失眠是持续性还是间断性，失眠的大概时间有多久，加重期持续了多长时间，是否有失眠相关的诊查及治疗过程；其次，关注患者的失眠类型，属于入睡困难（入睡时间超过30分钟）、维持障碍（觉醒次数≥2次）、早醒、睡眠质量下降、总睡眠时间减少（少于6小时）中的哪一种。患者自诉入睡困难时，需询问其睡前是否有不适，是否有身热、出汗、烦躁、思虑过多等情况；维持障碍的患者则需了解其醒来是否有原因，是否为惊动醒、夜尿醒，醒后是否有不适，可否再次入睡；早醒者则要询问早醒的具体时间，并对总体睡眠时间进行了解。再次，还应询问患者次日的主观感觉，是否存在头晕、头痛、乏力等不适感，并对是否存在失眠以外的其他相关病证进行询问。最后，要对患者的情绪状况（比如压抑和烦躁情绪）、饮食状况、二便状况进行了解，贾师尤其指出，要特别关注患者的喜恶，询问其是否有怕冷或怕热的情况，以及有无喜热饮或喜凉饮的偏嗜。

（二）不寐的证治分类

1. 肝火扰心证

症状：不寐多梦，急躁易怒，伴头晕头胀，目赤耳鸣，口干而苦，不思饮食，便秘溲赤，舌红苔黄，脉弦而数。

证机概要：肝郁化火，上扰心神。

治法：疏肝泻火，镇心安神。

代表方：龙胆泻肝汤加减。本方有泻肝胆实火，清下焦湿热之功效，适用于肝郁化火上炎所致的不寐多梦，头晕头胀，目赤耳鸣，口干便秘之症。

常用药：龙胆草、黄芩、栀子清肝泻火；泽泻、车前子清利湿热；当归、生地滋阴养血；柴胡疏畅肝胆之气；甘草和中；生龙骨、生牡蛎、灵磁石镇心安神。

现行版《中医内科学》教材中指出肝郁化火型失眠多见急躁易怒，不寐多梦，甚至彻夜不眠，伴有头晕头胀，目赤耳鸣，口干而苦，便秘溲赤。贾跃进老中医治疗不寐肝火扰心证颇多，他认为临床常见的肝郁化火型失眠患者大多不是此类肝实火证，而是以虚、实夹杂多见，且呈现出年龄偏大、女性偏多、病程偏长的特点，临床多见心情压抑、情绪不宁、睡前烦热或多虑、无睡意，部分患者亦可见乏力、不思饮食等脾虚表现。治疗当疏肝泻火、健脾安神。贾师遣药组方多以丹栀逍遥散加减。

验案　患者王某，女，62岁。

2015年9月23日初诊：间断失眠10年，加重2个月。自诉入睡困难，睡前辗转、烦躁，睡中梦多，睡前口服右佐匹克隆1片方可入睡，近来见咽痛，偶有痰，汗多，头热，易怒。纳可，二便调。齿痕舌，苔腻，脉弦。诊断：不寐。属肝郁化热证。处方：牡丹皮10g，炒栀子10g，当归10g，白芍12g，柴胡10g，薄荷6g，炒白术20g，茯苓30g，夏枯草10g，清半夏9g，远志10g，炒酸枣仁20g，知母10g，生麦芽20g。5剂，每日一剂，水煎400ml，早晚分服。嘱咐患者可尝试逐步减少右佐匹克隆使用次数。

2015年9月30日复诊：8天中有3天未服用右佐匹克隆可入睡，汗多明显好转，情绪急，时口渴，易怒，纳可，二便正常。齿痕舌，脉弦。继以上方加生龙骨30g、百合10g。7剂，每日一剂，水煎400ml，早晚分服。

2015年10月15日三诊：失眠明显好转，入睡时间缩短，睡眠时间延长，此半个月内有6天未服用右佐匹克隆可入睡，情绪较好，纳可，二便正常。效不更方，继续服用半个月，痊愈。

【按语】《丹溪心法•六郁》曰："气血冲和，万病不生，一有怫郁，诸病生焉。"肝主疏泄，疏泄太过时"气有余则为火"，肝郁化火，火扰心神故见不得寐，临床可见睡前辗转烦躁，全方以加减丹栀逍遥散疏肝泻火，牡丹皮凉血活血；柴胡、薄荷疏肝解郁，当归养血和血，白芍养血敛阴，疏肝不应需柔肝，四者共用，使血和肝和、血充肝柔，养肝以疏肝；半夏与夏枯草多作为一个药对联合使用，半夏得至阴之气而生，夏枯草得至阳之气而长，二药伍用，和调肝胆，平衡阴阳，引阳入阴；远志安神益智，合欢皮解郁安神。全方气血并调，疏肝与柔肝并用，疗效显著。贾师指出，患者烦躁情况较明显时方可入栀子，如若脾胃不好，要用炒栀子，平素常有胃部不适者，需谨慎使用，以防伤及后天之本。嘱患者逐步减少西医催眠药物的使用，逐步过渡为单纯的中医药物疗法，为阶梯疗法在失眠治疗中的运用。

2. 心脾两虚证

症状：不易入睡，多梦易醒，心悸健忘，神疲食少，伴头晕目眩，四肢倦怠，腹胀便溏，面色少华，舌淡苔薄，脉细无力。

证机概要：脾虚血亏，心神失养，神不安舍。

治法：补益心脾，养血安神。

代表方：归脾汤加减。本方益气补血，健脾养心，适用于不寐健忘，心悸怔忡，面黄食少等心脾两虚证。

常用药：人参、白术、甘草益气健脾；当归、黄芪补气生血；远志、酸枣仁、茯神、龙眼肉补心益脾安神；木香行气舒脾。

由于心脾两虚，营血不足以养心神，而生不寐多梦者，临床多用归脾汤加减进行治疗。贾师指出临床治疗心脾两虚型失眠，很多情况下需在归脾汤的基础上联合逍遥散使用，疏肝气以助养心脾，多年的临床实践证明疗效要明显优于单纯使用归脾汤。

验案　患者吕某，女，53岁。

2016年1月17日初诊：失眠2年，加重1周。近2年患者出现入睡困难，服阿普唑仑2片才能入睡约4小时，眠浅，睡前患者心烦、身热，晨起醒后头晕、神疲、乏力，平素患者心情差，压抑。纳可，绝经半年，二便正常。舌淡红，苔薄白，边齿痕，脉细弦。

诊断：不寐（心脾两虚证）。

处方：炙黄芪30g，党参15g，炒白术15g，茯苓20g，当归10g，白芍10g，柴胡10g，香附6g，远志10g，石菖蒲10g，合欢皮15g，生麦芽30g。5剂，每日一剂，水煎400ml，早晚分服。

【按语】该患者属中老年患者，失眠发生在绝经前后，为冲任亏虚，经血不足，故可见身热、心烦，患者平素心情不舒，肝气郁结化火，扰动心神可致不寐，郁结过久亦会犯脾，故症见神疲、乏力。脾气虚弱，气血生化乏源，不能上奉于心，可致心神失养而失眠，证属心脾两虚。炙黄芪、党参、炒白术、茯苓可补气健脾；当归、白芍、柴胡、香附养血柔肝，疏肝理气；远志、石菖蒲为药对，二药伍用，可通心络，交心肾，宁神之力强。

3. 肝脾不调证

随着生活节奏的加快，起居无常，饮食不节，精神压力过大的人群越来越庞大，致使肝脾不调型失眠的患者随之增多，古今医家对失眠的研究颇丰，但从肝脾失调方向进行治疗的研究和论述尚匮乏。肝脾不调型失眠临床多有两种表现形式，一为失眠伴见乏力的肝脾不调，二为以胃脘部胀满为主要表现的肝脾不调，贾师治疗本病前者多以逍遥散为主方，随症加减，后者则多用香砂六君子加减进行干预治疗，疗效显著。需要指出的是，贾师常常善用香附而非木香，“以香易香”，木香善调肠胃之气机，而香附可以更好地疏肝理气，是疏肝健脾、重视疏肝理气的鲜明体现。

验案

1）患者张某，女，73 岁。2015 年 9 月 4 日初诊。

患者失眠、头晕头痛半年。自诉半年前由于情绪不佳，焦急发怒后出现失眠，头晕头痛。入睡困难，严重时彻夜不眠。晨起精神尚可，自觉乏力。眼涩（素有干眼症），纳少，无口干口苦，小便夜频，大便干，日一次。

中医诊断：失眠、眩晕（肝脾不调证）。

处方：丹皮 10g，当归 10g，白芍 12g，柴胡 10g，薄荷 6g，炒白术 15g，茯苓 30g，生龙骨 30g，炒枣仁 30g，菊花 10g，枸杞子 15g，生麦芽 30g。4 剂，水煎服，日一剂，早晚分服。

2015 年 9 月 11 日二诊：患者自诉服药后入睡时间缩短，但早醒（2～4 时），醒则心悸，服速效救心丸好转，怕惊动，眠浅。纳可，仍头晕（不甚），眼涩（干眼症），尿频，2 小时 1 次。怕冷，大便正常。苔腻薄少，脉细。上方加党参 15g、生牡蛎 30g。5 剂，水煎服，日一剂，早晚分服。

2015 年 9 月 16 日三诊：眠可，时头蒙心慌，耳鸣。夜尿 3 小时 1 次。纳可，大便正常。舌红少苔，脉细。上方加山萸 15g。5 剂，水煎服，日一剂，早晚分服。

2015 年 9 月 27 日四诊：睡眠好，每夜 6～7 小时。时心慌，生气时多发。纳可，二便调。时头顶晕，略痛，头部觉紧。苔白，脉弦。易上方当归为 20g。7 剂，水煎服日一剂，早晚分服。随访未发。

【按语】患者由于情绪影响，出现失眠头晕头痛，翌日因眠不佳，出现乏力，纳少。贾师认为此证是肝脾不调所引起的失眠。处方以逍遥散加减进行治疗。逍遥散原书主治：“治血虚劳倦，五心烦热，肢体疼痛，头目昏重，心悸颊赤，口燥咽干发热盗汗，减食嗜卧。”患者由于长期睡眠不佳，血虚不能归肝，耗损肝血，使肝藏血的功能受到影响，《内经》所谓“人卧则血归于肝”即为此理。人不寐，阳不入阴，气散浮于外，故气耗气损气郁。贾师治以逍遥散，从肝脾不调出发，调肝补脾，补气则气行而郁解，郁解则诸病除，正如朱丹溪所云“百病生于气，一气怫郁，百病生焉。”补血则肝血充，血充则肝缓性不急，易于敛神潜镇。用逍遥散方进行加减，方中当归、白芍补血养血柔肝，白术、茯苓、莪术补气行气，柴胡、生麦芽、丹皮、薄荷用以疏肝清热，生龙骨、炒枣仁敛肝镇潜安神。全方以补气养血为主，辅以疏肝敛神之品，贾师认为气血调和则心神得养，心神敛则失眠好转。小便频数是气化不利所引起，“膀胱者，州都之官，津液藏焉，气化则能出矣”，方中白术和茯苓助气化，气化利则小便调，方中山萸龙骨亦取敛涩之功。二诊患者症状稍有缓解，但出现心悸，小便频数减轻不显，加用党参来补气养心安神，牡蛎用以镇潜安神，收涩止遗。三诊患者失眠症状好转，但仍有小便次数多的现象，二诊基础上加大山萸的剂量，盖山萸味酸温，张锡纯认为其是收敛之要药，剂量大能够加强收敛缩泉之功效。四诊患者失眠症状完全好转，偶伴有头晕、心悸，生气时加重，加量当归主要是取其养血活血之功效，同时也兼有气病调血之意。正所谓气为血之帅，血为气之母，方中当归即是此意。全方共用，疗效显著。

2）患者董某，男，55 岁。2015 年 12 月 12 日初诊。

患者失眠 30 年。患者自诉失眠，入睡尚可，躺下半到一小时可入眠，夜间醒 3～4 次。时乏力，面红疹，饭后胃胀，脑鸣。大便稀，小便黄。腹冷，畏寒怕冷。乙肝病史 10 年，否认胃病史。舌苔白，脉弦。

中医诊断：失眠（肝脾不和证）。

处方：香附 6g，砂仁 8g（后下），党参 15g，炒白术 20g，清半夏 9g，陈皮 10g，茯苓 30g，炒枣仁 30g，赤芍 10g，川楝子 10g，干姜 5g，生麦芽 30g。3 剂，水煎服，日一剂，早晚分服。

2016 年 1 月 16 日二诊：仍失眠，药后鼻内肿胀。纳可，乏力，可凉饮。大便调，不稀，小便黄。舌苔黄，脉弦。足心觉冷。

中医诊断：失眠（肝脾不和证）。

处方：丹皮 10g，炒栀子 10g，当归 10g，白芍 12，柴胡 10g，薄荷 10g，炒白术 15g，茯苓 30g，百合 20g，生龙骨 30g（先煎），乌药 10g，生麦芽 30g。3 剂，水煎服，日一剂，早晚分服。

2016 年 1 月 25 日三诊：近日眠可，夜间醒次数减少，但眠浅，次日情绪低落，仍乏力，纳可，头蒙消失，鼻肿眼肿消失。大便正常，苔腻，脉沉。上方加炙黄芪 30g。5 剂，水煎服，日一剂，早晚分服。病愈。

【按语】《素问·逆调论》云："胃不和则卧不安"，失眠与脾胃有密切的关系。肝主疏泄，情志不畅、疏泄不及时常横逆克脾，故可见食欲差，食后胃胀，该患者为典型的肝郁脾虚型失眠，治当疏肝理气，健脾安神。方以香砂六君子进行加减，方中党参、白术、茯苓健脾补气，香附、砂仁、陈皮、半夏行气。赤芍、川楝子清热，干姜温中，炒枣仁安神，生麦芽顾护胃气。二诊仍失眠，药后鼻内肿胀。纳可，乏力，可凉饮。大便调，不稀，小便黄，足心冷，苔黄，脉弦。贾师改用丹栀逍遥散，患者寒温不适盖是因为气血不和所引起，"肝苦急，急食甘以缓之。"肝性急善怒，其气上行则顺，下行则郁，郁则火动而诸病生矣。故发于上则头眩耳鸣，而为目赤；发于中则胸满胁痛而或作吞酸；发于下则少腹疼痛而或溲溺不利；发于外则寒热往来，似疟非疟。用逍遥散加减治疗肝郁脾虚所致的发热，以疏肝健脾为主，脾旺则肝疏，肝疏则气血和，气血和则寒热调。所以逍遥散不仅是治疗肝郁脾虚的方子，也是调理气血平调寒热的方子。三诊眠可，眠浅次日情绪低落，乏力，纳可，头蒙好转，鼻肿眼肿消失。大便正常，苔腻，脉沉加用党参。盖"壮者气行则愈，怯者着而为病，人在气交之中，因气而生"加用黄芪既能解决患者乏力的症状，又能补益脾胃，故疗效显著。

4. 枢机不利证

枢机不利主要涵盖少阳、少阴和中焦脾胃的枢机不利，此型失眠总以气机的紊乱为主要原因，其临床表现复杂多样，浊气上逆可见呃逆、喜呕，清气不升可见头晕耳鸣，气机郁滞日久可见胸闷、胁痛、身热、烦躁、寒热错杂等，故患者多呈现出症状颇多或症状时有时无的现象。此时用柴胡加龙骨牡蛎汤加减进行治疗，往往疗效显著。

验案　患者张某，男，43 岁。2016 年 2 月 18 日初诊。

自诉失眠 3 年，入睡困难，睡前耳鸣，每夜入睡大概 6 小时，睡眠较浅，多梦，胆怯怕惊动，次日神疲，四肢觉凉。平素易烦躁，偶发热，纳可，苔黄，脉弦。

中医诊断：不寐（枢机不利，阳不入阴）。

处方：柴胡 10g，黄芩 10g，清半夏 9g，党参 12g，生龙骨 30g（先煎），生牡蛎 30g（先煎），桂枝 6g，白芍 12g，炒酸枣仁 20g，远志 10g，合欢皮 10g，生麦芽 30g。5 剂，每日一剂，水煎

400ml，早晚分服。

2016 年 2 月 25 日复诊：睡眠有所改善，胆怯怕惊动减轻，四肢凉与服药前比已有明显改善。

【按语】全方以小柴胡汤和解枢机，加生龙骨、生牡蛎重镇安神，可一定程度上改善患者胆怯怕惊动的状况，桂枝和白芍多作为一个药对使用，可调和营卫，且入少量桂枝可通阳活络，贾师指出四肢发凉乃为气机壅滞，阳气不达所致，气机不畅则百病易生，临床治疗时尤其重视“调气机”。生麦芽可疏肝和胃，全方可共调阴阳气血，疗效甚好。

5. 冲任失调证

冲任失调型失眠人群多为更年期女性，此类患者多可见烘热、汗出，情绪波动较大，贾师指出此类失眠患者常常涉及两方面的问题，一方面是肝郁，另一方面是肾虚，临床治疗时多用知母、黄柏、仙茅、仙灵脾调节冲任失调，补肾清热，并随症加减，主症用主药，兼症用兼药，效果显著。

验案　患者王某，女，50 岁。2016 年 2 月 20 日初诊。

自诉失眠 2 年，入睡难，睡前烘热汗出，夜间 4～5 时易醒，畏凉饮，凉则胃脘不适，晚上 9 点左右易自觉身冷。纳可，停经 2 年，尿频，大便一日 2 次，偏稀。苔白，脉细。

诊断：失眠（冲任失调）。

处方：知母 10g，黄柏 10g，仙茅 10g，仙灵脾 10g，桂枝 12g，白芍 12g，炒白术 20g，茯苓 30g，炒薏苡仁 30g，合欢皮 10g，陈皮 10g，生麦芽 30g。5 剂，每日一剂，水煎 400ml，早晚分服。

2015 年 2 月 25 日复诊：患者自诉烘热汗出明显好转，身冷减轻，仍有入睡难。苔白，脉细。上方加远志 10g，炒酸枣仁 20g。4 剂，每日一剂，水煎 400ml，早晚分服。

2015 年 2 月 28 日复诊：入睡难明显改善。

【按语】该患者年 50 岁，停经两年，症见烘热汗出、失眠，为典型的冲任失调型失眠，以知母、黄柏、仙茅、仙灵脾改善更年期雌激素低下引起的不适，仙茅、仙灵脾可用于冲任不调之肾阳虚的调节，知母、黄柏则对于冲任不调肾阴虚者疗效较为显著，加桂枝、白芍一对药，温阳通络，调和阴阳，可改善患者身冷症状，炒白术、茯苓、炒薏苡仁共为伍，补气健脾。合欢皮、远志、炒酸枣仁安神定志。全方共用，调冲任，养心神，失眠顿消。

（三）贾师治疗失眠的特点

1. 注重调气机

《景岳全书》曰：“凡病为虚为实，为热为寒，至其变态，莫可名状，欲求其本，则此一气字足以尽之矣。盖气有不调之处，即病本所在之地也。” “百病生于气”，因此临床辨证辨病时要学会用气机的思想去认识疾病、理解疾病，切不可见到寒象就怀疑阳气虚，见到热象就考虑阴虚或热证，气机壅滞则寒热皆可生，学会用气机的理论思考问题，为临床诊治拓宽思路，增添羽翼。“治病当以调气为先”，要求我们掌握了用气机理论思考问题之后，还要学会如何调理气机，气机的调治不仅仅包括疏肝，还有更广泛的含义，可以涵盖柔肝、抑肝、顾护脾胃，还包含通降腑气，所谓“降浊气以扶清阳之气”。临床工作中可见很多头晕的患者，治疗时通泻大便即可缓解头晕症状，也是气机调畅，浊气得以降，清气得以升的结果。贾师重视气机调畅，在治疗失眠时应用气机理论相当广泛，在气机理论指导下开出的处方疗效显著，值得临床进一步研究。

2. 灵活运用“对药”

“临证如临阵，用药如用兵”，贾师师从施今墨得意门生吕景山先生，临床辨证遣药时十分重视对药的使用，取其配伍之意，或增强二药协同作用，或互消其副作用，或产生增强疗效之作用。例如，半夏配夏枯草，半夏得至阴之气而生，夏枯草得至阳之气而长，二药配合使用，可平衡阴阳，引阳入阴，从而治疗失眠。女贞子配旱莲草，女贞子补肾滋阴，于冬至之日采，旱莲草养肝益肾，于夏至之日收，二药相须为用，可补益肝肾，交通季节，顺应阴阳。贾师治疗失眠时常用的药对还有：茯苓和茯神、酸枣仁和柏子仁、远志和石菖蒲、百合和知母、黄连和肉桂、半夏和秫米、龙骨和牡蛎等。对药共用，往往可取得单味药达不到的疗效，值得临床工作者研究和学习。

三、失眠的中医非药物疗法

中医非药物传统疗法在治疗失眠方面具有疗效好，副作用小的特点，其涵盖范围广，临床常用的非药物疗法主要有：针刺疗法、艾灸疗法、耳针疗法、拔罐疗法、食疗等。

（一）针刺疗法

针刺疗法是传统医学的一部分，历史悠久，因其疗效较显著、简便易行、无毒副作用，且成本较低，在临床颇受欢迎。由于最初在国外缺乏生理学基础知识，在安全性上曾遭到质疑，目前经过长期临床研究发现，其副作用往往仅是由忘记拔针、轻微灼伤等引起。在安全性得到认可的基础上，当前针刺疗法的普及率已经愈来愈高。

针刺针灸治疗失眠总以调理跷脉，安神利眠为原则。取穴以八脉交会穴、手少阴经及督脉穴为主。多取百会、印堂、四神聪、安眠、神门、照海、申脉，肝火扰心加太冲、行间，痰热内扰加丰隆，心脾两虚加心俞、脾俞，心肾不交加心俞、肾俞，心胆气虚加心俞、胆俞，脾胃不和加足三里。

关于针刺如上穴位治疗失眠的机制以及一些失眠治疗的进展，曾查阅一些相关文献：实验证明，针刺能延长慢波睡眠时间和快动眼睡眠时间，能够修复断裂破碎的睡眠结构（$P<0.05$）。针灸对单胺类神经递质、抑制性神经递质、其他神经递质、细胞因子以及即刻早期基因均有干预机制，其作用是通过多种途径对失眠进行干预的，可通过中枢神经系统、内分泌系统及免疫系统共同完成。有研究证实针刺四神聪能延长睡眠时间和改善大鼠睡眠结构，进而保证睡眠质量。脑干组织中的 5-HT 可能参与失眠过程，而针刺百会穴、神门穴之所以起到促进睡眠的作用，也正是针刺百会和神门穴可降低大鼠脑干组织中的 5-HT 含量，使大脑皮质的兴奋性降低。王凡教授的调神配穴法治疗失眠，在基础穴百会、神庭、印堂、安眠、神门、足三里、三阴交的基础上加入五脏调神穴，即取公认的治疗五脏疾病的腧穴，如用劳宫穴或阴郄穴调心，用丰隆调理脾胃，在治疗顽固性失眠方面有着显著的疗效。近些年有研究指出三焦针法治疗失眠效果显著，以膻中穴、气海穴、中脘穴疏通三焦之气，益气调血，培本固元。

（二）艾灸疗法

“针所不为，灸之所宜。”艾灸疗法在失眠的非药物疗法中运用也颇多。艾灸治疗失眠可取百会、印堂、双侧心俞、肝俞等腧穴进行治疗，近些年有研究报道艾灸治疗在改善失眠患者睡眠质量上有显著的效果。如下分享部分艾灸治疗失眠的研究：谢美娣收录了 60 例患者，采用随机分组的方式分为对照组和治疗组，治疗组取双侧心俞、肝俞、脾俞、肺俞、肾俞进行艾灸治疗，对照组口服中成药治疗。统计学分析显示两组结果有显著性差异，且艾灸组疗效优于对照组。魏清琳、范娥选择失眠症患者 86 例，采用百会灸疗法进行干预。结果：治愈患者达 58 例，好转患者为 27 例，无效者仅 1 例，有效率达 98.84%，证实了百会灸为主综合治疗失眠症值得推广。吕沛宛收录入睡困难型失眠 57 例，采取艾灸印堂穴的治疗方法进行干预，总有效率达 96.5%。

（三）耳针疗法

现代生物全息理论指出耳部是一个发育程度相当高的全息胚，在耳部有五脏六腑及肢节官窍相应的全息定位。即耳穴可反映出机体的病变，亦可通过耳穴来调治疾病。耳针治疗失眠的相关研究有很多，如吴雪兰、陈琴、刘从秀收录 80 例脑卒中后失眠患者，并将这些患者随机分为对照组和治疗组。对照组予安眠药治疗，治疗组用耳针疗法干预，其有效率分别为 67.5%、92.5%，用统计学对两组有效率进行比较，差异有统计学意义（$P<0.05$）。证实了耳针在治疗脑卒中失眠方面具有较显著的临床疗效。耳针治疗失眠取穴：神门、皮质下、心、脑。肝郁化火型加肝、胆；痰热内扰型加脾；阴虚火旺型加肾；心脾两虚型加脾；心胆气虚型加胆。

（四）拔罐疗法

临床中拔罐治疗失眠时多配合其他疗法同时使用，通过查阅近 5 年相关期刊文献，拔罐治疗失眠的专题报道中几乎没有单独使用拔罐治疗失眠，多是和针灸或推拿手法相配合。诸如在治疗肝郁化火型失眠方面，四花穴刺血拔罐联合针刺治疗的疗效远远要比单纯针刺治疗的疗效显著。

如下文献共分享：戴恩洁收录 17 例患者，主要选取章门、期门、中脘穴进行刺络拔罐放血治疗，证实了刺络拔罐法调理中焦可改善患者失眠症状。周静用刺络拔罐配合耳针疗法治疗 70 例失眠患者，在此疗法的基础上配合心理和饮食护理，在治疗两个疗程后对疗效进行评估。治愈 58 例患者，10 例好转，2 例无效，且无不良反应发生。李振宝等收录 84 例患者，随机分为治疗组和对照组，对照组采用常规西药治疗，治疗组选取任督二脉的穴位推拿点穴并联合膀胱经拔罐治疗，1 个月后对结果进行分析。对照组和治疗组的总有效率分别为 72.5%、90.2%，差异有统计学意义（$P<0.05$）。证实了选取任督二脉穴位进行推拿点穴并联合膀胱经拔罐治疗效果显著，且安全性较高。

（五）食疗

药食同源，失眠者食疗方如果采用得当，可有一定催眠功效。这里推荐一二：

远志枣仁粥：远志 15g，炒酸枣仁 10g，粳米 75g，粳米淘洗干净，放入适量清水锅中，加入洗净的远志、酸枣仁，用大火烧开后转小火煮成粥，可做夜餐食用。此粥有宁心安神、健脑益智之功效，可治老年人血虚所致的惊悸、失眠、健忘等症。

小米粥：喝小米粥有助于缓解失眠。实验表明色氨酸与人类睡眠愿望的产生和困倦程度密切相关。食物中蛋白质内色氨酸含量越高，越容易入睡。这是因为色氨酸能促使大脑神经细胞分泌出一种催人欲睡的“血清素”。而小米里含有丰富的色氨酸，在众多的食物中名列前茅。

五味子蜜饮：五味子 30g，蜂蜜 20g，将五味子洗净，加适量水用大火煮沸，改用小火煎煮 20 分钟，去渣取汁，待汁转温后加入蜂蜜搅匀，分次服用。有宁心安神、养阴润肠之功效，适用于肝肾阴虚型失眠症，对伴有心悸者尤为适宜。

随着生活节奏的加快，人们工作和生活压力的增加，被失眠困扰者已愈来愈多。药物治疗的副作用已逐渐被人们认识到，中医的非药物传统疗法在这样的社会背景下有着广阔的发展前景。除上述五种最主要的非药物传统治疗方法之外，还有推拿、刮痧、电针、埋线、皮内针、熏蒸、足浴等多种治疗方式疗效显著，中医非药物传统方法治疗失眠具有方法多样、疗效可靠、安全性高、较为经济的特点，值得临床推广使用。但是，应该注意到的是，上述疗法在治疗过程中存在着疗效评价不够客观的缺点，尚未得到普遍认可。如何将循证医学更好地纳入到该治疗体系中，如何将疗效评价客观化，是非药物传统疗法进一步发展需要攻克的难题，也是广大从事中医非药物传统疗法的医学工作者需要思考的问题。

四、失眠的心理行为疗法

心理行为治疗的本质是通过改变患者的信念系统，发挥其自我效能，进而改善失眠症状。心理行为治疗对于原发性失眠和继发性失眠均有良好的效果，主要包括睡眠卫生教育、刺激控制疗法、睡眠限制疗法、认知治疗和松弛疗法。这些方法或独立、或组合用于失眠的干预和治疗中，且主张在应用药物治疗的同时适当辅以心理行为治疗，即使是那些已经长期服用镇静催眠药物的失眠患者亦是如此。

（一）睡眠卫生教育

大部分患者失眠是由不良的睡眠习惯所致，在睡眠模式被破坏后，形成了错误的睡眠观念。而睡眠卫生教育的主要目的即是帮助失眠人群认识不良睡眠习惯在失眠发生与发展中的重要作用，分析寻找形成不良睡眠习惯的原因，以便重新构建良好的睡眠习惯。一般来讲，睡眠卫生教育多与其他心理行为治疗方法同时进行，不推荐将睡眠卫生教育作为孤立的干预方法进行。

睡眠卫生教育的内容包括：①睡前数小时（一般下午 4 点以后）避免使用兴奋性物质（咖啡、浓茶或吸烟等）；②睡前勿饮酒，酒精可干扰睡眠；③做规律的体育锻炼，但睡前应避免剧烈运动；④睡前不宜暴饮暴食或进食不易消化的食物；⑤睡前至少 1 小时内不做容易引起兴奋的脑力劳动或观看容易引起兴奋的书籍和影视节目；⑥卧室环境应安静、舒适，光线及温度适宜；⑦保持规律的作息时间。

（二）松弛疗法

应激、紧张和焦虑是诱发失眠的常见因素。放松治疗可以缓解上述因素带来的不良效应，因此是治疗失眠最常用的心理行为疗法，其目的是降低卧床时的警觉性及减少夜间觉醒。减少觉醒和促进夜间睡眠的技巧训练包括渐进性肌肉放松、指导性想象和腹式呼吸训练。患者计划进行松弛训练后应坚持每天练习 2～3 次，环境要求整洁、安静，初期应在专业人员指导下进行。松弛疗法可作为独立的干预措施用于失眠治疗。

（三）刺激控制疗法

刺激控制疗法是一套改善睡眠环境与睡眠倾向（睡意）之间相互作用的行为干预措施，恢复卧床作为诱导睡眠信号的功能，使患者易于入睡，重建睡眠——觉醒生物节律。刺激控制疗法可作为独立的干预措施应用。具体内容：①只有在有睡意时才上床；②如果卧床 20 分钟不能入睡，应起床离开卧室，可从事一些简单活动，等有睡意时再返回卧室睡觉；③不要在床上做与睡眠无关的活动，如进食、看电视、听收音机及思考复杂问题等；④不管前晚睡眠时间有多长，保持规律的起床时间；⑤日间避免小睡。

（四）睡眠限制疗法

很多失眠患者企图通过增加卧床时间来增加睡眠的机会，但常常事与愿违，反而使睡眠质量进一步下降。睡眠限制疗法通过缩短卧床清醒时间，增加入睡的驱动能力以提高睡眠效率。推荐的睡眠限制疗法具体内容如下：

（1）减少卧床时间以使其和实际睡眠时间相符，并且只有在 1 周的睡眠效率超过 85%的情况下才可增加 15～20 分钟的卧床时间；

（2）当睡眠效率低于 80%时则减少 15～20 分钟的卧床时间，睡眠效率在 80%～85%则保持卧床时间不变；

（3）避免日间小睡，并且保持起床时间规律。

（五）失眠认知行为疗法（CBT-I）

失眠患者常对失眠本身感到恐惧，过分关注失眠的不良后果，常在临近睡眠时感到紧张、担心睡不好，这些负性情绪使睡眠进一步恶化，失眠的加重又反过来影响患者的情绪，两者形成恶性循环。认知治疗的目的就是改变患者对失眠的认知偏差，改变患者对于睡眠问题的非理性信念和态度。认知疗法常与行为治疗（刺激控制疗法、睡眠限制疗法）联合使用，同时还可以叠加松弛疗法以及辅以睡眠卫生教育，组成失眠的 CBT-I。CBT-I 是失眠心理行为治疗的核心。

认知行为疗法的基本内容：①保持合理的睡眠期望；②不要把所有的问题都归咎于失眠；③保持自然入睡，避免过度主观的入睡意图（强行要求自己入睡）；④不要过分关注睡眠；⑤不要因为一晚没睡好就产生挫败感；⑥培养对失眠影响的耐受性。

目前国内能够从事心理行为治疗的专业资源相对匮乏，具有这方面专业资质认证的人员不多，单纯采用 CBT-I 也会面临依从性问题，所以药物干预仍然占据失眠治疗的主导地位。但应重视睡眠健康教育的重要性，主张在建立良好睡眠卫生习惯的基础上，开展心理行为治疗、药物治疗和传统医学治疗。

五、失眠的阶梯疗法验案

患者张某，男，48 岁。2016 年 1 月 5 日初诊。

患者反复失眠 5 年，服艾司唑仑 1～2 片可眠 5～6 小时，眠浅，入睡难，睡后易醒。次日上午注意力不集中，乏力。纳可，平素易怒，二便正常。否认高血压等。舌胖大，苔白，脉弦。

中医诊断：失眠　肝郁脾虚证。

处方：当归 10g，白芍 12g，柴胡 10g，香附 10g，炒白术 20g，茯苓 30g，生龙骨 30g，生牡蛎 30g，炒枣仁 30g，玫瑰花 10g，薄荷 10g，生麦芽 30g。5 剂，日 1 剂，水煎服 200ml，早晚分服。并右佐匹克隆片 3mg，每日一次，每次 1 片，睡前口服。

2016 年 1 月 10 日二诊：失眠好转，少辗转，每夜可从 12 点睡至清晨 6 点，服右佐匹克隆 1 片仍眠浅，时口干，次日上午乏力，注意力不集中。午睡后下午可缓解。纳可，二便可。苔黄，脉弦。上方加炙黄芪 20g、珍珠母 10g。6 剂，日 1 剂，水煎服 200ml，早晚分服。

2016 年 1 月 17 日三诊：服右佐匹克隆半片，眠 6 小时，近 5 天咽部疼（患者归咎于失眠原因所致，与其交流时表现为对睡眠问题过于紧张和过度关注），纳可，多梦，怕惊，可午睡半小时至一小时。二便正常。苔薄黄，脉弦细。服上方加薄荷 10g。7 剂，日 1 剂，水煎服 200ml，早晚分服。并嘱患者可尝试减少右佐匹克隆片使用剂量。嘱患者要保持合理的睡眠期望，不要把所有的问题都归咎于失眠；不要过分关注睡眠；不要因为一晚没睡好就产生挫败感。

2016年1月24日四诊：患者服右佐匹克隆半片可眠5～6小时，可午睡半小时，口干，咽部不疼，纳可，二便正常，无心烦。苔薄黄，脉细。上方加柏子仁20g、珍珠母10g。7剂，日1剂，水煎服200ml，早晚分服。结合针灸疗法，取穴：四神聪、神门、百会、三阴交、安眠、太冲。常规针刺，留针30分钟。并嘱患者减少右佐匹克隆片使用次数，按需给药、间歇给药。

2016年2月2日五诊：近7天有4天未服用右佐匹克隆片可睡5～6小时，可午睡10～20分钟。多梦，二便正常。苔白，脉弦。效服上方。7剂，日1剂，水煎服200ml，早晚分服。针灸疗法。取穴：四神聪、神门、百会、三阴交、安眠、太冲，常规针刺，留针30分钟。

2016年2月9日六诊：近12天仅3天服用右佐匹克隆片，睡眠尚可，每日大概可眠5～6小时，乏力好转，未头疼，午睡半小时，纳可，二便正常。苔白，脉微弦。上方加芦根 10g、陈皮10g。5剂，日1剂，水煎服200ml，早晚分服。针灸疗法。取穴：四神聪、神门、百会、三阴交、安眠、太冲，常规针刺，留针30分钟。嘱患者可进一步减少右佐匹克隆使用次数。

2016年2月15日七诊：近5天未服用右佐匹克隆片，睡眠尚可，每日大概可眠6个小时，无乏力，情绪佳，纳可，二便正常。苔白，脉微弦。效服上方。7剂，日1剂，水煎服200ml，早晚分服。针灸疗法。取穴：四神聪、神门、百会、三阴交、安眠、太冲，常规针刺，留针30分钟。

患者继续服药1个月，于3月15日撤掉针灸治疗，中药改为隔日1剂，配合饮食调节，推荐远志枣仁粥（远志15g、炒酸枣仁10g、粳米75g煮粥食用）。复诊效佳，于4月10日嘱其可撤去中药治疗，日常生活注意调节情志，建议可学习相关助眠类饮食及运动方式，不适则复诊。随诊未复发。

验案分析

患者失眠2年，次日疲倦，情绪不佳，舌胖大，苔白，脉弦，乃肝失疏泄，久郁化火，火扰心神不得寐，肝气横逆犯脾，出现乏力，辨证为肝郁脾虚，方用逍遥散加减。患者主要是入睡较难，伴有眠浅，嘱其将艾司唑仑换为右佐匹克隆片，将副作用降为最低，尽量避免其产生日间困倦、头昏、认知功能减退等不良反应。此为阶梯疗法的第一步，即在保证副作用降到最低的前提下，为及时有效地平复患者因失眠产生过于焦虑的情绪，可按需、间断性地配合西药治疗。二诊失眠稍好转，仍眠浅，加珍珠母镇心安神；次日上午仍乏力，加黄芪补气养血。三诊时患者睡眠时间为6小时，且午间可入睡，失眠症状已有改善，嘱其可减少西药用量，患者出现咽部疼痛，并归咎于失眠所致，全程描述皆表现出对失眠问题过于紧张，嘱患者要保持合理的睡眠期望，不可把所有的问题都归咎于失眠；不可过分关注睡眠；不可因为一晚没睡好就产生挫败感，将心理行为治疗贯穿治疗过程中，辅助药物进行联合干预。并在四诊时配合中医针灸治疗，五诊时自诉7天中可有4天不服用西药，六诊时12天仅3天服用西药，鼓励患者继续减少西药使用次数，并持续配合针灸治疗，七诊时实现了5天未服用西药的前提下睡眠尚可，渐渐撤去针灸疗法，并将中药服用改为隔日一次，配合饮食和运动疗法，嘱患者要注意情绪的调节，随访效佳。

此验案为阶梯疗法的典型运用，先通过西药快速的靶点式治疗，解除较为严重的失眠不良感受，缓解因失眠造成的严重情绪不佳状况，防止其形成恶性循环，并通过中药的长期调治和非药物疗法的配合，逐步减少西药用药剂量和使用次数，直到完全撤去西药疗法，待一段时间的中医调治后，失眠症状得到缓解时，再从第二、三阶梯降为第一阶梯疗法，以养代医，通过对日常生活的调摄实现睡眠的优质化。

张某失眠治疗过程中疗效评估量表见3-3至表3-7。

表 3-3 不寐（失眠）中医临床路径门诊表

适用对象：第一诊断为不寐（失眠）。

患者姓名：某某 性别：男 年龄：48 岁 门诊号：____ 病程：____

进入路径时间：2016 年 1 月 5 日 结束路径时间：2016 年 2 月 15 日

标准治疗时间：≤28 天 实际治疗时间：____天

时间	2016 年 1 月 5 日 （第 1 天）	2016 年 1 月 10 日 （第 2~7 天）	2016 年 1 月 24 日 （第 8~14 天）	2016 年 2 月 15 日 （第 15~28 天）
主要诊疗工作	☑询问病史与体格检查 ☑采集中医四诊信息 ☑必需选择的辅助检查 ☑SPIEGEL 量表 □匹兹堡睡眠质量指数量表 □可选择的辅助检查 □多导睡眠监测 □阿森斯失眠量表 □症状自评量表 □汉密尔顿抑郁量表 □汉密尔顿焦虑量表 □明尼苏达多项人格测试量表 □抑郁自评量表 □焦虑自评量表 □中医症状评分 □头颅 CT □P300□MRI □甲状腺功能 ☑完成初步诊断 ☑中医辨证 ☑确定治疗方法 ☑中医内服 ☑汤剂 □中成药 ☑针灸治疗 ☑体针 □耳穴疗法 □穴位贴敷 □其他 ☑中医心理疗法 ☑认知疗法 ☑行为疗法 □推拿疗法 □引导疗法 □音乐疗法 □中药足疗 ☑完成首诊门诊病历 ☑与患者及家属沟通病情	☑中医四诊信息采集 ☑注意症候变化 ☑根据病情变化调整治疗方案 ☑完成复诊记录	☑中医四诊信息采集 ☑注意症候变化 ☑根据病情变化调整治疗方案 ☑完成复诊记录	☑病情评估 ☑判断治疗效果 ☑制定随访计划 ☑匹兹堡睡眠质量指数量表 □SPIEGEL 量表
病情变异记录	□无 □有，原因 1. 2.	□无 ☑有，原因： 1.好转 2.	□无 ☑有，原因： 1.好转 2.	□无 ☑有，原因： 1.好转 2.
医师签字				

表 3-4 国际通用 SPIEGEL 量表（干预前）

总分 28　　　　2016 年 1 月 5 日

记分	0 分	1 分	3 分	5 分	7 分
每晚上床入睡时间	10~30 分钟	30~60 分钟	1~2 小时	2~3 小时	3~4 小时
一夜总睡眠时间	7~8 小时	6~7 小时	5~6 小时	3~5 小时	少于 3 小时
夜醒几次	不醒	1 次	2 次	3 次	4 次或通宵不眠
睡眠深度	满意	少部分不满意	相当部分不满意	大部分不满意	整夜不满意
夜间做梦情况	不做梦	少有梦	经常的梦	大部分有梦	很多/恶梦/清醒无梦
醒后感觉	感觉很好	感觉较好	感觉尚可	感觉不好	感觉很不好

表 3-5 匹兹堡睡眠质量指数量表（PSQI）

姓名：某某　　年龄：48 岁　　性别：男

文化程度：　　职业：工人　　填表日期：2016 年 1 月 5 日　　编号：

指导语：下面一些问题是关于您最近一个月的睡眠状态，这仅仅与您的睡眠习惯有关，请选择或填写最符合您近一个月白天和晚上实际情况的选项，并尽可能地做精确回答，其中划有横杠的部分是需要自己填写。

1. 在最近 1 个月中，您晚上上床睡觉通常是__10__点钟。

2. 在最近 1 个月中，您每晚通常要多长时间才能入睡（从上床到入睡）：__2 小时__。

3. 在最近 1 个月中，您每天早上通常是__7__点钟起床。

4. 在最近 1 个月中，您每晚实际睡眠的时间为__5__小时。(注意不等同于卧床时间，可以有小数)。

（服药）不服药无法入睡

从下面问题中选择一个最符合您的情况的选项作为答案，并画“√”

5. 在最近 1 个月中，您是否因下列情况影响睡眠而烦恼，并描述其程度：

A. 不能在 30 分钟内入睡：

（1）过去 1 个月没有。　（3）每周平均有一个或两个晚上。

（2）每周平均不足一个晚上。　（4）每周有平均三个或更多晚上。

B.在晚上睡眠过程中醒来或早醒（凌晨醒后不容易再次入睡）：

（1）过去 1 个月没有。　（3）每周平均有一个或两个晚上。

（2）每周平均不足一个晚上。　（4）每周有平均三个或更多晚上。

C.晚上起床上洗手间：

（1）过去 1 个月没有。　（3）每周平均有一个或两个晚上。

（2）每周平均不足一个晚上。　（4）每周有平均三个或更多晚上。

D.晚上睡觉时出现不舒服的呼吸：

（1）过去 1 个月没有。　（3）每周平均有一个或两个晚上。

（2）每周平均不足一个晚上。　（4）每周有平均三个或更多晚上。

E.晚上睡觉时出现大声咳嗽或鼾声：

（1）过去 1 个月没有。　（3）每周平均有一个或两个晚上。

（2）每周平均不足一个晚上。　（4）每周有平均三个或更多晚上。

续表

F.晚上睡觉感到寒冷：

（1）过去 1 个月没有。
（2）每周平均不足一个晚上。
（3）每周平均有一个或两个晚上。
（4）每周有平均三个或更多晚上。

G.晚上睡觉感到太热：

（1）过去 1 个月没有。
（2）每周平均不足一个晚上。
（3）每周平均有一个或两个晚上。
（4）每周有平均三个或更多晚上。

H.晚上睡觉做噩梦：

（1）过去 1 个月没有。
（2）每周平均不足一个晚上。
（3）每周平均有一个或两个晚上。
（4）每周有平均三个或更多晚上。

I.晚上睡觉身上出现疼痛不适：

（1）过去 1 个月没有。
（2）每周平均不足一个晚上。
（3）每周平均有一个或两个晚上。
（4）每周有平均三个或更多晚上。

J.其他影响睡眠的问题和原因：

如有，请说明这个问题____

并描述其程度：

（1）过去 1 个月没有。
（2）每周平均不足一个晚上。
（3）每周平均有一个或两个晚上。
（4）每周有平均三个或更多晚上。

6.在最近 1 个月中，总的来说，您认为自己的睡眠质量：

（1）很好
（2）较好
（3）较差
（4）很差

7. 在最近 1 个月中，您是否要服药物（包括医院和药店购买的药物）才能入睡：

（1）过去一个月没有。
（2）每周平均不足一个晚上。
（3）每周平均有一个或两个晚上。
（4）每周有平均三个或更多晚上。

8. 在最近 1 个月中，您是否在开车、吃饭或参加社会活动时常感到困倦：

（1）过去 1 个月没有。
（2）每周平均不足一个晚上。
（3）每周平均有一个或两个晚上。
（4）每周有平均三个或更多晚上。

9. 在最近 1 个月中，您在积极完成事情上是否感到精力不足：

（1）过去 1 个月没有。
（2）每周平均不足一个晚上。
（3）每周平均有一个或两个晚上。
（4）每周有平均三个或更多晚上。

10. 您是与人同睡一床或有室友：

（1）没有。
（2）同伴或室友在另一间房。
（3）同伴在同一房间但不同床。
（4）同伴在同一床上。

如果您是与人同睡一床或有室友，请询问他您在过去一个月里是否出现以下情况：

A. 在您睡觉时，有无打鼾声：

（1）过去 1 个月没有。
（2）每周平均不足一个晚上。
（3）每周平均有一个或两个晚上。
（4）每周有平均三个或更多晚上。

B. 在您睡觉时，呼吸之间有没有长时间停顿：

（1）过去 1 个月没有。
（2）每周平均不足一个晚上。
（3）每周平均有一个或两个晚上。
（4）每周有平均三个或更多晚上。

C. 在您睡觉时，您的腿是否有抽动或痉挛：

续表

(1)√ 过去1个月没有。	(3)每周平均有一个或两个晚上。
(2)每周平均不足一个晚上。	(4)每周有平均三个或更多晚上。
D. 在您睡觉时，是否出现不能辨认方向或混乱状态：	
(1)√ 过去1个月没有。	(3)每周平均有一个或两个晚上。
(2)每周平均不足一个晚上。	(4)每周有平均三个或更多晚上。
E. 在您睡觉时，是否有其他睡眠不安宁的情况，如果有，请描述这个问题：________________，并描述其程度；	
(1)过去1个月没有。	(3)每周平均有一个或两个晚上。
(2)每周平均不足一个晚上。	(4)每周有平均三个或更多晚上。
您认为您目前的作息制度是否适合您：是，不是。	
如果不是，您有对自己的建议或想法吗？________________	

感谢您抽时间填上表格!

表3-6 国际通用SPIEGEL量表（干预后）

总分 6　　　　2016年2月15日

记分	0分	1分	3分	5分	7分
每晚上床入睡时间	10~30分钟	30~60分钟√	1~2小时	2~3小时	3~4小时
一夜总睡眠时间	7~8小时	6~7小时	5~6小时√	3~5小时	少于3小时
夜醒几次	不醒√	1次	2次	3次	4次或通宵不眠
睡眠深度	满意	少部分不满意√	相当部分不满意	大部分不满意	整夜不满意
夜间做梦情况	不做梦	少有梦√	经常有梦	大部分有梦	很多/噩梦/清醒无梦
醒后感觉	感觉很好√	感觉较好	感觉尚可	感觉不好	感觉很不好

表3-7 匹兹堡睡眠质量指数量表（PSQI）

姓名：某某　　年龄：48岁　　性别：男

文化程度：　　职业：工人　　填表日期：2016年2月15日　　编号：

指导语：下面一些问题是关于您最近一个月的睡眠状态，这仅仅与您的睡眠习惯有关，请选择或填写最符合您近一个月白天和晚上实际情况的选项，并尽可能地做精确回答，其中划有横杠的部分是需要自己填写。

1. 在最近1个月中，您晚上上床睡觉通常是__11__点钟。

2. 在最近1个月中，您每晚通常要多长时间才能入睡（从上床到入睡）：__30~50__分钟。

3. 在最近1个月中，您每天早上通常是__7__点钟起床。

4. 在最近1个月中，您每晚实际睡眠的时间为__6__小时。（注意不等同于卧床时间，可以有小数）。

从下面问题中选择一个最符合您的情况的选项作为答案，并画“√”

5. 在最近1个月中，您是否因下列情况影响睡眠而烦恼，并描述其程度：

A. 不能在30分钟内入睡：

(1)过去1个月没有。	(3)√ 每周平均有一个或两个晚上。
(2)每周平均不足一个晚上。	(4)每周有平均三个或更多晚上。

续表

B.在晚上睡眠过程中醒来或早醒（凌晨醒后不容易再次入睡）：

（1）过去1个月没有。　　（3）√ 每周平均有一个或两个晚上。

（2）每周平均不足一个晚上。　　（4）每周有平均三个或更多晚上。

C.晚上起床上洗手间：

（1）√ 过去1个月没有。　　（3）每周平均有一个或两个晚上。

（2）每周平均不足一个晚上。　　（4）每周有平均三个或更多晚上。

D.晚上睡觉时出现不舒服的呼吸：

（1）√ 过去1个月没有。　　（3）每周平均有一个或两个晚上。

（2）每周平均不足一个晚上。　　（4）每周有平均三个或更多晚上。

E.晚上睡觉时出现大声咳嗽或鼾声:

（1）√ 过去1个月没有。　　（3）每周平均有一个或两个晚上。

（2）每周平均不足一个晚上。　　（4）每周有平均三个或更多晚上。

F.晚上睡觉感到寒冷：

（1）√ 过去1个月没有。　　（3）每周平均有一个或两个晚上。

（2）每周平均不足一个晚上。　　（4）每周有平均三个或更多晚上。

G.晚上睡觉感到太热：

（1）√ 过去1个月没有。　　（3）每周平均有一个或两个晚上。

（2）每周平均不足一个晚上。　　（4）每周有平均三个或更多晚上。

H.晚上睡觉做噩梦：

（1）√ 过去1个月没有。　　（3）每周平均有一个或两个晚上。

（2）每周平均不足一个晚上。　　（4）每周有平均三个或更多晚上。

I.晚上睡觉身上出现疼痛不适：

（1）√ 过去1个月没有。　　（3）每周平均有一个或两个晚上。

（2）每周平均不足一个晚上。　　（4）每周有平均三个或更多晚上。

J.其他影响睡眠的问题和原因：

如有，请说明这个问题____

并描述其程度：

（1）过去1个月没有。　　（3）每周平均有一个或两个晚上。

（2）每周平均不足一个晚上。　　（4）每周有平均三个或更多晚上。

6.在最近1个月中，总的来说，您认为自己的睡眠质量：

（1）√ 很好　　（3）较差

（2）较好　　（4）很差

7. 在最近1个月中，您是否要服药物（包括医院和药店购买的药物）才能入睡：

（1）过去一个月没有。　　（3）√ 每周平均有一个或两个晚上。

（2）每周平均不足一个晚上。　　（4）每周有平均三个或更多晚上。

8. 在最近1个月中，您是否在开车、吃饭或参加社会活动时时常感到困倦：

（1）过去1个月没有。　　（3）√ 每周平均有一个或两个晚上。

（2）每周平均不足一个晚上。　　（4）每周有平均三个或更多晚上。

续表

9. 在最近 1 个月中，您在积极完成事情上是否感到精力不足：

(1) 过去 1 个月没有。　　(3)√ 每周平均有一个或两个晚上。

(2) 每周平均不足一个晚上。　　(4) 每周有平均三个或更多晚上。

10. 您是与人同睡一床或有室友：

(1) 没有。　　(3) 同伴在同一房间但不同床。

(2) 同伴或室友在另一间房。　　(4)√ 同伴在同一床上。

如果您是与人同睡一床或有室友，请询问他您在过去一个月里是否出现以下情况：

A. 在您睡觉时，有无打鼾声：

(1) 过去 1 个月没有。　　(3)√ 每周平均有一或两个晚上。

(2) 每周平均不足一个晚上。　　(4) 每周有平均三个或更多晚上。

B. 在您睡觉时，呼吸之间有没有长时间停顿：

(1)√ 过去 1 个月没有。　　(3) 每周平均有一或两个晚上。

(2) 每周平均不足一个晚上。　　(4) 每周有平均三个或更多晚上。

C. 在您睡觉时，您的腿是否有抽动或痉挛：

(1)√ 过去 1 个月没有。　　(3) 每周平均有一个或两个晚上。

(2) 每周平均不足一个晚上。　　(4) 每周有平均三个或更多晚上。

D. 在您睡觉时，是否出现不能辨认方向或混乱状态：

(1)√ 过去 1 个月没有。　　(3) 每周平均有一个或两个晚上。

(2) 每周平均不足一个晚上。　　(4) 每周有平均三个或更多晚上。

E. 在您睡觉时，是否有其他睡眠不安宁的情况，如果有，请描述这个问题：________________，并描述其程度；

(1) 过去 1 个月没有。　　(3) 每周平均有一个或两个晚上。

(2) 每周平均不足一个晚上。　　(4) 每周有平均三个或更多晚上。

您认为您目前的作息制度是否适合您：是，不是。

如果不是，您有对自己的建议或想法吗？________________

上述失眠阶梯疗法涵盖西药疗法、中药疗法、中医非药物疗法及心理行为疗法，范围广、内容多，旨在通过多样的治疗方法、合理的层次搭配，实现失眠的干预治疗。总以改善失眠患者的睡眠质量、增加有效睡眠时间，恢复社会功能、提高生活质量为目标。

第四节　睡眠亚健康的表现形式

近年来睡眠医学已为世界生命科学所关注，并成为一门重要的边缘学科。睡眠医学的现代概念较以往更为丰富、更为科学、更为创新。正如著名杂志《科学》（*Science*）的主编所言：“睡眠及其基础研究，将是 21 世纪神经科学的两个至关重要的领域之一。”

进入 21 世纪后，WHO 将健康定义为躯体健康、心理健康、社会适应良好和道德健康。亚健康状态正是在这种四维健康理念基础上形成的医学新思维，与传统的生物医学模式相比较，亚健康学在研究和干预健康问题方面，具有更大的优势。亚健康状态是介于健康和疾病之间的中间状态，主要表现为机体上无明显的疾病，但在躯体、心理上出现活力降低和外界适应力降低的种种症状，如疲劳、疼痛、睡眠障碍、焦虑或抑郁不良情绪等。

失眠是亚健康常见的临床表现，故将以失眠为主的亚健康称为睡眠亚健康，是亚健康的亚型之一。由于社会科技高度发展、生活压力大、节奏加快，失眠给越来越多的人带来困扰，从而带来较大的社会危害。当前按照失眠症治疗亚健康失眠态的效果并不理想，反之对安眠药和精神类药物的依赖越来越重，此种情况已经成为严重的社会问题，并引起广泛关注。睡眠亚健康的相关研究和报道尚缺乏，这里对睡眠亚健康的表现形式做介绍。

失眠通常指患者对睡眠时间和（或）睡眠质量不满足并影响日间社会功能的一种主观体验。失眠表现为入睡困难（入睡时间超过 30 分钟）、睡眠维持障碍（整夜觉醒次数≥2 次、每次>5 分钟）、早醒（比常规起床提前半小时）、睡眠质量下降和总睡眠时间减少（通常少于 6 小时），同时伴有日间功能障碍。

为什么有睡眠亚健康的提法？首先，将失眠完全归于神经系统疾病诊断尤其不足，因为失眠不仅仅是单纯的生理病理问题，它包含了社会和医学多方面问题，涉及到多个学科，因此仅将失眠简单归于神经系统的疾病是不严格的。其次，现代社会失眠人群中的大部分为亚健康人群，或许多长期甚至是顽固性失眠多为亚健康失眠发展而成，有人做流行病统计调查显示亚健康失眠的高发人群为 30～50 岁，多为脑力劳动者，多属轻、中度失眠。睡眠亚健康态不但是亚健康的亚型之一，也是失眠人群中的主要部分，长期反复将导致重度或顽固性失眠。睡眠亚健康态是在现代社会失眠人群中占大多数的、且独立存在的症证，用睡眠亚健康命名比用失眠命名更加准确和清晰。睡眠亚健康同时归属于亚健康学和睡眠医学两个领域，属于各自的亚种类型。

按照睡眠亚健康发生原因，大致可归类为内源性睡眠亚健康、外源性睡眠亚健康、昼夜节律失调性睡眠亚健康、异态睡眠（睡眠期觉醒困难亚健康、快速眼动睡眠期相关性睡眠亚健康、其他形式的睡眠亚健康状态）等。

一、内源性睡眠亚健康

（一）特发性睡眠增多

特发性睡眠增多亚健康是以日间思睡、早晨或小睡后觉醒困难（宿醉睡眠） 为基本特征的睡眠亚健康状态。亚健康人群通常主诉晨醒困难，难以被闹钟唤醒，会使用特殊手段来促醒。肥胖性人群多发，餐后空闲或看电视时是其高发生时段，女性发生率高于男性。

临床表现形式：

（1）肥胖性人群多发，餐后空闲或看电视时是其高发生时段。多见于青中年人，隐袭起病或多于 21 岁之前发生，有的自幼出现，女性发生率高于男性。

（2）主诉过度睡眠或过度睡意，夜间睡眠时间延长或常见日间睡眠发作。夜间入睡较快，总睡眠时间正常或稍增多，有的难以唤醒，如果被唤醒，常呈朦胧宿醉状态。日间经常出现瞌睡，每次可达 1 小时左右。

（3）过度睡眠症状存在不足 6 个月。

（4）不能用其他类型睡眠障碍、内科和神经或精神疾病、药物或物质使用解释。

（二）成人阻塞性睡眠呼吸暂停亚健康

成人阻塞性睡眠呼吸暂停亚健康是指在睡眠过程中，由于呼吸道等原因引起的通气呼吸受限，每晚 7 个小时的睡眠中，呼吸受限发作不足 30 次或睡眠呼吸受限/低通气指数（AHI，即平均每小时呼吸受限次数+低通气次数）不超过 5 次，伴有鼾声及夜间睡眠受影响、易醒或白天睡意的状态。

主要状态表现：

（1）多见于男性及绝经期后的女性。

（2）睡眠时打鼾，鼾声不规律，或大或小，并与呼吸受限间歇、交替出现。

可同时出现醒后口干、日间思睡等相关表现。发生呼吸受限后憋醒，偶尔会有胸闷、盗汗、心慌、心前区不适等。

（3）PSG 监测存在以下表现：①发生阻塞性呼吸暂停，但不足 5 次，每次持续时间不足 10 秒。②MSLT 平均睡眠潜伏期<10 分钟。③每小时可因呼吸受限导致的唤醒、心搏快慢交替及血氧饱和度降低。

（三）不安腿睡眠亚健康

不安腿又称不宁腿、不宁肢，是指于静息状态下出现难以名状的肢体不适感，迫使肢体发生不自主运动，患者主诉夜间有下肢不适感觉或难以入睡，不能得到良好的睡眠。本状态普通人群患病率为 10%，见于任何年龄，中老年人患病率更高，女性多于男性，婴儿罕见。

特征性症状：

（1）在静息状态下出现难以名状的下肢不适感，迫使下肢发生不自主的运动，用意识控制肢体不动时，就感到难以忍受。肢体不适感多为酸、麻、胀、冷、热或虫爬、蠕动、拉扯、刺痛、震颤、发痒、沉重、抽筋等。不适感表现在下肢前面或后面，多在腓肠肌和股部，症状严重者可波及上肢和躯干。症状常为双侧性，程度和发作频率不对称，单侧发生者罕见。一般静息状态或身体放松时出现症状，夜间比白天更容易出现症状，症状持续数分钟至数小时不等。

（2）活动可改善症状，如伸展肢体、来回走动或蹬车等，不适感可部分或全部缓解，活动停止后症状再次出现。

（3）此症状导致的不适感常严重干扰睡眠，导致入睡困难或睡中频繁觉醒或惊醒。虽然有时患者未意识到腿部存在的不愉快感，醒后再入睡时非常困难。有的患者将夜间觉醒归于肢体的异常感觉导致的惊醒。部分患者感觉在早上 4～5 点钟睡得比较好，有意推迟睡眠时间，时间长，演变成为睡眠时相延迟综合征。夜间睡眠障碍严重者，白天出现过度睡意、记忆力下降、注意力不能集中等。睡眠紊乱程度加重使肢体不适感恶化。患者配偶或同床者的睡眠常常受到干扰出现失眠症状，导致人际关系不良和诱发婚姻危机。不安腿睡眠亚健康患者可伴有明显焦虑和抑郁，社会与职业功能受到影响。

状态常有波动。部分患者出现静止阶段或症状自发消失，部分患者呈进行性加重。神经系统检查缺乏客观异常体征。

二、外源性睡眠亚健康

（一）适应性睡眠亚健康

适应性睡眠亚健康，如一过性睡眠障碍、短期睡眠障碍、一过性精神生理性睡眠障碍和适应性睡眠障碍。该症的基本特点是失眠继发于紧张性刺激以后。失眠时间一般较短，小于 3 个月，通常几天到几周，在紧张性刺激因素消除或患者适应了这种刺激后，睡眠恢复正常。

紧张性刺激因素包括心理、社会心理、躯体和环境因素，如人际关系的变化、工作压力、个人得失、居住环境变化以及被诊断出某种疾病等。睡眠异常可表现为入睡时间（睡眠潜伏期）延长、觉醒时间和次数增多、总体睡眠时间缩短以及睡眠质量下降。患者自诉睡得不香。有些患者可能以白天的症状为主诉，如白天困倦、疲劳等，尝试入睡的次数增加等，可以伴随情绪异常，如焦虑、少言寡语、抑郁等，也可出现肌肉紧张、胃肠不适和头痛等躯体症状。

（二）高海拔性失眠

所谓高海拔性失眠，是指发生于海拔升高至某种高度时引起的急性失眠，常伴有头痛、疲倦、食欲减退等高原反应症状。一般升高至海拔 2000m 以上即可出现，典型症状常见于登高后 72 小时以内，与高海拔缺氧导致的睡眠期间呼吸紊乱有直接关系。随着海拔高度的增加，失眠症状可进行性加重，但若在同一高度环境停留一段时间后，随着机体对低氧环境的适应，大部分患者失眠症状可有所减轻，等到重新回到低海拔环境时，失眠症状可完全缓解。

（三）应激性失眠

应激相关睡眠亚健康是指由于强烈或持久的心理社会因素直接作用而引起的一组功能性睡眠紊乱状态。应激相关障碍分为急性应激障碍、创伤后应激障碍与适应障碍等三大类。经历诸如战争、严重事故、地震、被强暴、被绑架等严重事件的人都会感到巨大的痛苦，其中 13%～19%的人可出现急性应激障碍；随着时间推移，7%～12%的人可出现创伤后应激障碍（PTSD）。睡眠紊乱及噩梦是最为常见的两个睡眠相关症状。

1. 睡眠紊乱

绝大多数 PTSD 患者曾抱怨睡眠紊乱，患者的睡眠紊乱常表现为入睡后容易唤醒且难以维持睡眠。患者醒觉多发生于前半夜，干扰主要出现于此期的 NREM（慢相睡眠）期 S3（第三阶段）深睡眠，导致睡眠效率的下降。PTSD 患者警觉性增高，醒觉明显增多，一般人们会理所当然认为患者睡眠各期都容易被唤醒。然而，多导睡眠监测揭示了一个有趣的现象，即在 PTSD 患者微觉醒发生次数增加的同时，NREM 睡眠 S3 期被唤醒的阈值明显上升，即使给予内外源性刺激，处于此期的患者仍难以唤醒。但 PTSD 患者在 REM（快速眼动睡眠）期间仍容易被唤醒。

2. 噩梦

多数患者报告有噩梦，噩梦发生率为每周平均 5 次左右，半数以上的患者能详尽回忆噩梦内容。PTSD 患者噩梦中大部分内容带有恐怖、威胁性，半数以上内容依据现实背景，以梦中反复重现创伤性情境常见。传统上认为 PTSD 患者噩梦主要发生于 REM 期，多导睡眠监测显示

REM 睡眠潜伏期缩短，REM 密度增加，REM 睡眠比例增加。PTSD 患者噩梦内容常涉及创伤性事件，因此伴有更多睡眠相关的焦虑症状，譬如怕黑、入睡时不自主的烦躁、梦中叫喊及惊醒后难以入睡等。

3. 对睡眠的过分焦虑

PTSD 患者对睡眠的评价具有较多的主观色彩，影响了患者对睡眠质量的客观评价。患者经常抱怨入睡时间延长、总睡眠时间缩短。然而事实上，入睡前 PTSD 患者对睡眠过多担忧和焦虑扭曲了对睡眠效率的真实感知。

4. 睡眠中呼吸和行为问题

PTSD 患者失眠、微觉醒及日间疲乏等症状，会引发较多的睡眠中呼吸和行为问题。PSG 显示 NREM 睡眠 Sl（第一阶段）、S2（第二阶段）期中 PTSD 患者会出现肢体异动增加，包括睡眠中踢被子、不宁腿表现和过多的肢体活动，常导致醒觉增加。PSG 也发现，PTSD 患者更好发睡眠呼吸紊乱，而且合并睡眠呼吸紊乱预示 PTSD 患者睡眠质量更差，焦虑、抑郁症状更为严重。PTSD 患者的睡眠问题不应该仅被视为继发性改变，而应作为一个独立的问题存在。某种程度上，睡眠障碍将直接决定 PTSD 症状的严重程度，并因此影响患者日间功能活动及生活质量。

三、昼夜节律失调性睡眠亚健康

（一）睡眠节律

近年来，时间生物学认为，生物体乃至植物体的生命随昼夜交替，四时更迭，进行周期性运动，显示出生理活动的周期性节律。我国自古视天地为大宇宙，人体为小宇宙，大小宇宙可谓息息相通。健康人体的活动大多呈现 24 小时昼夜的生理节律，与地球有规律自转所形成的 24 小时周期是相适应的。这表明生理节律受外环境周期性变化（光照的强弱和气温的高低）的影响而呈现同步变化，如人体的体温、脉搏、血压、氧耗量、脏器活动、激素的分泌水平、免疫和神经内分泌活动及细胞分裂、DNA 功能等均存在昼夜节律变化，这是自然选择和长期进化过程中保存下来的适应性特征。

研究表明，人体的各种功能活动中至少有 100 多种呈现昼夜节律变化，其中最明显的是睡眠行为，它与自然昼夜变化一致，白天觉醒工作，夜晚睡眠休息，周而复始地形成了“觉醒—睡眠”的周期性节律变化。

（二）生物钟

昼夜节律是所有生物体对可预测环境变化的一种综合性适应，是可以持续运行，并以大约 24 小时为周期的生物节律，不仅是生物体对环境变化的被动反应，而且是一种内源性的，似乎由一种内在计时机制所启动，这种计时机制称为生物钟。

研究表明，生物钟存在于小到细菌，大到高等动、植物和人类之中。小到细菌代谢，大到动、植物的定向迁移；快到人体内 0.8 秒的心跳、慢到人类 7000 多万年的演化过程，都存在着生物钟的控制。实验证实，影响生物钟运行最重要的环境因素是日和夜或光明与黑暗的交替。光的重要性非常大，以至于在原生动物中，控制其活动—休息生物钟就位于眼睛中。在鸟类，它们的生物钟已从眼睛转移到脑，生物钟中含有光敏感神经细胞，这些细胞现被认为是执行生物钟功能时留存下来的。哺乳动物具有特殊的神经通路，光度信息可沿着神经通路从视网膜传送到位于下丘脑的生物钟。在自然状态下，生物钟接受外界光暗和温度等周期信号，调整自身的位相，与外界环境保持同步。

睡眠节律是人体呈昼夜节律变化最为明显的功能活动。目前的研究表明，睡眠生物节律是EEP脑内的生物钟所驱动的。1972年，StepHan研究证明，人类的脑生物钟位于视交叉上核（SCN）。证明SCN是控制昼夜节律的重要实验依据是：毁损或该核发生病变时，各项生理活动的昼夜节律消失。随后众多的研究提示，SCN作为昼夜节律的主钟、起搏器、振荡器，是昼夜节律的整合中心，对维持机体睡眠节律、行为节律起着重要的作用。

关于脑生物钟如何控制、调节睡眠节律的缘由远未定论。公认的说法有两种可能：一是生物节律包括昼夜节律是生物体固有的内在的特性，具有遗传性质，不受外界变化的影响，称为内源性节律；另一种认为生物体所处的周围环境有各种周期性变化因素，其中尤以光照（明暗）、温度为要，也涉及食物、水等营养因素以及亲朋等生物和社会因素，成为生物节律的外部来源即外源性节律。按照昼夜节律不同，常见的昼夜节律失调性睡眠亚健康主要有以下几种表现形式。

1. 时差变化睡眠亚健康

是由于患者体内生物节律与时区的时间不同步，出现不同程度的睡眠启动或睡眠维持的困难、嗜睡、日间维持能力的下降，以及躯体症状。人能根据昼夜的明暗周期活动，就是因为体内生物钟要经常与所处的时区对时，使之同步化。人体的生物节律根据环境的改变做出适当调节的范围为22～26小时，超出这一范围，就不能立即做出与环境的同步化调节。

主要临床表现：①疲劳；②失眠、焦虑与其他睡眠—觉醒障碍；③胃肠道症状；④部分器官的身心症状；⑤其他症状如头痛、视力下降、呼吸困难及月经不调等。⑥多导睡眠图表现：与平时基础睡眠相比，到达新时区后的第1～3个夜间NREM睡眠第1期比例增加，觉醒次数增多。睡眠效率轻度下降，通常不超过基线的10%。睡眠潜伏期延长和深睡眠减少的情况因人而异，无论是向东或向西飞行，后半夜的睡眠受到严重破坏更常见。

诊断标准：

（1）以失眠或白天过度嗜睡为主诉，同时伴有跨越至少2个时区的旅程。

（2）旅行后一两天会出现影响白天功能的症状，乏力或躯体症状，如胃肠道功能紊乱。

（3）排除由于睡眠障碍、神经精神疾病，以及不良用药等引起的相关失眠或白天过度嗜睡。

（4）疾病程度：轻度：轻度失眠或思睡；中度：中度失眠或思睡；重度：严重失眠或思睡。

（5）病程标准：急性≤7天；亚急性＞7天，但≤3个月；慢性≥3个月。

2. 倒班性睡眠亚健康

现代社会快速发展，倒班成为较普遍的一种工作方式。“日出而作，日落而息”是人们一直遵循的生活节律。当人们改变了这些习惯以后，便会出现不适应。医学工作者研究发现，轮班（shift work）可导致人体生物节律紊乱，使人们产生轮班睡眠疾患（shift worksleep disorder）。这种疾病主要发生在轮班制的工作人员，特别是在一定时间内连续进行同样的夜班工作的人更容易发生。

倒班性睡眠亚健康主要状态表现为：睡眠亚健康发生率高且严重，睡眠不足，入睡难；工作能力下降，疲劳，食欲不振，不适感明显；症状持续在整个夜班工作节奏中；很多人在连续的夜班工作中，逐渐出现持续的瞌睡症状，甚至不自觉的睡眠现象。不同倒班的人群中，会出现不同的睡眠亚健康。失眠和瞌睡是轮班所致睡眠亚健康的主要表现。

辅助检查：

（1）多导睡眠图检查：对于睡眠疾患的人群出现睡眠障碍可进行多导睡眠图检查，在白昼的睡眠中进行检测，但实际效果并不很理想。而多次小睡潜伏试验（MSLT）可分别于倒班开始、倒班中间、倒班结束期进行检测。

（2）睡眠量表：可反映睡眠的质量，对评价睡眠障碍有一定的意义。对于轮班的人群来说，配合使用睡眠日记可能会更明确反映睡眠的问题。

严重程度标准：轻度：轻度失眠或白天瞌睡过多，睡眠缺乏时间不足 1～2 小时；中度：中度失眠或白天瞌睡过多，睡眠缺乏时间不足 2～3 小时；重度：重度失眠或者白天瞌睡过多，睡眠缺乏时间超过 3 小时。

病程标准：急性≤7 天；亚急性＞7 天，但＜3 个月；慢性≥3 个月。

3. 睡眠觉醒时相延迟亚健康

睡眠觉醒时相延迟亚健康，是以不能在期望的时间入睡和觉醒，晚上入睡和早上觉醒均延迟，睡眠觉醒时间通常推迟在 2 小时以内，而睡眠周期基本正常为主要表现的慢性睡眠亚健康状态。早睡努力通常失败，早上觉醒难，其由于晚睡晚起，此类睡眠亚健康人群生活节奏受到严重影响。一般人群发生率为 0.17%，青少年发生率 7%～16%。主要状态表现：

（1）多在青春期发生，平均发生年龄为 20 岁，也可在儿童期发生。

（2）不能在期望的时间入睡和觉醒，晚上入睡和早上觉醒均延迟，通常推迟在 2 小时以内。典型表现在凌晨 2∶00～6∶00 难以入睡，无约束情况下，偏爱的觉醒时间是白天 10∶00～13∶00。

（3）每天入睡与觉醒时间基本一致，可保持 24 小时睡眠觉醒周期，睡眠时间及质量基本正常。

（4）症状持续不足 3 个月。

（5）不能用其他类型睡眠障碍、内科和神经或精神疾病、药物或物质使用解释。

睡眠觉醒时相延迟亚健康在成年期间歇加重，可持续数月至数年。然而，随年龄增长，状态可缓解，睡眠觉醒周期可提前，缓解后病情也可复发。状态表现变异较大，这取决于学校、社会及工作要求及环境，如需早起，则有可能加重。

4. 睡眠觉醒时相提前亚健康

睡眠觉醒时相提前亚健康，是指入睡与觉醒时间均比传统的作息时间显著提前的睡眠亚健康状态。以早睡早醒为特征，主要表现为睡眠期比相应期望的时间提前，结果导致傍晚思睡，过早入睡和比自己期望的时间过早醒来。调查发现，在美国的中年人中，约有 1%的人患有睡眠觉醒时相提前障碍。主要状态表现：

（1）本状态多发于老年人。

（2）入睡与觉醒时间均较自己意愿的正常睡眠时间提前，以早睡早醒为特征，多表现为傍晚不能保持清醒或凌晨过早觉醒，或者两者同时存在。

（3）与正常的睡眠时间相比，主睡眠期时相提前，但保持稳定的 24 小时睡眠觉醒模式。

（4）症状持续不足 3 个月。

（5）不能用其他类型睡眠障碍、内科和神经或精神疾病、药物或物质使用解释。

四、异 态 睡 眠

（一）意识模糊性觉醒亚健康

意识模糊性觉醒困难亚健康是指由睡眠向觉醒转换的过程中，意识并非完全清醒状态下出现的短暂行为异常。表现为对时间和地点定向朦胧、精神活动迟钝、说话颠三倒四等，甚至伴有躁动表现，可持续数分钟至数小时，次日对夜间发生的事不知晓或伴有朦胧性回忆。主要状态表现：

（1）常见于儿童，无明显性别差异，好发于睡眠不足者。随着年龄增长，其发生率和发作频率逐渐减少。成人期发生较少见。

（2）从睡眠中被强行唤醒后出现并非完全清醒状态，经历一个轻度意识模糊的过程。

（3）主要表现为对时间和地点定向矇眬、精神活动迟钝、说话颠三倒四等。

（4）持续时间小于 5 分钟。

（5）排除复杂部分性癫痫发作及其他类型的睡眠亚健康状态。

（二）梦魇

梦魇是发生于快速眼动睡眠期间一种常见的睡眠障碍症状，其特征有：梦境体验充满明显的恐怖或焦虑不安；事后或醒后患者可将噩梦详细记忆。梦魇可发生于任何年龄，大多在 20 岁以前发病，但以幼儿和 10 岁以前儿童多见。主要状态表现：

（1）睡眠中进入梦境伴有强烈的恐怖、焦虑感，但却自觉重物压迫，身体不能动，欲呼不能，惊恐万分，惊醒后仍能回忆出部分可怕情景，使患者情绪紧张，心慌，呼吸加快；发作后不易迅速入睡，通常在习惯性睡眠的后半段发生。

（2）多导睡眠图示：梦魇发作时 REM 睡眠期突然惊醒，可使心率和呼吸加快。

（3）按发作频率诊断病情的轻重程度。

（三）原发性打鼾

原发性打鼾是指睡眠时出现鼾声，鼾声可轻可重，甚至影响同床伴侣，严重者可把自己惊醒，除打鼾外，没有相关的晨起头痛、疲乏、思睡等症状，是一种常见的睡眠亚健康状态。正常人睡眠期呼吸应该是均匀、无声的一个过程，打鼾是睡眠呼吸不畅的信号，而非“睡得香”的表现。主要状态表现：

（1）偶尔打鼾普遍存在，成年男性相对多见。

（2）睡眠中出现鼾声，打鼾时产生响亮的吸气和呼气声音，影响同卧室的其他人睡眠。仰卧姿势睡眠时最容易出现打鼾。

（3）部分人群睡眠过程中出现憋气，甚至被憋醒。

（4）不能用其他类型睡眠障碍、睡眠呼吸暂停、内科和神经或精神疾病、药物或物质使用解释。

（四）磨牙睡眠亚健康

磨牙是指在睡眠过程中不自主地将牙齿咬紧或不停地磨动牙齿，不可自控地牙齿摩擦。一般是由同室居住者听到这种使人厌烦的牙齿摩擦声后，才引起重视，以儿童多见。主要状态表现：

（1）本状态并不局限在睡眠的某个阶段或状态出现，表现主要是节律性、间断性的下颌磨动或长时间肌肉紧咬状态。典型的磨牙表现是在睡眠期间有磨牙或牙齿紧咬的刻板性运动，强烈的、反复的牙齿摩擦，每次发作时间为 4s 或 5s，磨牙频率每秒一次或更长一些，这种发作可重复发作。

（2）由于用力过度，患者常有咀嚼肌疲劳、压痛、功能异常及肌肉紧张性疼痛。

（3）多导睡眠图监测显示睡眠期间出现下颌肌肉运动。

（五）原发性遗尿

原发性遗尿是指当生理发育已经超出了能够正常控制膀胱功能的年龄（5～6 岁）后，白天膀胱功能正常，睡眠期间的发作性无意识排尿，每周发生不足两次，持续时间不足 3 个月，保持连续睡眠期间不尿床困难为特征的睡眠亚健康，可出现在睡眠的各期，儿童最为多见。主要状态表现：

（1）亚健康人群大于 5 岁。

（2）在睡眠期间的发作性无意识排尿，每周发生不足两次，持续时间不足 3 个月，可出现在睡眠的各期。

（3）保持连续睡眠期间不尿床困难。

第四章　失眠医案篇

关于失眠的病机，自古以来便论述繁多。归纳起来，有先秦时期的“阴阳学说”和“营卫学说”、汉唐时期的“脏腑学说”和“魂魄学说”、明末清初的“脑神学说”。贾师依据多年临床经验总结，认为除阴阳学说外，其余四大学说均有失偏颇，不能成为失眠总括。早在《灵枢·邪客》即云：“今厥气客于五脏六腑则卫气独卫其外，行于阳，不得入于阴。行于阳则阳气盛，阳气盛则阳跷陷，不得入于阴，阴虚故目不瞑。”以为阳不入阴即为不寐病机，而其他学说均为阴阳之一源而多歧。

失眠总病机为阳不入阴，即白天人体随自然界渐盛阳气，阳出于阴而寤，夜晚人体随自然界渐盛阴气，阳入于阴而寐。失眠病机分虚实两端。实证有朱丹溪六郁所论气、血、痰、火、食、湿六因，六郁之邪可阻滞阳气升降出入通道，导致气机运行失常而发不寐；虚证有气血阴阳亏虚，其均可致阴不涵阳，阳不入阴而发不寐。

一、枢机不利型

六郁中之气郁证，因气机枢转不利所致者，不明确归结于何脏腑时，可以“枢机不利、阳不入阴”立论。治疗因气机运动紊乱，升降无序，出入壅塞，阴阳虚实错杂，阳不入阴而发的枢机不利型失眠，应强调在和解枢机、升清降浊、通利出入、恢复紊乱气机的基础上随症加减。

根据少阳证小柴胡汤证病篇，少阳非表非里，却与表里密切相关。少阳所主半表半里即少阳主枢。少阳经腑均分布于身侧，却作用于全身，故少阳受邪，枢机不利，则影响广泛。少阳致病特点之一为易经腑同病，虽经先受邪，易波及腑，反之亦然。胆汁排泄有规律，是因为少阳胆腑藏精汁、喜疏泄；人体情绪之抑郁、焦虑、胆怯、躁狂、少眠等情志异常与肝胆密切相关，一者足少阳胆经经别入季胁、布胸腔、过心脏；二者与肝胆脏腑特点相关，肝胆互为表里、关系紧密，若肝胆失疏泄、失决断、失谋虑可引起诸多心理情志病。胆腑内寄相火，虽不亢不烈，却蒸蒸日上，一旦邪郁，易于化火。手少阳三焦经为水火气机通道，若三焦受邪，易生痰、生饮、生水。少阳经又因其特点而易兼太阳表证、阳明里实证、太阴脾虚证等。故一旦少阳受邪，枢机不利，波及甚广，症状复杂多变。而少阳枢机不利，气机失调，阴阳出入异常；水火气机失于通调，所化之痰、水、饮阻滞阴阳气机出入；郁而化火，循经扰神，阳气妄动。均可致阴阳出入失常，阳不入阴，而发失眠。

临床方选柴胡加龙骨牡蛎汤治疗枢机不利所致失眠。贾师根据少阳枢机不利致病影响广泛、病位不能确定某脏某腑的特点，通过数十年临证经验总结，认为使用本方的适应证为：一般为年轻人，临床上入睡困难，或然症状多，或头痛，或全身痛，或不思饮食，或对气温变化反应敏感，冬天怕冷夏天怕热，易受惊吓，症状多变。柴胡加龙骨牡蛎汤证以小柴胡汤为主方加减用药和解枢机、畅利三焦，最终使气机调和，阳气出入有序而使人体复于正常。现给予病案实例如下：

（1）患者王某，男，55岁，2016年1月13日就诊。

主诉：失眠 30 余年。

现病史：患者 30 年来间断性入睡困难，每晚睡 5～6 小时（服用阿普唑仑 2 片）。伴小便时余沥不尽，有阴缩感，腰部酸困，怕冷，睡前足热，时有耳鸣，纳可。苔腻，脉弦滑。

既往史：高血压，糖尿病史数年。

诊断：失眠。

辨证：枢机不利。

治法：和解少阳，化痰通络，补肾安神。

方药：柴胡加龙骨牡蛎汤加减：

柴胡 6g，黄芩 10g，清半夏 9g、党参 20g，生龙骨 20g（先煎），生牡蛎 20g（先煎），桂枝 3g，白芍 20g，骨碎补 20g，蜈蚣 2 条，天麻 10g，赤芍 10g，生麦芽 30g。7 剂，水煎服，日一剂。

2016 年 1 月 22 日复诊：失眠好转，未服安眠药可睡 5～6 小时，入眠困难，睡前足部热，尿失禁稍好，阴缩稍好，腰软，纳可，大小便正常，空腹血糖 5～9mmol/L，舌苔中心腻，脉弦。上方减生麦芽，加蜈蚣 1 条、炒莱菔子 20g，枳实 10g，磁石 15g（先煎）。

【按语】患者有慢性疾病史，日久阴阳失调，气机不畅，少阳枢机不利，阳不入阴故失眠；三焦气机出入不利、决渎失职致尿余淋不尽；气机不和，肾络失养故腰痛；耳窍失养故耳鸣；阴缩为气机郁滞，阳气不达所致；三焦枢机不利，津液气化失常，内生痰湿，故苔腻脉弦；气有余便是火，故睡前足热。总括病机，该患者为枢机不利，气机升降紊乱，阳不入阴，虚实寒热错杂，兼有痰湿。

方剂以《伤寒论》107“伤寒八九日，下之，胸满烦惊，小便不利，谵语，一身尽重，不可转侧者，柴胡加龙骨牡蛎汤主之”。柴胡秉天地春生之性，疏解少阳，升达胆气，黄芩清泄少阳郁热，柴芩合用疏解枢机，半夏配黄芩辛开苦降，畅达中焦枢纽，柴夏升降相因，调升降而畅三焦，党参益气和中，扶正祛邪。诸药合用，升降协调，疏利三焦，条达上下，互通内外，和畅气机。加用龙骨、牡蛎重镇安神，引阳入阴。桂枝温阳化气，白芍养血柔肝，两药相合引阳出表；骨碎补补肾而收浮阳，天麻、蜈蚣息风通络止痉，赤芍凉血活血通络，又可制气机郁滞生热。生麦芽善疏肝气，健脾消食开胃，既加强调畅气机之能，又可防诸药伤胃。二诊时苔腻脉弦滑，加用行气消痰之枳实，炒莱菔子降气化痰、泄浊通腑，加用重镇堕痰之磁石，痰消气行则更好调节枢机，枢机和谐，精神乃安，疾病向愈。

（2）患者阎某，男 55 岁，2015 年 11 月 15 日就诊。

主诉：失眠 2 年余，加重半年余。

现病史：患者 2 年前因家事纷扰致难以入睡，每晚须口服阿普唑仑方可入睡。停药后如故。近半年症状逐渐加重，每晚辗转反侧，难以入睡，每晚睡 3～4 小时且多梦、易醒。遂来诊治。刻下症见：夜难入寐，多梦，惊恐易醒，醒后伴心烦、出汗。汗后身冷，次日头蒙、疲倦。心烦易怒，口苦，大便干。舌苔黄腻，脉弦数。平素性情急躁。

诊断：失眠。

辨证：肝郁化热，痰热扰心。

治法：疏肝解郁、清热化痰、镇心安神。

方药：柴胡加龙骨牡蛎汤加减：

柴胡 6g，黄芩 10g，清半夏 9g，党参 20g，生龙骨 20g（先煎），生牡蛎 20g（先煎），桂枝 6g，白芍 10g，黄连 3g，肉桂 3g（后下），合欢皮 10g，天竺黄 10g，大黄 6g。7 剂，水煎服，日一剂。

二诊：服 7 剂后，患者自述做梦减少，逐渐能睡 5～6 小时。嘱减少阿普唑仑的用量。效不更方，继续调理，继14剂后2015年12月16日复诊，夜晚睡眠佳，诸症基本痊愈，但觉胃部胀满不适，上方加枳实10g。

【按语】人体的阴阳调和，气血畅达都离不开气的正常升降出入，也就是气化，它包括相对外界的“气立”和相对于人体内部的“神机”两种运动。在此以“枢机新说”，用枢机不调，阳不入阴为该患者失眠的病机。该患者平素性情急躁，复因家事纷扰致肝失条达，枢机不利、卫阳不得入藏而失眠；气有余便是火，气机郁滞日久而化火，阳热郁结于内故出现心烦、口苦，热邪外出迫津而汗出。气机郁滞，水湿代谢紊乱而聚湿生痰，痰阻气机而化热，痰热之邪居神位，故多梦惊恐易醒。枢机不利，胃气不降则便干，阳气失于舒展而头蒙乏力，怕冷，便干苔腻均为气机升降出入异常的表现。

对于这种气机升降出入异常，虚实寒热错杂的病机，首选柴胡加龙骨牡蛎汤，本方取效关键在于以小柴胡汤（无甘草、人参）和解枢机，使气机调畅，从本缓调。加生龙骨、生牡蛎质重引阳入阴重镇安神，其次还能化无形之痰；桂枝通阳化气，配合白芍调和营卫；天竺黄、黄连清热化痰，配合肉桂交通心肾，加大黄通腑泄热。诸药合用，调理气机，升清降浊，祛除痰热，恢复气机的生理平衡，也正体现了“成败倚伏生乎动”之意。

（3）患者南某，男，40岁，2016年3月11日就诊。

主诉：失眠1年，加重2个月。

现病史：1年前无明显诱因出现失眠，偶服多赛平可睡，但入睡困难，眠浅易醒，醒后（凌晨2～5点）难入睡，或头蒙，心情烦闷，纳可，二便调。近2个月咳嗽，喉中有痰，咳痰不利，难午睡，面斑，喜凉饮。舌边有齿痕，脉弦无力。

既往史：缺铁性贫血。

诊断：郁证，失眠。

辨证：枢机不利。

治法：和解枢机。

方药：柴胡加龙骨牡蛎汤加减：

柴胡6g，黄芩10g，清半夏9g，党参20g，牡蛎20g，龙骨20g，桂枝6g，白芍20g，合欢皮10g，炒酸枣仁20g，陈皮12g，炒莱菔子20g，7剂，水煎服，日1剂。

2016年3月18日二诊：仍服多赛平入睡可，眠浅，午睡3～5分钟，咳嗽止，纳可，二便正常。效不更方，上方10剂。

【按语】本例患者少阳枢机不利，气机郁结，则百病丛生。气机不畅，营卫失和，升降失调，则阴阳失序而发失眠。气机郁结日久而生痰、生火、致虚，痰湿之邪阻滞气机通道，故失眠加重；火为阳邪，阳气妄动，阴不敛阳；气血阴阳耗伤亦可致阳气运行异常。痰湿困阻故见头蒙；肺为贮痰之器，今痰邪内蕴故见喉中有痰，咳痰不利；火热内扰故见心情烦闷；热邪伤津故口干喜凉饮；火盛伤及血分，故见面斑；失眠日久耗散气血，故见眠浅易醒；未及脾胃故见纳可；舌齿痕，脉弦无力，为气机郁滞生痰致虚之佐证。

柴胡加龙骨牡蛎汤是少阳病兼证方剂，用小柴胡汤调解少阳枢机，畅利三焦，清热化痰，益气祛邪；桂枝温阳化气，补益卫阳，白芍养阴柔肝，二者配合调和营卫，助营卫出入正常；加龙骨，牡蛎重镇安神，收敛浮阳，化无形之痰；合欢皮解郁安神，酸枣仁养心益肝，宁心安神，陈皮理气健脾，燥湿化痰，助气机运行，杜绝生痰之源；莱菔子降气化痰，降浊阴以升清阳，调理气机升降。诸药合用，使枢机条达，气机调畅，痰去热清，邪去正盛则神安。

（4）患者杜某，女，29岁，2016年8月22日初诊。

主诉：间断性失眠 3 年，加重 3 天。

现病史：患者 3 年来间断睡眠欠佳，自诉连续 3 天睡不着觉，入睡前无睡意，无汗出烘热之感，醒后无疲乏感，无头晕，头痛，夜间小便频数，多达十余次，咽干，大便正常，怕冷怕热，舌质红，脉细弦。2013 年 6 月产后出现失眠，自诉主要由于产后哺乳，加上性急，失眠逐渐加重。曾前来就诊，贾师治疗后有好转，后来由于自己不重视，作息不规律再次出现失眠，并逐渐加重。

诊断：失眠。

辨证：枢机不利。

治法：和解枢机。

处方：柴胡加龙骨牡蛎汤加减：

柴胡 6g，黄芩 10g，清半夏 9g，党参 10g，生龙骨 20g（先煎），生牡蛎 20g（先煎），桂枝 6g，白芍 20g，连翘 20g，夏枯草 20g，百合 20g，炒莱菔子 20g。7 剂，水煎服，日一剂。

2016 年 8 月 29 日复诊：患者自诉服药后失眠好转，可睡 6～8 小时，晚上尿频减轻，每晚小便 2～3 次，同时伴有小腿酸困不适，按摩后觉舒，自诉自从亲人逝世后常做噩梦，每每惊醒。苔白，脉弦。上方加石菖蒲 10g、远志 10g。

【按语】患者素体性情急躁，气机紊乱，阴阳失和。又妇女生产，耗伤气血，产后多虚；女子以肝为先天，肝体阴而用阳，主疏泄，今肝失濡养，致气机疏泄失常，故产后多郁，日久致气血阴阳失调渐重。加之照看孩子，黑白颠倒，加重病情。肝胆互为表里，肝病日久，影响少阳，少阳主枢，内寄相火，易经腑同病，影响广泛；少阳三焦为水火气机通道，一旦被郁，易生痰、湿、水、火。故少阳为病波及全身，症状复杂多变。少阳枢机不利，气机升降出入紊乱，阴阳失调，阳不入阴而失眠。内经云“卫气昼行于阳，夜行于阴”，今阴阳失于调和，即营卫失调耳。夜晚卫阳不能入于营阴，体内阳气衰少不能助三焦气化，则见夜间尿频。怕冷怕热为气机紊乱，营卫失和之症。三焦气化失司，津液无以上乘则见咽干。舌红脉细弦为气郁化火，伤及气血表现。复诊小腿酸困不适，按摩后觉舒；常做噩梦为气机阻滞，心肾不交，阴阳失调症状。

处方以柴胡加龙骨牡蛎汤加减，方中柴胡、黄芩和解枢机，清胆腑郁热，使气机畅达，阴阳调和，则怕冷怕热症缓解。党参健脾益气，百合养心安神，生龙骨、生牡蛎潜镇安神。半夏、夏枯草交通阴阳以治疗患者失眠。桂枝、白芍调和营卫，咽为肺胃之门户，连翘味辛，辛能入肺，清热利咽，可缓咽干。炒莱菔子下气化痰。全方以和解枢机，交通阴阳，调和营卫为法，治疗失眠。复诊患者言腿困，噩梦，即因枢机不利，痰湿困阻，清阳不达四末而致，肝魂不安而见噩梦纷纭，故仍效原方，加远志、石菖蒲、交通心肾，化痰安神。

（5）患者王某，女，43 岁，2015 年 10 月 30 日初诊。

主诉：失眠 5 年，加重半年。

现病史：5 年前无明显诱因出现失眠，近半年加重。现症见：失眠，入睡困难，每晚可睡 6～7 小时，易醒，醒 3～4 次，伴多梦，怕冷怕热，纳可，二便正常，舌尖红，脉细。

诊断：失眠。

辨证：枢机不利。

治法：和解枢机。

方药：柴胡加龙骨牡蛎汤加减：

柴胡 12g，黄芩 10g，清半夏 9g，党参 10g，生龙骨 20g（先煎），生牡蛎 20g（先煎），桂枝 6g，白芍 20g，炒酸枣仁 20g，合欢皮 10g，百合 20g，生麦芽 30g。7 剂，水煎服，日一剂。

2015 年 11 月 6 日二诊：患者诉入睡好转，每晚可睡 6～7 小时，醒 2～3 次，醒后可再眠，伴多梦，乏力，经前常现面部红色丘疹，瘙痒，纳少（因易胖而刻意控制饮食），二便正常，苔白，脉弦。上方加赤芍20g，浮萍20g，荷叶30g。7剂，水煎服，日一剂。

【按语】患者因枢机不利，阴阳失调，阳不入阴而致失眠，出现入睡困难；少阳外合皮毛，今枢机不利，腠理开合失司，卫气出入异常，气候炎热，自然界阳气充盛时，营阴无力内敛，卫阳随外界阳气而浮于体表，出现怕热；气候寒冷时，腠理闭塞，卫阳无力出于肌表而失其温煦，出现怕冷；气郁日久化火，伤及阴血，心肝血虚，血不养神而致多梦，易醒。少阳病尚未累及太阴脾故纳可，二便调。舌脉为化火伤阴佐证。

方用柴胡加龙骨牡蛎汤加减，以小柴胡汤去甘草、大枣、生姜和解枢机，龙骨、牡蛎重镇安神，收敛浮阳。龙骨、牡蛎临床同用，收涩龙骨较优，清热牡蛎为长；软坚痰，牡蛎为优，敛心神，龙骨为良。龙骨收涩而不燥烈，牡蛎补水而不柔润，两者相得益彰。三焦者腠理毫毛其应，桂枝助卫阳而温通三焦以调理气机，与白芍相伍又可调和营卫，使卫阳遵其时而昼出脉外，夜入脉内以行使其功能；白芍与柴胡为伍柔肝体，行肝用，使肝胆疏泄有常，气机条达。酸枣仁养心益肝，安魂。合欢皮《本经》有云："安五脏和心志，令人欢乐无忧。"可解郁安神。百合清心安神。麦芽疏肝理气，消食和中。二诊因少阳枢机不利，气机郁滞，生水生饮生痰与热邪胶着，外蕴于肌表而成丘疹，给以赤芍清热凉血。浮萍发汗透邪，清热利水。荷叶消风祛湿。全方和解枢机，安五脏，调虚实，阴阳得平而寤寐有时。

（6）患者韩某，女，32岁，2014年11月20日初诊。

主诉：失眠2年。

现病史：2年前因失眠首到山西医科大学附属医院检查并诊为"失眠症"，服右佐匹克隆始眠。现每晚睡前服右佐匹克隆1片，入睡困难，多梦，睡3小时即醒来，可再眠，早醒次日乏力。平素心烦易怒，纳可，二便调，怕冷。舌胖，脉弦。

诊断：失眠。

辨证：枢机不利。

治法：和解枢机。

方药：柴胡加龙骨牡蛎汤加减：

柴胡12g，黄连3g，清半夏9g，党参20g，生龙骨20g（先煎），生牡蛎20g（先煎），桂枝3g，白芍10g，炒酸枣仁30g，远志10g，合欢皮10g，生麦芽30g。7剂，水煎服，日一剂。

多次复诊坚持服药，约一月后睡眠改善，自主停药。

2015年1月23日复诊：诉4天前感冒，咽痛，身热38.5℃，昨始眠可，纳可，二便正常，苔白脉弦。辨证为枢机不利，外感风热。

方药：柴胡12g，黄芩10g，清半夏9g，党参10g，生龙骨20g（先煎），生牡蛎20g（先煎），桂枝3g，白芍10g，银花20g，连翘20g，芦根30g，薄荷6g（后下），生麦芽30g。7剂，水煎服，日一剂。2015年1月30日复诊，近眠可，纳可，二便调，齿痕，脉细。上方继服7剂。

2015年2月11日复诊：两日一剂，近日眠差，每晚服右佐匹克隆1片，多梦，二便正常，牙龈肿痛，苔腻脉弦。上方加玄参20g，10剂。

2015年3月3日复诊：昨天之前睡眠佳，中午亦可睡眠，但昨日眠差（看电影后），纳可。二便正常。苔白脉弦。上方减银花，加炒枣仁20g，远志10g。7剂。

患者间断复诊服中药，病情稳定。

【按语】少阳主枢，外合皮毛，内应脏腑，一旦受邪，影响广泛。少阳枢机不利，气机运行失调，阴阳失和，阳不入阴，则出现失眠，入睡困难，易醒；胆腑郁热，上扰心神则心烦易怒；热邪伤阴，阴血不足，心神失养而多梦；气机不利，阴阳失调，营卫失和则怕冷；少阳胆郁未及太阴脾经则纳可，二便调；三焦不畅，生痰生饮故见舌胖，脉弦为少阳佐证。

首诊以柴胡加龙骨牡蛎汤加减和解枢机。柴胡解经邪，疏肝解郁；黄连清心火，兼清胆腑郁热；半夏辛散，助柴胡以解郁，可化痰消饮去水；党参助少阳之气以祛邪，治中防传，补太阴脾气防邪内传；龙骨、牡蛎重镇安神，收敛浮阳；桂枝助卫阳而温通三焦以调理气机，与白芍相伍又可调和营卫；白芍与柴胡为伍柔肝体，行肝用，使肝胆疏泄有常，气机条达；酸枣仁养心益肝，安魂；远志祛痰利窍，安神益肾；合欢皮解郁安神，入心缓气；生麦芽疏肝理气，消食和胃。多次复诊坚持服药，约1个月后睡眠改善，自主停药。

2015年1月23日再次复诊时外感风热，咽喉为肺胃门户，风热犯肺，气血壅结于咽而见咽痛，因睡眠可，故上方去炒枣仁、远志、合欢皮等安神药物，给予金银花甘寒清热，芳香透达；连翘疏散风热，利咽散结；芦根宣透风热，清中有透，甘寒生津，防风热伤津。

2015年2月11日复诊：仍眠差，出现牙龈肿痛，系肺胃热盛，气血壅结于齿龈，不通则痛，给予玄参清肺胃热，散结消肿。

2015年3月3日复诊：因看电影较晚睡眠变差，外感风热表现不显，故减银花，加炒枣仁、远志以安神。后患者间断复诊服药，病情稳定。本例失眠遣方用药，寒热并用，攻补兼施，寒而不滞，温而不燥，祛邪不忘护正，扶正可防恋邪，终使阴阳调和，疾病自愈。

（7）患者李某，女，62岁，2010年4月19日初诊。

主诉：失眠20年。患者于20年前因其丈夫突然去世而出现失眠，心情压抑，情绪不宁，曾服艾司唑仑等效不明显，并因害怕独居而反复住院治疗，效果仍不明显。刻下症见：入睡困难，睡前多虑，经常担心，夜难入寐而忧心忡忡，寐中多梦，常被噩梦惊醒，醒则心悸汗出，一夜仅睡2～3小时，甚则彻夜不眠，次日则神疲乏力，不愿做事、不愿与人交流，兴趣丧失，胡思乱想，伴咽干咽痛，饭后胃胀，全身窜痛，大便溏稠不调，小便正常，苔滑，脉沉弦，服党参等药则咽痛，服偏凉的中药则泄泻，因此而痛苦不堪。

中医诊断：郁证，不寐。

辨证：肝气郁滞，痰热阻滞。

治法：和解枢机，清胆和胃，化痰安神。

方药：柴胡加龙骨牡蛎汤加减：

柴胡10g，黄芩10g，清半夏9g，党参10g，生龙骨30g，生牡蛎30g，桂枝10g，白芍20g，葛根20g，玫瑰花10g，炒枳壳10g，生麦芽20g。3剂，水煎服，日一剂。

2010年4月22日二诊：诉入睡好，夜仅醒1次，乏力减，情绪好转，仍咽痛，纳可，食欲渐好，小便正常，大便时干。苔薄黄，脉弦。上方加薄荷10g（后下），玄参10g。服用10剂。

后几诊仍按原方加减，渐愈。

【按语】本例患者因长期郁怒，致少阳疏泄失司，气机郁结则百病丛生，如《丹溪心法·六郁》曰："气血冲和，万病不生，一有怫郁，诸病生焉"。少阳之疏泄功能调畅人体的情志，情志活动亦与睡眠密切相关，若情志不悦，或遭受思虑、烦恼、紧张等情志或精神创伤，使肝失条达，气机紊乱，经络阻滞，营卫痞阻，气化不能，升降运动受阻，水湿停蓄，气郁化火，煎熬津液成痰，更加阻滞气机；火热之性属阳，阳主动，痰火上犯，阳气妄动，阴不敛阳，阳不入阴而发失眠。气郁日久，伤及足太阴脾，故见饭后胃胀，大便溏稠不调，服偏凉的中药则泄泻。脾失运化，气血生化乏源，则血不养神，睡前多虑，经常担心，夜难入寐而忧心忡忡，寐中多梦，常被噩梦惊醒。气机紊乱，津不上乘故见咽干，咽痛。气机失于条达，阳气被郁，失其振奋，神机颓废，见神疲乏力，不愿做事，与人交流，兴趣丧失，胡思乱想。

方用柴胡加龙骨牡蛎汤和解枢机，和胃健脾利胆，清热化痰安神。方用柴胡、黄芩、半夏、党参，即小柴胡汤去甘草、生姜、大枣，可和解枢机，疏利三焦；加生龙骨、生牡蛎镇惊安神，收敛浮阳；因铅丹毒性剧烈故去掉；加桂枝以振奋阳气，温经通络；加白芍养肝敛阴，二者配合调和营卫；用茯苓宁心安神，健脾渗湿；葛根生津舒筋，解肌止痛；加玄参、薄荷疏肝解郁，清热利咽；玫瑰花安神解郁；加炒枳壳宽胸理气，调畅气机；生麦芽疏肝和胃。全方具有调理阴阳气血，镇静安神之效。故临床使用疗效明显。

（8）患者李某，女，46岁，2016年9月22日初诊。

主诉：失眠5个月。

现病史：5个月前无明显诱因出现失眠，自服阿普唑仑片可缓解。现症见：入睡困难，多虑，服阿普唑仑2片能睡4～5小时，入眠浅，次日乏力，纳可，善太息；二便畅，怕冷。苔白，脉弦细。

中医诊断：不寐。

辨证：枢机不利，阳不入阴。

治法：和解枢机。

方药：柴胡加龙骨牡蛎汤加减：

柴胡6g，黄芩10g，清半夏19g，党参20g，生龙骨30g，生牡蛎30g，桂枝3g，白芍10g，合欢皮10g，炒枣仁30g，玫瑰花10g，生麦芽30g。7剂，水煎服，日1剂。

2016年10月09日复诊：近2日入睡好转，阿普唑仑2片减为1片，纳可，二便畅，苔白，脉弦细。月经提前10天，上方加夜交藤30g。

疏肝解郁胶囊3盒，1粒，日2次，口服。

【按语】患者入睡困难5个月，诊为“不寐”。根据睡前多虑，太息，次日乏力，脉弦细，考虑为枢机不利之失眠。少阳主枢，调畅气机，今枢机不利，气机郁结，阻滞阳气升降出入，夜不能随自然界渐衰之阳蛰伏体内，而发失眠；昼不能随自然界渐盛之阳气出表，则昼不精，次日乏力；阳气不能外达而怕冷；气机郁滞，情志不舒，郁于胸腹故善太息；肝主谋虑，肝胆互为表里，今少阳为病，波及于肝，则患者多虑；苔白脉弦细为枢机不利之候。

治以调和枢机，方选柴胡加龙骨牡蛎汤加减，疏郁安神养心的合欢皮、养心安神的酸枣仁可加强安神促眠；疏肝活血的玫瑰花可条达肝气；生麦芽能行气消食，顾护中焦。诸药合用，枢机调和，阳能入阴，则寐。二诊时病轻，加味甘微苦性平之夜交藤，养心安神。因枢机不利，肝气郁滞，冲任失调则月经提前，故加用疏肝解郁胶囊疏肝解郁，调理冲任。此方中白芍养肝阴而柔肝，与柴胡配疏畅少阳气机，与桂枝配调和阴阳，少阳气机得疏，阴阳调和，心神得守。这也正好体现了伤寒论言“观其脉症，知犯何逆，随证治之”的原则，即是审证求机，辨证求因，审因论治，圆机活法的再现。

（9）患者乔某，男，34岁，2016年9月1日初诊。

主诉：失眠2个月。

现病史：患者2个月前因生气后出现失眠，并照顾8个月小孩。现症见：失眠，每夜睡2～3小时，入睡偶难，易早醒，醒后乏力，纳差，易怒，情绪低落，怕热，口干欲凉饮，二便正常。齿痕舌，苔滑，脉弦。

诊断：不寐。

辨证：枢机不利，痰热扰神。

治法：和解枢机，化痰清热安神。

方药：柴胡加龙骨牡蛎汤加减：

柴胡 12g，黄芩 20g，清半夏 10g，陈皮 10g，茯苓 20g，竹茹 20g，胆南星 3g，天竺黄 10g，薄荷 10g，合欢皮 10g，远志 10g，生牡蛎 20g，生麦芽 30g。7 剂，水煎服，日一剂。

丹栀逍遥片 3 盒，每次 2 片，每日 3 次，口服。

2016 年 10 月 9 日复诊：近眠可，后半夜易醒，纳可，二便正常。齿痕舌，脉弦。上方加生龙骨 20g。8 剂，开水煎服，日一剂。

【按语】患者近期生活压力较大，受情志影响，气机郁滞不舒，辨为少阳枢机不利证。手少阳三焦为水火气机通道，今邪阻三焦，痰湿内生，苔滑，痰湿复又阻滞气机，郁而化火。故一者痰湿、气郁可阻滞阳气出入；二者火为阳邪，其性妄动，致阳气亢盛于外，阴不敛阳。以上诸因素皆致阳不入阴而引发失眠。气机怫郁，郁怒伤肝，故见易怒；火热内盛，伤津耗液故见怕热，口干喜凉饮；少阳为病，内传太阴，故见纳差；齿痕舌，苔滑，脉弦为气郁痰热表现。故患者失眠病机为枢机不利，痰热扰神。

治疗以和解枢机，健脾复运，清化痰热，佐以安神为法。此处方药是由柴胡加龙骨牡蛎汤与温胆汤合方化裁而成。方中柴胡和解枢机；黄芩清泻相火；清半夏、陈皮化痰理气；茯苓健脾利湿同时可安心神；清半夏、竹茹、胆南星、天竺黄清化痰热以安神；牡蛎重镇安神，且能清热散结化痰；加合欢皮、远志解郁宁心安神；薄荷、生麦芽疏理肝气，解除郁结。另配合丹栀逍遥片疏肝理脾，养血柔肝安眠。复诊时患者自述服药后症状好转，睡眠改善，只是后半夜易醒，效不更方，故二诊处方只是在前方基础上加一味生龙骨以加强重镇安神之力。

全方用药精简，力宏功专，体现了"抓主证，用主方；随兼证，加减药"的思路。处方是由柴胡加龙骨牡蛎汤及温胆汤化裁而成，针对枢机不利和痰热扰神的病机，调理气机贯穿始终。柴胡加龙骨牡蛎汤和解少阳枢机，调节气机流畅，温胆汤化痰湿以复脾胃健运，调畅一身气机之枢纽，两方化裁合用，虽从不同角度切入，但均以"调气机"为意，使气机得复则病自安宁。这恰恰是"治病求本"，"百病生于气"思想在临床中的应用。

（10）患者郭某，男，64 岁，2016 年 10 月 11 日来诊。

主诉：失眠 5 个月。

现病史：患者眠差 5 个月余，入睡可，眠浅易醒，早醒，醒后 2～3 小时方可入睡，第二天乏力，纳可，二便畅。苔黄，脉弦。

中医诊断：不寐。

辨证：枢机不利。

治法：和解枢机。

方药：柴胡加龙骨牡蛎汤加减：

柴胡 12g，黄芩 10g，半夏 9g，党参 12g，生龙骨 30g（先煎），生牡蛎 30g（先煎），石菖蒲 10g，远志 10g，夜交藤 30g，琥珀粉 3g（冲服），陈皮 10g，生麦芽 30g，麦芽 30g。7 剂，日一剂，水煎服，早晚 2 次分服。

九味镇心颗粒 3 盒，每次 1 袋，每日 3 次，口服。

【按语】该患者失眠 5 个月，热象较轻，病性寒热虚实不明显，病位无法明确何脏何腑。脉弦主疼痛、肝胆病、痰饮，通过症状可知患者既无痰饮，亦无疼痛，也无肝失疏泄表现，故证属枢机不利。气机壅滞，影响阳气的出入运行，阳不入阴而发失眠，且眠浅易醒，早醒；阳气运行紊乱，昼时无法行于脉外，失其推动作用，故见乏力。少阳为病，未及太阴脾，故纳可，二便调。少阳胆腑，内藏相火，虽不亢不烈，一旦受邪，易郁成热，故见苔黄，脉弦为少阳枢机不利佐证。

方用和解枢机的柴胡加龙骨牡蛎汤加减治疗。因枢机不利，郁而化火，用柴胡和解少阳枢机；黄芩清胆腑郁热；半夏辛散，助柴胡以解郁，可化痰消饮去；党参助少阳之气以祛邪，治中防传，补太阴脾气防邪内传；气机郁滞，津液失布，聚而生痰，予陈皮行气健脾，燥湿化痰；龙骨、牡蛎、琥珀重镇安神；远志、石菖蒲化痰安神，交通心肾；夜交藤能解郁安神通络；麦芽疏肝理气，消食和胃。加用九味镇心颗粒健脾养心，也体现了贾师“急者用汤，缓用颗粒或丸或片”以达标本兼治之意。

（11）患者万某，女，42 岁，2016 年 10 月 13 日来诊。

主诉：失眠 7 年，加重 3 个月。

现病史：7 年前无明显诱因出现失眠。现症见：入睡可，易早醒，一般 3 或 4 点即醒，醒后胡思乱想，时心慌，平素性情急躁。纳可，二便畅，伴怕冷，脱发，头发早白。苔白，脉弦。月经提前，经期延长，7～10 天可净。

中医诊断：不寐。

辨证：枢机不利。

治法；和解枢机。

方药：柴胡加龙骨牡蛎汤加减：

柴胡 12g，黄芩 10g，清半夏 9g，党参 20g，生龙骨 20g，生牡蛎 20g，桂枝 6g，白芍 10g，合欢皮 10g，石菖蒲 10g，远志 10g，生麦芽 30g。7 剂，日 1 剂，水煎服。

九味镇心颗粒 3 盒，每次 1 袋，每日 3 次，口服。

【按语】患者中年女性，失眠 7 年，加重 3 月，病史长，阴阳失调日渐加重。根据其症状表现，病性寒热虚实，阴阳表里不明显，病位诊断无法明确定于任何一脏腑。考虑为患病日久，气机紊乱，枢机不利，阴阳失和，阳不入阴而发失眠，出现早醒，醒后胡思乱想。气郁日久化火，火热扰心则性情急躁。气机逆乱，上冲心胸，心无所定则时心慌。热扰冲任，血海失司，故月经先期，经期长。气机不利，营卫不和故怕冷。失眠日久，耗散津液，发失所养则脱发或白发。苔白脉弦为枢机不利之证。

根据以上症状分析，选用柴胡加龙骨牡蛎汤原方加减，小柴胡汤和解枢机，畅利三焦；桂枝温阳化气，白芍养阴柔肝，二者相合，调和营卫，和解阴阳。龙骨、牡蛎镇心安神，收敛浮阳；合欢皮解郁养心安神；石菖蒲和远志交通心肾，安神定志；生麦芽疏肝行气，助消食和胃，全方邪热祛除，枢机畅通，心神自安。用九味镇心颗粒缓治心脾两虚，使气血充足，神有所养，心神自守。

（12）患者雨某，女，40 岁，2016 年 10 月 15 日来诊。

主诉：失眠 3 个月。

现病史：从当年 7 月底至今眠差，入睡困难，服右佐匹克隆可睡到凌晨 3 到 4 点，平素性急健忘，伴头痛，易冷易热，二便畅，舌边有齿痕，脉弦。

诊断：不寐。

辨证：枢机不利。

治法：和解枢机。

方药：柴胡加龙骨牡蛎汤加减：

柴胡 6g，黄芩 10g，清半夏 9g，党参 10g，生龙骨 20g，生牡蛎 20g，桂枝 6g，白芍 10g，石菖蒲 10g，远志 10g，合欢皮 10g，生麦芽 30g。7 剂，日一剂，水煎服。

九味镇心颗粒 2 盒，用法：每次 1 袋，每日 3 次，口服。

【按语】患者从 7 月份至今失眠 3 个月，时好时坏，且性急，健忘，头痛，怕冷怕热，属于枢机不利之柴胡加龙骨牡蛎汤的三要素：①痰火郁不甚。②症状迁延时好时坏。③症状颇多，只能用气机学说解释。气机紊乱，阴阳失调，阳不入阴则眠差，入睡困难。气郁化火，内扰心神则平素易着急。失眠日久，耗散阴血，脑府失养则平素易忘；气机郁滞，不通则头痛。营卫失和则易冷易热。舌边有齿痕为阳气虚表现，脉弦为枢机不利之证。

选用柴胡加龙骨牡蛎原方加减，因热邪未及阳明故减去大黄，小柴胡汤和解枢机；龙骨、牡蛎镇心安神，收敛浮阳；桂枝、白芍调和营卫；配以解郁养心安神之合欢皮，交通心肾之石菖蒲和远志，消食行气之生麦芽。全方邪热祛除，枢机畅通，心神自安。总之，失眠病机总属阳不入阴，治疗抓住纲和目，才能以不变应万变。诊断疾病时辨证求因，审因论治，因机用药，抓主证，顾兼证，有主证用主方，有兼证加减之。审证求因，辨证论治时注意圆机活法，时刻注意气机的调节和顾护后天之本，除此之外，还要博采众书，学习西医相关知识，使古为今用，洋为中用，完善自我。

（13）患者秦某，男，36 岁，2016 年 7 月 27 日初诊。

主诉：失眠 1 个月余。

现病史：1 个月前因工作压力大突发失眠。现症见：入睡可，睡眠时间短，每晚 3～4 小时，时有寒热交作，口苦，纳差，二便基本正常，舌苔白腻，脉细弦。

中医诊断：不寐。

辨证：枢机不利。

治法：和解枢机。

处方：柴胡加龙骨牡蛎汤加减：

柴胡 6g，黄芩 10g，清半夏 9g，党参 10g，生龙骨 20g，生牡蛎 20g，炒酸枣仁 20g，合欢皮 10g，佩兰 10g，茯苓 10g，炒鸡内金 10g，生麦芽 30g。7 剂，日一剂，水煎服。

【按语】《内经》云：少阳为枢，手少阳三焦是水火气机的通道，气化的场所，六气之别使，内寄相火。《六书》曰：“三焦燔之近炭也。”三焦是人体多处能量代谢转换的场所，人身处处是焦，《内经》：“三焦气机调畅，则表气调和，可见少阳经脉，少阳胆腑，虽在人体的一侧，但其阳气影响所及，却是表里内外无处不及，故《素问》云：凡十一脏取决于胆也”。又《丹溪心法 · 六郁》云：“气血冲和，万病不生，一生怫郁，诸病生焉”。本例患者，由于工作压力大，导致肝郁，思虑过度，肝郁克脾致脾虚，气机不能条达，阴阳不能相济，脾胃运化失职，生湿生痰，致痰湿内阻，气郁化火，火挟痰扰心，致心神不宁则不寐。

方用柴胡加龙骨牡蛎汤加减疏肝解郁，重镇潜阳，化痰健脾。方中柴胡解经郁，疏气郁；黄芩清胆热，助柴胡解郁滞；半夏辛散，助柴胡解郁，化痰消饮降逆；龙骨，牡蛎重镇安神，潜阳；佩兰芳香化浊，燥湿安中；党参益气健脾；茯苓健脾安神；炒酸枣仁补肝，宁心，敛汗止阴；合欢皮解郁安神，入脾补阴，入心缓气而五脏安和，神气舒畅；更加内金、麦芽健脾消食，疏肝理气。全方共奏调畅气机和解枢机，化痰宁心之功。

二、肝脾不调型（香砂六君子汤证）

脾为阴土，主运化，其性阴滞，故脾主运化及其气机的正常运动皆依赖于肝之疏泄功能，即“肝木疏脾土”。反之肝为刚脏，其性之疏泄条达，又依赖脾胃化生以濡养，刚柔相济，体阴而用阳，即“脾土营肝木”。肝脾不调，则致气机失常，阳不入阴，发为失眠。

《素问 · 五运行大论》讲：“气有余，则制己所胜而侮所不胜，其不足，则己所不胜，侮而乘之；己所胜，轻而侮之。”《金匮要略》言：“见肝之病，知肝传脾，当先实脾，四季脾旺不受邪，即勿补之。”因此肝脾不调之证，可分为肝脾两方面：其一肝旺乘脾，此为七情所伤，肝失疏泄，疏土不及，致脾失健运，肝脾郁结，此为“木不疏土”，或者肝气亢奋，疏泄过度，横逆犯脾而克脾土，即“木旺克土”。根据肝疏泄太过不及，治以疏肝理气，佐以健脾，方用逍遥散加减；其二，脾土不足，脾受肝制，升降失常，即“土虚木乘”，或脾失健运，水湿停聚，壅塞气机，反侮肝木，致肝失疏泄，即“土壅侮木”，其因皆主责于脾。治以健脾益气，佐以疏肝理气，方用香砂六君子汤加减。贾师所用香砂六君子汤源自《医方集解》，方中六君子汤健脾化痰，佐以香附疏肝理气，砂仁化湿开胃兼以理气，全方健脾为主，兼可疏肝理气。

《黄帝内经》云：“胃不和则卧不安”，是指因脾胃气虚，内生痰浊，痰浊阻滞而致胃气不和。脾胃位居中焦，为人体阴阳气机升降枢纽，脾失升阳，胃失和降，气机升降失常，阳不入阴而致失眠。亦可用香砂六君子汤加减。

（1）患者李某，男，47 岁，2015 年 5 月 8 日初诊。

主诉：间断失眠 2 年。

现病史：2 年前无明显诱因出现睡眠不好，表现为入睡困难，多虑多思，夜眠易醒，多梦，怕惊动，醒后难再睡，次日疲乏，时有心慌，胃纳不佳，咽部如有痰，吐之不利，无口干口苦，眼睛怕光，平素情绪差，小便正常，大便不畅。舌尖红，边齿痕，苔白偏腻。

既往史：脂肪肝。

中医诊断：不寐。

辨证：脾虚气滞。

治则：健脾和胃，兼以疏肝。

方药：香砂六君子汤加减：

香附 10g，砂仁 8g，党参 10g，炒白术 20g，清半夏 9g，陈皮 10g，茯苓 20g，合欢皮 10g，远志 10g，黄连 3g，枳实 10g，炒莱菔子 20g。7 剂，日一剂，早晚冲服。

二诊：诉夜眠明显好转，可夜眠 5～6 小时，胃纳明显好转，情绪好转，咽部痰不利感消失，未再心慌，眼怕光好转，二便正常。舌尖红边略有齿痕，苔白滑。上方加薄荷 6g。7 剂，日一剂，早晚冲服。

【按语】患者以睡眠差为主诉，因其胃纳不佳，疲乏，时有心慌，多虑多思，咽部有痰不利等症状，可辨证为脾虚痰阻，又因其情绪差，此为兼有肝郁，故诊为肝脾不调证。入睡困难，多虑，多梦，怕惊动，皆为脾虚运化无力，心神不养所致。舌尖红，是肝郁日久化热之象，但没有口干口苦，此为郁热未伤津液。投以香砂六君子汤加减，方中六君子汤健脾化痰；砂仁理气运脾；香附疏肝理气；加合欢皮、远志安神益智，兼可疏肝解郁，祛痰；佐以黄连清肝郁所化之热；枳实、炒莱菔子降气化痰，通降腑气。全方用药主次分明，以香砂六君子汤健脾化痰，有主证用主方，加以合欢皮、远志助眠安神。二诊时睡眠好转，胃不适、情绪差、眼怕光皆有好转，咽部痰不利感消失，未再心慌。效守上方，舌尖仍红，加薄荷疏肝理气，兼以清热。

（2）患者王某，女，68 岁，2015 年 12 月 21 日初诊。

主诉：间断失眠 30 多年，加重 3 个月。

现病史：30 年来间断睡眠不好，近 3 个月无诱因失眠加重，入睡尚可，夜间醒后难再睡，一般 3～4 点即醒，白天疲乏，纳可，食多胃胀，口干欲饮，小便正常，大便不畅。舌红，苔薄黄腻，脉沉细。

既往史：3 年前患焦虑症。

中医诊断：失眠。

辨证：肝郁脾虚。

治法：疏肝健脾，化痰安神。

方药：香砂六君子汤加减：

香附10g，砂仁8g，党参20g，炒白术20g，清半夏9g，陈皮10g，茯苓20g，莪术10g，远志10g，合欢皮10g，枳实12g，炒莱菔子20g。7剂，日一剂，早晚冲服。

2015年12月28日复诊：诉早醒后可再眠，甚至可眠7小时，早醒好转，胃胀消失，纳可，乏力消失。效不更方。

【按语】患者30年间断睡眠不好，主诉明确，诊断为失眠。其入睡可但早醒，此为肝气郁滞。患者纳可但食多胃胀，白天疲乏，舌苔黄腻，脉沉细，此为肝脾不调，脾虚痰阻。舌尖红，舌苔黄腻，此为痰阻，积滞气机日久，气机郁而化热；郁热伤津，则口干欲饮。贾师投以香砂六君子汤加减。脾胃运化无力，则痰湿内生，方中以六君子汤健脾化痰；远志、合欢皮宁志安神；香附、合欢皮、生麦芽疏肝理气；莪术行气消积；大便不畅加枳实、炒莱菔子降气通腑，兼以化痰消结。该患者虽有热象，但贾师以通降腑气法消积泄热，从本而治。

二诊时，患者药后睡眠早醒好转，已恢复正常，效守上方。热象未有加重，证明贾师通腑泄热治法正确。

（3）患者任某，女，41岁，2016年3月7日初诊。

主诉：失眠1年，加重1个月。

现病史：1年前因家庭事件出现失眠，反复发作。近1个月来失眠加重，入睡困难，易醒，醒后不易入睡，心事多，伴易怒，口干口苦，手足心热，食后腹胀，偶有烧灼感，怕凉，眼干，乏力，关节时痛，大便干，舌边尖红，苔黄腻，脉细弦。

既往史：胃炎，胃溃疡病史。

诊断：不寐。

辨证：肝郁脾虚。

治法：疏肝健脾。

方药：香砂六君子汤加减：

香附10g，砂仁8g，党参10g，炒白术10g，清半夏9g，陈皮10g，茯苓30g，莪术10g，牡丹皮10g，远志10g，合欢皮10g，莱菔子10g。5剂，日一剂，早晚冲服。

2016年3月14日复诊。诉半夜醒后再眠好转，仍入睡困难，睡前仍多虑，怕响动，易惊醒，纳可，二便正常，每夜可睡6小时，口水多。苔中后部厚腻，脉弦。上方加佩兰10g、藿香20g。7剂，日一剂，早晚冲服。

2016年3月29日复诊。失眠好转，入眠可，夜醒1～2次，怕响动，纳可，二便好，未发关节痛。舌苔厚腻减轻，脉细。上方加生龙骨20g。7剂，日一剂，早晚冲服。

2016年4月12日复诊。诉感冒3天，咳嗽痰多，药后失眠加重，入睡难，易醒，入夜咳嗽，痰少，色黄，纳可，二便正常。苔黄，脉细。

诊断：咳嗽。

辨证：痰热阻滞。

治法：清热化痰。

方药：贝母瓜蒌散加减。

浙贝母10g，瓜蒌10g，茯苓20g，陈皮10g，桂枝6g，百部10g，白前10g，合欢皮10g，远志 10g，竹茹 10g，莪术 10g，炒莱菔子 20g。7 剂，日一剂，早晚冲服。

【按语】患者初因家庭事件致肝气郁结引起失眠，根据患者近 1 月症状表现，有食后腹胀、偶有烧灼感、怕凉等脾胃不和表现，有易怒、口干口苦、手足心热等肝郁化火表现，但脾胃不和为主，肝郁化火表现为辅。诊为肝脾不和证，方以香砂六君子汤加减，方中香附理气解郁；砂仁温中行气；党参、白术、半夏、陈皮、茯苓益气健脾，燥湿化痰；莪术活血化瘀，行气消积；丹皮清热凉血；远志化痰利窍，安神益智；合欢皮解郁安神；莱菔子降气化痰。全方共同起健脾益气，化痰和胃，疏肝清热，调和阴阳以安神助眠之效。二诊时苔中后部厚腻，加佩兰、藿香以芳香化湿。三诊失眠好转但怕响动，加生龙骨镇惊安神。四诊时出现外感，咳嗽痰少，色黄，苔黄，是为痰热；失眠反而加重，入睡难，易醒，此为痰热阻滞，气机不调而致阳不得入阴，故而失眠加重，投以贝母瓜蒌散清热化痰，宣肺止咳；远志、合欢皮宁心安神。

（4）患者崔某，女，36 岁，2015 年 3 月 23 日初诊。

主诉：间断失眠 2 年，加重 1 个月。

现病史：2 年前因家庭琐事出现失眠，未予特殊重视。1 个月来症状加重，现症见：入睡困难，多梦，每晚可睡 3～4 小时，伴头晕，恶心，时眼睛肿胀，时咳嗽，喉中痰多，纳可，大便干，小便正常。有黄带，经前乏力或少腹痛。舌淡苔白，脉弦。

诊断：失眠。

辨证：肝郁脾虚，痰热阻滞。

方药：香砂六君子汤加减：

香附 10g，砂仁 8g，党参 12g，炒白术 15g，清半夏 9g，陈皮 10g，茯苓 30g，炒薏苡仁 30g，桔梗 10g，黄芩 10g，枳实 10g，炒莱菔子 10g。7 剂，日一剂，早晚冲服。

2015 年 3 月 30 日复诊：诉易醒，可再眠，全身乏力减轻，少腹部压痛，晨起小腿胀，右脚跟痛，喉中痰多，有异物感，汗多，纳可，二便正常。舌有齿痕，脉弦。上方加浙贝 10g、乌药 10g。7 剂，日一剂，早晚冲服。

2015 年 4 月 7 日复诊：近日失眠好转，服药 4 天，仅早醒 1 次，饭后胃胀，矢气少，凉则甚，时咽干，痔疮发作有出血，纳可，小便正常，月经将至。苔白脉弦。上方枳实改为 15g、加厚朴 15g、元胡 15g。7 剂，日一剂，早晚冲服。

2015 年 4 月 13 日复诊：失眠明显好转，入睡可，醒后可再眠，夜尿 1 次，全身乏力大减，时夜晚有恐惧感，甚欲大哭。胃时有不适，二便正常。月经后 2 天，腰困，少腹痛，有血块。舌有齿痕，脉沉。

方药：香砂六君子汤加减：

香附 10g，砂仁 8g，党参 20g，炒白术 15g，清半夏 9g，陈皮 10g，茯苓 20g，莪术 10g，元胡 10g，枳实 10g，炒莱菔子 20g，黄芩 10g。10 剂，日一剂，早晚冲服。

疏肝解郁胶囊，每次 2 粒，每日 3 次，口服。

【按语】患者以失眠为主诉，故诊断为失眠。入睡困难，多梦，伴头晕，恶心，喉中痰多，经前乏力或少腹痛，舌淡苔白，脉弦。此为肝脾不调，痰浊阻滞所致。痰浊阻滞，气机不调，阳不入阴出现入睡困难，脾虚化生乏源，心神不得养故而多梦；痰浊上扰，发为眩晕；痰浊阻滞于气道，发为咳嗽；痰浊中阻，则恶心；脉弦则为肝疏泄失常所致。投以香砂六君子汤加减，方中六君子健脾化痰；香附、砂仁疏肝理气；黄芩、薏苡仁清热利湿；枳实、莱菔子行气化痰，导滞通腑；桔梗开宣肺气，化痰利咽止咳，与枳实、莱菔子调理气机升降。诸药相合，肝气得舒，脾气得健，气机得复，则诸症自消，相得益彰。二诊诉药后睡眠好转，喉中痰多，有异物感，小腿胀，脚跟痛，汗多，齿痕舌，弦脉，皆为痰气阻络所致，贾师加用行气化痰之乌药、浙贝。三诊诉胃胀，凉食甚，矢气少，贾师加大行气消痞导滞之枳实、除胀之厚朴的剂量，痔疮发作疼痛而加用元胡活血止痛。四诊诸症明显减轻，时夜晚有恐惧感，甚欲大哭，此为肝气不疏之郁证表现。故给疏肝解郁胶囊。月经后2天，有血块，疼痛，腰困，皆为气滞血瘀所致。根据“有主证用主方，有次证加减之”的原则，贾师在前方基础上加用莪术、元胡行气止痛活血祛瘀，气畅瘀祛，经络畅达，气血调和，神有所养，神有所居，其寐则安。

（5）患者段某，女，56岁，2016年1月14日初诊。

主诉：失眠30年。

现病史：患者睡眠差30年，表现为入睡困难，睡前心烦，身热，出汗，服用氯硝西泮1片后可入睡2～3小时，凌晨2～3点醒来，伴腹中鸣响，难再次入睡。无多梦、惊醒，无夜尿频多。第二日神疲乏力，腿软。平素性情急躁，食欲尚可，食冷后胃脘部不适，大便不成形，小便正常。舌体胖大苔腻，脉沉。

既往史：浅表性胃炎病史，否认高血压病、糖尿病病史。

辅助检查：直接胆红素及甘油三酯升高。

诊断：不寐。

辨证：肝脾不调。

治法：健脾疏肝。

方药：香砂六君子汤加减：

香附10g，砂仁10g（后下），党参20g，炒白术20g，清半夏9g，陈皮10g，茯苓30g，炒薏仁30g，石菖蒲10g，远志10g，合欢皮10g，生麦芽30g。7剂，水煎服，日一剂，早晚分服。

2016年1月21日复诊。患者诉不服药后仍有入睡困难，伴心烦，身热，辗转反侧，胡思乱想，服用氯硝西泮1片后可入睡3～4小时，凌晨2点醒来，伴腹中鸣响，饮凉后胃脘不适，嘈杂，着凉后更甚，苔白，脉弦细。性情急躁好转。上方加玫瑰花10g，炒酸枣仁20g，炒莱菔子20g。7剂，水煎服，日一剂，早晚分服。

2016年1月28日复诊。患者诉服用氯硝西泮1片后11点可入睡，凌晨2点醒来，再次入睡，凌晨4点醒来，心烦，辗转反侧明显好转，饮凉后胃脘不适，夜3～4点仍有腹胀，矢气缓解，纳可，大便正常，小便每夜2次。舌体胖大，脉细。上方加枳实10g。7剂，水煎服，日一剂，早晚分服。

【按语】患者入睡困难，凌晨2～3点醒来伴腹中鸣响，次日神疲乏力，腿软，食冷后胃脘部不适，大便不成形，舌体胖大苔腻，脉沉，此为脾胃气虚；睡前心烦，身热，出汗，平素性情急躁，是为肝疏泄太过；综上，故辨为肝脾不调，投以香砂六君子汤加减。方中香附、砂仁、生麦芽疏肝理气；六君子汤健脾化痰；佐以石菖蒲、远志化痰开窍安神；合欢皮解郁安神；炒薏仁健脾利湿。全方肝脾同调，重在健脾。二诊时性情急躁好转，但诉不服西药后仍入睡困难，余症皆在，贾师认为辨证正确，原方增加疏肝理气之味，予玫瑰花疏肝理气；炒酸枣仁宁心安神；炒莱菔子通降腑气。三诊时失眠、心烦、辗转反侧明显好转，但夜3～4点仍有腹胀，矢气缓解，加枳实降气化痰，继服上方。

三、肝脾不调型（逍遥散证）

肝者属木也，“木曰曲直”，性喜条达而恶抑郁，主升发而畅气机。脾者属土也，“土爰稼穑”，性喜燥而恶湿，主升清降浊而布精微。论生理功能，脾为气血生化之源，肝为藏血之脏，生有源，藏有处，气血阴阳方可调和。从而确保肝之疏泄，脾之运化，气机得顺而阴平阳秘。若肝脾受病，“见肝之病，知肝传脾，当先实脾”，五行生克方面，肝与脾属相克关系，若肝气郁滞，肝郁乘脾，木郁土壅，可致脾胃受损；若脾脏自弱易受传变，脾虚后天气血无以化生，后天不足无以养肝，反之又可影响肝之疏泄。故肝郁与脾虚往往相互伴随而致人体发病。

肝郁脾虚证之不寐。首先肝气郁滞，气机郁结，则百病丛生；气机不畅，营卫不和，升降失调，则阴阳失序；其次脾胃居中焦之地，斡旋脏腑阴阳气机，若脾胃失和则中焦升降失司，机体气血阴阳紊乱，可致营卫失调，阴阳失和；再者脾胃为后天之本，气血生化之源，营卫之气的充盛有赖于脾胃功能的健全，而营卫之气的正常运行有赖于气血营卫的充盛。正如《灵枢·营卫生会》中指出：“气血衰，其肌肉枯，气道涩，五脏之气相搏，其营气衰少而卫气内伐，故昼不精，夜不瞑”。若脾胃亏虚，中气下陷，清阳不举，营卫气血生化乏源，则营卫气血失调。综合以上三种原因，肝郁脾虚终可致阴阳失调，阳不入阴而发失眠。

当肝郁脾虚夹杂时，若以肝郁为主导，则选用逍遥散加减，《医贯·郁病论》云：“予以一方治其木郁，而诸郁皆因而愈。一方曰何？逍遥散是也。”肝脾不调证是为虚实夹杂之证，宋代《太平惠民和剂局方》可视为专为肝郁脾虚之证而设。于不寐领域而论，其主治为“入睡难，多虑，心烦，脱发，胸闷太息，急躁易怒或少气懒言，倦怠乏力，便溏不爽，舌淡胖或黄腻边齿痕，脉弦缓。”治宜疏肝健脾，调气安神，终使气机和畅，阴阳出入有序而寐安。有是证用是方，药量加减需因时、因地、因人而易。体现如下：

（1）患者李某，女，45岁，2016年3月16日初诊。

主诉：失眠20年。

现病史：失眠20年，加重两年。现服艾司唑仑、右佐匹克隆，入睡困难，睡前多虑，手足冷，双膝以下冷，脱发，不思饮食，乏力，二便正常。苔白，脉细数。

诊断：不寐。

辨证：肝郁脾虚。

治法：疏肝健脾，解郁安神。

方药：逍遥散：

当归20g，白芍20g，柴胡12g，香附20g，炒白术20g，茯苓20g，莪术10g，炒酸枣仁20g，远志10g，丹参20g，肉桂3g，生麦芽30g。7剂，水煎服，日一剂，早晚分服。

2016年3月23日复诊：近未用安眠药，眠好，停药前3天失眠，脱发好转，不思饮食，二便正常，舌胖大。上方加牡丹皮10g。7剂，水煎服，日一剂，早晚分服。

2016年4月12日复诊：未用安眠药，眠可，每夜可睡6小时，脱发好转，乏力，困倦，不思饮食，二便正常，齿痕舌，脉弦。上方加太子参30g，玫瑰花6g。7剂，水煎服，日一剂，早晚分服。

【按语】根据患者睡前多虑、不思饮食及舌脉表现可辨为肝郁脾虚证。肝气郁结，气机紊乱，阴阳升降出入失调；脾胃虚弱，中焦升降失调；气血乏源，营血亏少，卫气内伐，以上诸因均致阳气升降出入失调，阳不入阴而引发失眠。肝主谋虑，脾主思虑，今肝脾失调故睡前多虑；脱发为血虚不养所致；手足冷，双膝以下冷，为气机阻滞，阳气不达，不温四末所致。不思饮食，乏力为脾虚之候。三诊时出现乏力，困倦为脾虚致四肢失养的表现。方用逍遥散加减，方中柴胡疏肝解郁，条达肝气；当归、白芍养血柔肝，尤其当归之芳香可以行气，味甘可以缓急，更是肝郁血虚之要药；香附利三焦解六郁，为气病之总司，助柴胡调肝解郁；白术、茯苓健脾去湿，使运化有权，气血有源；肉桂散寒止痛，温经通脉治手足冷，双膝以下冷；远志、枣仁养心安神，引阳入阴；生麦芽消导护胃；莪术破血行气；丹参活血，安神。三诊加太子参补气生津，用于脾胃虚弱，胃阴不足；玫瑰花疏肝理气。全方理气生血，配合引阳入阴，气血畅，阴阳和而不寐可医。

（2）患者张某，女，47岁，2015年12月6日初诊。

主诉：失眠半年。

现病史：患者诉失眠半年，每晚睡眠时间4～5小时，伴有入睡困难，多梦，脱发，无睡前身热、汗出，无惊醒，无过度思虑，平素怕凉，背部不热，纳差，大小便正常。舌胖大有齿痕，舌苔白腻，脉弦。月经后期，60～70天一行，经期延长，经量少，经行不畅有血块，经前乳房胀痛。

既往史：脂肪肝，乳腺增生，子宫肌瘤。

诊断：不寐。

辨证：肝郁脾虚。

方药：逍遥散加减：

当归10g，白芍20g，柴胡6g，香附10g，炒白术20g，茯苓20g，桂枝3g，远志10g，炒酸枣仁20g，怀牛膝20g，炒杜仲10g，生麦芽30g。7剂，水煎服，日一剂，早晚分服。

2015年12月24日复诊：患者诉失眠好转，入睡困难缓解，睡眠时间延长，仍有脱发，鼻中有血丝，舌胖有齿痕，脉弦。

辨证：肝肾亏虚，肝脾不调。

治法：疏肝健脾，滋补肝肾。

方药：上方加莪术10g，郁金10g，赤芍10g。7剂，水煎服，日一剂，早晚分服。

【按语】患者肝郁脾虚，阴阳失调，阳不入阴而出现入睡难。脾胃虚弱，气血生化乏源，神失所养而见多梦；血不养发而脱发；此患者怕凉，背不热并非气之绝对不足，而是气机受阻，阳气不达所致；气行则血行，气滞则血瘀，加之气血乏源，故见月经量少，经行不畅有血块；乳房为肝经所过之处，今肝气郁结，则经前乳房胀痛；舌体胖大齿痕，脉弦为肝郁脾虚的体现。复诊时病情改善，但因脾失统血则出现鼻中血丝。

方用逍遥散加减，方中柴胡疏肝解郁，条达肝气；当归、白芍养血柔肝，尤其当归之芳香可以行气，味甘可以缓急，更是肝郁血虚之要药；香附利三焦解六郁，为气病之总司，女科之主帅，助柴胡调肝解郁；白术、茯苓健脾去湿，使运化有权，气血有源；桂枝温通经络以行气血，以疗怕冷、背凉；远志、酸枣仁养心安神，引阳入阴；牛膝既补肝肾精血，又可活血疗经血有块；生麦芽消导护胃，疏肝理气。二诊加莪术、郁金、赤芍既助牛膝行气活血，又可疏理肝气。纵观全方，以逍遥为名，疏肝健脾，脾运健则气血生，气血生而气机畅，气机畅而阴阳和，阴阳和而寐可安。

（3）刘某，女，48岁，2014年10月9日初诊。

主诉：间断睡眠差半月余。

现病史：半月来睡眠不好，表现为入睡困难，易醒，醒后心烦再难入睡，早醒，多虑，无心慌，无烘热汗出，平素身困，乏力，怕冷，二便正常，月经近2个月紊乱。舌胖大边齿痕，苔白脉沉。

中医诊断：失眠。

辨证：肝郁脾虚。

治法：疏肝解郁，健脾养血。

方药：逍遥散加减：

当归20g，白芍20g，炒白术20g，茯苓20g，柴胡12g，香附20g，炒酸枣仁20g，远志10g，合欢皮 10g，生龙骨 20g，生麦芽 30g。7 剂，水煎服，日一剂，早晚分服。

2014 年 10 月 16 日二诊：失眠好转，晚上 10 点左右睡觉，晚上醒一次，能睡 5～6 小时，多虑好转，纳可，乏力也有好转，二便正常，苔黄脉弦。继服上方 7 剂。

【按语】患者因肝郁脾虚，阴阳失调，阳不入阴而引发失眠，出现睡眠差、入睡难、易醒、心烦、早醒等证。脾主思，今脾气亏虚，故出现多虑。肝气郁结，气机阻滞，卫阳出表受阻，阳气不卫外而怕冷。脾不健运，四肢肌肉失养而身困、乏力。妇女以血为主，血生于脾胃，藏于肝，一部分下归血海而为月经，脾失摄纳，肝失疏泄而月经紊乱。舌胖大边齿痕为脾虚在舌的体现。

方用逍遥散加减，方中柴胡疏肝解郁条达肝气；当归、白芍养血柔肝，尤其当归之芳香可以行气，味甘可以缓急，更是肝郁血虚之要药；香附利三焦解六郁，为气病之总司，女科之主帅，既可助柴胡调肝解郁，又可调月经之紊乱；白术、茯苓健脾去湿，使运化有权，气血有源；远志、枣仁养心安神，引阳入阴；合欢皮合香附解郁安神，二者活血调经；龙骨重镇安神以疗易醒、心烦，生麦芽消导护胃。气机紊乱，阴阳不合，阴阳出入失常而引发的不寐常肝脾同治而重在治肝，以调和气机，佐以健脾生血，平调阴阳，使得气机和畅，阴平阳秘，精神得安。

四、心脾两虚型

心脾两虚型属于不寐的虚证，因气血不足而导致心神失养而失眠。而心脾两虚多是不易入睡，多梦易醒，心悸健忘，神疲食少，伴头晕目眩，四肢倦怠，腹胀便溏，面色少华，舌淡苔薄，脉细无力。心脾两虚，血不养心，神不守舍，故不易入睡，多梦易醒，心悸健忘；脾虚失健，则腹胀便溏；气血亏虚，故神疲食少；气血不能上奉于脑，则头晕目眩；脾主四肢，脾虚筋脉失养，则四肢倦怠；血虚不能上荣于面，故面色少华；血少气虚，则舌淡苔白，脉细无力。

失眠的主要病机是阳不入阴，而心脾两虚型失眠的病机为心脾两虚，阴血亏虚，则阳偏盛，虚阳外浮，扰动心神而致。即“气血冲和，万病不生，一有怫郁，诸病生焉”。心脾两虚是以气血不足为主，脾虚气血化源不足，不能充养全身；心主神明，主血脉，气血充盛则神明清，不足则脑窍失聪，心失所养则发失眠。且失眠亦与肝主疏泄和主气机的功能有关，贾师在对待心脾两虚型的时候非常强调气的升降出入和谐，因为气乃人体之根本，若气机失调，人体血液的运行和津液的输布代谢就会失常，从而影响气的升降出入，即气滞则水停；气机的失调亦可影响血液的正常运行，即气滞则血瘀。而肝为刚脏，体阴而用阳，且肝藏血，以血为体，以气为用，必赖阴血滋养，方能发挥疏泄的作用，而心脾两虚，气血不足，则肝藏血不足，其疏泄功能亦会失调，导致枢机不利。所以贾师从肝论治失眠，加强疏肝调畅气机之力，气的升降出入正常则气血津液得以布散营养全身，方能达到治疗效果。

治疗主要以补虚泻实、调整阴阳为原则，以健脾养心、疏肝理气为主。根据其病位主要在心脾，而与肝密切相关。方选归脾汤加逍遥散加减健脾养心，使脾健而气血化生泉源不竭，心安而神安；气行带动气血津液输布全身，各器官得到濡养，则神亦安。

（1）高某，女，53 岁，2015 年 8 月 18 日初诊。

主诉：入睡困难 2 年，加重 1 周。

现病史：近 2 年患者出现入睡困难，曾服阿普唑仑 2 片才能睡约 4 小时，近半年来患者服阿普唑仑已无效，改服氯硝西泮半片至 1 片，可睡约 4 小时，近一周患者入睡困难加重，服“氯硝西泮”1 片，睡约 2 小时，眠浅，睡前患者心烦、身热，晨起醒后头晕、神疲、乏力，平素患者心情差，压抑，无明显怕冷怕热，纳可，二便常。绝经半年。舌淡红苔薄白边齿痕，脉细弦。

既往：慢性胃炎病史。

中医诊断：不寐。

辨证：心脾两虚，肝气郁滞。

治法：补益心脾，解郁安神。

方药：归脾汤合逍遥散加减：

炙黄芪 30g，党参 15g，炒白术 15g，茯苓 20g，当归 10g，白芍 10g，柴胡 10g，香附 10g，远志 10g，石菖蒲 10g，合欢皮 10g，生麦芽 30g。7 剂，水煎服 400ml，日一剂，早晚分服。

【按语】患者，女性，53 岁，以“入睡困难 2 年”为主诉。中老年患者，发生在绝经前后，冲任亏虚，气虚血少。肝以血为体，以气为用，体阴而用阳，今肝失所养，则肝气失于条达，故见心情差，压抑。肝气郁结过久，导致脾气损伤，正所谓“见肝之病，知肝传脾”，所以患者出现神疲，乏力。脾虚气弱，运化不健，致气血生化无源，不能上奉于心，而致心神失养而失眠、头晕。肝气郁结，日久化火，扰动心神，心神不安而不寐，且睡前见心烦、身热，平素无身热证明火势不显，舌脉均为佐证。

对于失眠，强调阳不入阴，气机不畅是失眠的主要病机，“气血冲和，万病不生，一有怫郁，诸病生焉”，气血不足会导致气机运化无力而阳不入阴，此时应该以补益气血为主。气能行血，气机不畅，枢机不利，会导致气血不能正常运行、输布全身而致阳不入阴，所以应调畅气机，审证求机，辨证为“心脾两虚，肝气郁滞”。故用“归脾汤和逍遥散加减”。贾师以调畅气机为核心来治疗此型失眠，通过“补其不足，损其有余，实则泻之，虚则补之”的方法来纠正气机的失调，炙黄芪、党参、炒白术、茯苓补气健脾；当归、白芍、柴胡、香附疏肝理气，柔肝养血；远志、石菖蒲、合欢皮化湿和胃，开窍安神，养心；生麦芽疏肝和胃。贾师认为本病虽有化火之势，但因证较轻，未行化火，给予疏肝理气之品，气畅郁疏，则火势渐消。以上诸药合治达到补脾养血，疏肝解郁，养心安神的目的。从方中可看出贾师诊病时“审病机，抓主证，用主方，调气机”的思想始终贯穿于其中。

（2）张某，男，34 岁，2015 年 10 月 8 日初诊。

主诉：入睡困难 1 个月余。

现病史：患者 1 个月前无明显诱因出现入睡困难，逐渐加重。现症见：入睡难，睡前思虑多，1 小时至 3 小时方可入睡，每夜可睡 3～6 小时。第二日乏力，腰困。不思饮食，二便正常，体形偏胖。发油，脱发 2 年，近几日甚。苔腻，脉弦。

中医诊断：不寐。

辨证：心脾两虚，肝郁气滞。

治法：补益心脾，解郁安神。

处方：归脾汤合逍遥散加减：

炙黄芪 30g，太子参 15g，炒白术 20g，茯苓 20g，当归 10g，白芍 20g，柴胡 6g，香附 10g，怀牛膝 20g，炒酸枣仁 20g，合欢皮 10g，赤芍 20g，生麦芽 30g。7 剂，水煎服 400ml，日一剂，早晚分服。

2015 年 10 月 14 日复诊：服药后，晚上十点即困而欲睡，但眠差，第二日乏力。纳可，大便干，小便正常。脱发（头油），自觉腹部松软。舌淡红，脉弦。上方加赤小豆 30g，炒薏苡仁 30g。7 剂，水煎服 400ml，日一剂，早晚分服。

2015 年 10 月 22 日三诊：服药后，近几日眠佳，乏力好转。纳可，大便畅快，小便正常。脱发好转，仍头油，腹部松软。舌尖红，苔腻，脉沉弦。上方加荷叶 30g，减炒枣仁。7 剂，水煎服

400ml，日一剂，早晚分服。

2015 年 10 月 30 日四诊：服药后眠可，乏力消失，纳可，二便调，体重减轻 1kg。苔白，脉细弦。上方加苦参 6g。7 剂，水煎服 400ml，日一剂，早晚分服。

2015 年 11 月 12 日五诊：服药后，睡眠佳，体重又减轻 2 斤。近几日自觉咽痛、咽干，喜热饮，可凉饮，但胃不适，双肩有沉重感，二便调。苔白，脉细弦。上方加银花 20g，桔梗 10g，芦根 15g，减香附，怀牛膝。7 剂，水煎服 400ml，日一剂，早晚分服。

【按语】患者入睡难，并持续一个月以上，故属于中医“不寐”范畴。加之患者平素乏力，不思饮食，体形偏胖，苔腻，故属心脾两虚证型。另外，其睡前思虑多，且脉弦，提示有肝郁之象。患者脱发，有两方面的原因，一是患者脾虚，导致运化不利生成痰湿，水气上泛巅顶，侵蚀发根，使发根腐而枯落；二是，“发为血之余”，脾虚生化无源，气血亏虚，发失濡养，发根不固，继而脱发。处方以归脾汤合逍遥散加减。治疗以补益心脾，疏肝理血为主。再加上酸枣仁、合欢皮以疏肝解郁，养心安神。

患者服药十四剂后，睡眠明显改善，但仍自觉头油，腹部松软。贾师在原方基础上，加赤小豆、炒薏仁、荷叶。赤小豆味甘，性平，能健脾利湿，散血，解毒；薏仁性味甘淡微寒，有利水消肿，健脾去湿，舒筋除痹，清热排脓等功效；荷叶苦，涩，平，能降脂化湿，理气行水，减肥轻身。这三味中药都为药食两用之剂，是健脾利湿的佳品。贾师在临床实践中摸索出，现代人饮食油腻，运动减少，这样的肥胖很多是由于脾虚湿盛引起。赤小豆、炒薏仁、荷叶这三味中药就是贾师常用之减肥组药，效佳。从方中看出贾师诊病时“审病机，抓主证，用主方，调气机”的思想始终贯穿其中。调和阴阳，改善体质，使患者五脏安和，失眠自愈。

（3）王某，女，49 岁，2015 年 3 月 31 日初诊。

主诉：失眠近 10 年。

现病史：10 年前无明显诱因出现失眠。现症见：入睡困难，自服安定 2 片可睡 6～7 小时，前额及鼻周胀痛，纳差，乏力。大便困难，时服麻仁滋脾丸，小便正常。舌胖苔白腻，右舌边瘀斑，脉沉。

既往：胃下垂病史。

过敏史：索米痛片。

中医诊断：不寐。

辨证：心脾两虚证。

治法：补益心脾，解郁安神。

方药：归脾汤加减：

炙黄芪 30g，党参 15g，炒白术 15g，茯苓 30g，清半夏 9g，天麻 10g，当归 10g，白芍 15g，炒酸枣仁 30g，合欢皮 10g，夜交藤 20g，枳实 12g，炒莱菔子 20g。5 剂，水煎服 400ml，日一剂，早晚分服。

九味镇心颗粒，2 盒。用法：每次 1 袋，每日 3 次，口服。

2015 年 5 月 11 日复诊：药后自觉胃怕冷，饭前嘈杂，纳可，服 2 片地西泮可眠，泻后头痛，服麻仁滋脾丸大便可下，便无力，小便正常。苔白，脉细。

辨证：中气下陷。

方药：补中益气汤加减：

炙黄芪 45g，党参 20g，炒白术 20g，陈皮 10g，升麻 6g，柴胡 6g，当归 10g，太子参 20g，火麻仁 30g，炒酸枣仁 15g，合欢皮 10g，蔓荆子 10g。5 剂，水煎服 400ml，日一剂，早晚分服。

2015 年 5 月 18 日复诊：胃下垂感消失，安定减为 1 片可眠，纳少，大便 3～4 日一行（未服麻仁滋脾丸），小便正常。苔白腻，脉细。上方加炒莱菔子 20g，炒白术 30g。5 剂，水煎服 400ml，日一剂，早晚分服。

【按语】患者女性，有十年胃下垂病史，导致脾胃亏虚，营卫气血生化乏源，阳不入阴，神失所养而发入睡困难。心为火，脾为土，二者母子也，子病及母，日久导致心脾两虚，气血不足，易纳差乏力。脾虚津液失布，脏腑失去濡养则大便不畅。脾主运化水液失司，饮停留于阳明经络，阻滞经络，故前额鼻周胀痛，久之络脉不通而成瘀，由此可见到舌胖苔白腻，脉沉，舌边瘀斑。总属心脾两虚型。

方用归脾汤加减，方中用芪术参大量甘温之品补脾益气以生血；甘温酸敛之当归、白芍补血养神；酸枣仁、合欢皮、夜交藤养心疏肝通络安神；贾师善于用枳实、莱菔子来通腑气，腑气通以升清阳之气，同时行气导滞通便，配合甘温益气养血之药使补而不滞，滋而不腻；天麻祛风通络；半夏辛温能温中燥湿行气而除经络之壅滞；甘淡之茯苓健脾除湿，配合半夏又能促运中焦。诸药相配，健脾养心，益气补血，祛风化痰并用。九味镇心颗粒加强心脾两虚之失眠治疗。二诊时患者服安定可眠，诉药后胃怕冷，嘈杂，泻后头痛，便无力，脉细，贾师据此以上症状体征考虑：内有所需，外有所求，今中阳不足，气血营卫生化不足，卫阳不达于表而冷，饭后得到补充，故饭前嘈杂；十年胃下垂病史，中气下陷，中阳不足，脑腑失养而泻后头痛；气血营卫不足，脉道不充，因而脉细。贾师抓住病机所在，因机用药，补中益气，升阳举陷用补中益气汤加减。方中甘温益气药配伍陈皮理气和胃，补而不滞，加用少量柴胡、升麻升举中阳，《本草纲目》谓升麻阳明清气上升，柴胡引少阳之气上行。加用养心安神药，蔓荆子辛微寒有止痛之功。三诊，用药后诸症皆轻，根据效不更方之原则，圆机活法用药，加莱菔子、炒白术二味，目的一可行气通便，二可调畅气机升降，恢复脾升胃降生理功能。总之，此份病历可见贾师善于在动态中抓住病证的演变规律，审证求机，因机用药，因症用药，且体现出时时调节气机升降出入，注意顾护胃气的治疗原则。

（4）付某，女，40 岁，2015 年 4 月 13 日初诊。

主诉：失眠 6 个月。

现病史：6 个月前因生气引起失眠。现症见：入睡可，易醒，醒时伴心慌，手足冷，冷汗，多梦；次日自觉疲乏，头蒙，活动后甚。纳差，时恶心，腰困，口干，自述不愿做事，时闷闷不乐，注意力不集中，二便正常。舌胖有齿痕，舌尖红苔白，脉数。

既往史：心律不齐，早搏，颈椎病，腰椎病，银屑病。

中医诊断：不寐，郁证。

辨证：心脾两虚，肝气郁滞。

治法：补益心脾，解郁安神。

方药：归脾汤合逍遥散加减：

炙黄芪 30g，党参 20g，炒白术 20g，茯苓 20g，当归 10g，白芍 20g，柴胡 6g，香附 10g，炒酸枣仁 20g，桂枝 3g，远志 10g，炙甘草 6g，生麦芽 30g，大枣 20g。7 剂，水煎服 400ml，日一剂，早晚分服。

疏肝解郁胶囊，3 盒。用法：每次 1 粒，每日 2 次，口服。

2015 年 4 月 20 日复诊。失眠好转，每晚可睡 6 小时；心情压抑亦有好转，手脚已不冷，纳可，二便正常。舌有齿痕，苔白，脉弦。上方加牡丹皮 10g。15 剂，水煎服 400ml，日一剂，早晚分服。

疏肝解郁胶囊，5盒。用法：每次1粒，每日2次，口服。

【按语】患者因生气后出现失眠，气属阳，阳偏盛，导致阳不入阴而失眠；肝在志为怒，怒则伤肝，导致肝失疏泄，气机升降失调，气有余便是火，气不足则是寒，生气后气机不畅，导致气机郁结，气不行则津液不能布散到四肢末节，则见手足冷；肝木克脾土，导致脾虚。脾胃虚弱，气血生化乏源，卫气不足则运行异常，营阴衰少则收敛卫阳无力，卫气无法随自然界阳气昼行于脉外，夜行于脉内而见睡眠异常，易醒；卫阳不足，四肢失于温煦则亦见手足冷；气虚血少，心神失养则梦多，头蒙，注意力不集中；肢体失于濡养则醒后疲乏无力；心主血脉，心血不足则醒后见心悸；营卫不和，营阴不守，卫表不固则见汗出；脾失健运，胃失受纳则见纳差，恶心；卫气不足，气不布津，津不上乘故见口干；肝藏血，体阴而用阳，喜疏泄而恶抑郁；今气血不足，肝不藏血，失于疏泄，肝气郁结则不愿做事，时闷闷不乐；舌尖红，脉数为肝郁化火表现。

用归脾汤合逍遥散加减疏肝理气，健脾安神。黄芪甘温入肺脾经补中益气，升阳举陷；党参、白术健脾益气，增强黄芪药力；茯苓利水渗湿，健脾安神；当归养血和血；柴胡疏肝理气；桂枝温阳化气；白芍养阴敛汗，养血柔肝，既可防柴胡劫肝阴，又可与桂枝配伍调和营卫；香附理气解郁；酸枣仁养心益肝，敛汗安神；炙甘草、大枣可助白芍和阴，另外大枣养血益脾，炙甘草调和诸药；生麦芽疏肝理气，消食和中。二诊加丹皮清热凉血。诸药配合共奏调和营卫，健脾益气，疏肝解郁以安神之效。

（5）刘某，女，39岁，2016年9月2日初诊。

主诉：间断失眠3年。

现病史：3年前患者出现间断失眠，诱因不明，入睡可，易醒，每晚醒1～3次，醒后小便多，时难再眠。纳可，小便正常。易头晕（偶发晕厥），偶尔有小腹下坠感，热则好转。1年前曾检查出缺铁性贫血，现查体缺血不明显。月经每次都提前5天左右，每次行7天左右，最后一次月经9月3号，量多。曾服西洋参，服后肩胛骨困痛好转。苔黄，脉细弱。

中医诊断：不寐。

辨证：心脾两虚证。

治法：补益心脾，解郁安神。

方药：归脾汤合补中益气汤加减：

炙黄芪40g，党参20g，炒白术20g，茯苓20g，当归 20g，白芍20g，升麻6g，柴胡6g，怀牛膝20g，肉桂3g，炒酸枣仁20g，生麦芽30g，7剂。水煎服，日一剂，早晚分服。

九味镇心颗粒，3盒。用法：每次1袋，每日3次，口服。

【按语】气血为水谷精微所化，上奉于心，濡养心神。患者平素月经量多，阴血耗伤，血为气之母，失血过多则气随血脱，导致气血不足，心神失养。患者失血过多，血不能上荣，脑窍失养，故有时突然昏厥。患者小腹有下坠感，遇热则好转，结合舌脉，贾师认为此为气机失调，运行失常，致上热下寒，阴阳失和所致。本证以心脾两虚为主，治宜补益心脾，调和气血阴阳。故以归脾汤加补中益气汤加减运用。

方中黄芪甘温入肺脾经补中益气，升阳举陷为君药。党参、白术健脾益气，增强黄芪药力，气能行血，气能生血，气能摄血。当归养血和营，再佐少量升麻、柴胡协助益气之品升提下陷之气，如李杲云“胃中清气在下，必加升麻、柴胡以引之，引黄芪、人参、甘草甘温之气上升。”茯苓、炒枣仁健脾益肝，养心安神。加怀牛膝以补肝肾，强筋骨，调理气机，引火下行。肉桂可引火归源，收敛浮阳，温补下焦。

贾师诊疗过程始终强调问诊的重要性。问诊时先抓住主要症状，根据主要症状，顺藤摸瓜问出伴随症状，结合舌脉。另外注意问既往史，治疗史，月经史，婚育史等。这些因素综合为用，方能更加准确地抓住病机。正如此例，若仅凭患者所述失眠症状，舌苔脉象，则不好判定证型。通过问诊得知病人曾贫血且有月经提前，量多等症状，以此为切入点，心脾两虚的证型便一目了然。

（6）王某，女，30 岁，2016 年 7 月 8 日初诊。

主诉：失眠 3 年。

现病史：3 年前无明显诱因出现失眠，入睡难（每晚 1 点睡），每晚共睡 3～4 小时，醒 4～5 次，醒后乏力，纳可，大便干（用开塞露），小便 4～5 次/日，睡前思虑多。血压 90/50mmHg。齿痕舌，脉沉。

中医诊断：不寐。

辨证：心脾两虚，肝气郁滞。

治法：补益心脾，解郁安神。

方药：归脾汤合逍遥散加减：

黄芪 30g，党参 20g，炒白术 10g，茯苓 20g，当归 10g，白芍 20g，柴胡 6g，香附 10g，炒薏苡仁 30g，炒酸枣仁 20g，枳实 12g，炒莱菔子 20g，合欢皮 10g。7 剂，日 1 剂，水煎服，早晚分服。

九味镇心颗粒，3 盒。用法：每次 1 袋，每日 3 次，口服。

右佐匹克隆，1 盒，用法：每次 3 毫克，每日 1 次，口服。

2016 年 7 月 15 日复诊。仍入睡困难，多虑，每晚可睡 1～2 小时，次日烦躁，全身乏力。多思，口干喜热饮，纳可，大便干，夜尿 5～6 次，舌尖边红，齿痕舌，脉弦。

中医辨证：肝郁化火。

方药：丹皮 20g，炒栀子 10g，当归 10g，白芍 20g，柴胡 6g，炒白术 20g，薄荷 6g，茯苓 20g，炒酸枣仁 20g，柏子仁 10g，火麻仁 20g，枳实 12g，炒麦芽 30g。7 剂，日 1 剂，水煎服，早晚分服。

阿普唑仑 0.4mg，每晚 1 次，口服。

2016 年 7 月 22 日复诊：服用阿普唑仑 1 片后眠可，纳可，仍多虑，夜尿 3～4 次，大便干用开塞露，紧张易怒，时矢气，齿痕舌，苔黄，脉细弦。上方加生龙骨 20g，生牡蛎 20g，大黄 6g。7 剂，日 1 剂，水煎服，早晚分服。加用九味镇心颗粒，每次 1 袋，每日 2 次，口服。

2016 年 7 月 29 日复诊：近 1 周未服用阿普唑仑，每晚可睡 4～5 小时，睡前多虑，大便日 1 行，多思，纳可，舌胖大，脉弦。上方加佩兰 10g。7 剂，日 1 剂，水煎服，早晚分服。

2016 年 8 月 5 日复诊：近 2 周停服安眠药，每晚可睡 4～5 小时，次日神疲乏力，多思，纳可，大便每日 2 次，质软。齿痕舌，脉细弦。上方加远志 10g。7 剂，日 1 剂，水煎服，早晚分服。

【按语】患者失眠 3 年不愈，久之情志不遂，肝气郁结，疏泄失职，魂失守舍。思虑太过，损伤心脾，耗伤心血，脾失生化，营血亏虚，神失所养而不寐。情志不遂，肝气郁结，气机不畅，血气不和，阴阳不接，故寐难，时寐时醒，醒后难以再眠。血虚气少，中气不足，精神不振而见四肢倦怠乏力。气虚推动无力，血虚津亏，肠道失润加之气机不畅，腑气不通而便干。气虚血少，脉道不充而脉沉。舌有齿痕为脾虚。今病机心脾两虚，肝郁气滞，治宜益气补血，健脾养心，疏肝通腑，调和营卫。故方中用甘温之人参，辛甘温之黄芪，苦温之白术共同补气健脾，益气以生血，体现了“有形之血生于无形之气”之意。用甘温之当归，酸甘之白芍养血敛阴和血，使气充血足，阴阳和谐，神有所养，心神则安，故《灵枢·本神》说“心藏脉，脉舍神”。《灵枢·营卫生会》还说“血者，神气也”。思则气结，气机不畅用柴胡、香附疏肝理气，调节气机，与芍归相配，疏肝不伤血，养肝而疏肝，则体现了“肝主疏泄，主藏血，体阴而用阳”。用甘酸质润入心肝二经的酸枣仁养心补肝，宁心安神来治标，莱菔子、枳实行气化痰导滞来通腑治疗便干，时刻体现出了“调节气机学说”。甘淡性凉之薏苡仁经炒后，取性去味用健脾燥湿之功来健运中州，使全方补而不滞。九味镇心颗粒功能有养心补脾，益气安神之效，用之加强养心安神之功。

二诊服用上药七剂后，仍入睡困难，烦躁，口干，喜热饮，大便干，脉弦，此为气郁化火之症；全身乏力，齿痕舌为脾虚之症；小便频（夜）或为肝郁气滞三焦气化失司所为，或为脾气虚，膀胱失约所为。病机的转化，因机而变，是贾师一贯强调的三部曲之一，也体现了疾病不是固定不变的，要善于在动态中抓病机。当前以肝郁脾虚，气郁化火为主，治当清肝泻火，疏肝健脾，故用丹皮清热凉血，清肝胆热，栀子清热泻火，柴胡疏肝解郁，辛甘温之当归养血和血，酸苦微寒之白芍养血敛阴，柔肝缓急，二者养血助肝，血充则肝柔。白术、茯苓健脾益气，《伤寒论》曰：“见肝之病，知肝传脾，当先实脾。”实土以御木侮，脾胃又为后天气血生化之源。薄荷少许，既可取其辛味疏散肝郁，又可透达肝经之郁热，酸枣仁、柏子仁养心安神除烦，火麻仁、枳实行气滋阴，养血润肠通腑，炒麦芽行气消食和胃，诸药相参，肝火得清，郁滞得疏，血虚得补，脾气得健，腑气得通，诸症皆消。丹栀逍遥片可加强清肝火之效。阿普唑仑是中效安眠药，适宜年轻人易醒多梦难以入睡者，此患者难入睡易醒且较前加重，故改用之。

三诊服上药之后眠可，此时肝气仍郁，郁而化火，火盛气壅，紧张易怒，气机下迫时矢气，火盛伤阴便仍干，苔黄弦细脉为肝郁化火之象。上方加用清热泻火通便凉血之大黄直折其火，加用生龙牡目的是重镇潜阳安神，此时细看方，有少阳阳明合并证大柴胡汤又有柴胡加龙骨牡蛎汤之味。

四诊时脾虚有湿，加用芳香化湿之佩兰醒脾，助进脾胃运化。

五诊加用远志化痰宁心安神，配合茯苓交通心肾，恢复神有所主又有所藏之功。

总之，贾师治疗失眠以纲带目，纲举目张。从一诊辨证心脾两虚，肝气郁滞的逍遥散合归脾汤到二诊肝郁脾虚，气郁化火的丹栀逍遥散到三诊中大柴胡汤或柴胡加龙骨牡蛎汤，四诊有化湿运脾助运化之佩兰，五诊用远志宁心安神，茯苓交通心肾，恢复正常心肾相交功能中可见循迹。

五、心肾不交型

中医认为，不寐者，病在阴阳失交。五脏之中，心居上焦属阳，在五行中属火；肾居下焦属阴，在五行中属水，就阴阳水火的升降理论而言，上者以降为和，下者以升为顺。正常情况下，心火下降，肾水上升，水火既济，人体的正常水火，阴阳之平衡得到良好维系，阴阳调和，眠佳寐安。若水亏于下，火炎于上，肾水不得上济，心火不得下降，心肾无以交通，则引发心烦神扰而发不寐。

《清代名医医案精华·陈良夫医案》云：“心火欲其下降，肾水欲其上升，斯寤寐如常矣”。《辨证录》云：“盖目不能寐者，乃肾不交于心，夜不能寐者，乃心不交于肾于也”。若心肾失交，水火失济，则神有不安。本病为肾阴亏耗，无以奉养心神，神失所养，并思虑太过，心阴暗耗，心火内炽，不能下交于肾。同时考虑到心火亢盛于上，肾水不足又与肝有密切联系，或由于水不涵木，肝阳亢盛，常出现心肝同病木火上炎的相兼证机。心肝之火亢盛，热扰神明，神志不宁而不寐多梦，心烦易怒。治疗当以滋阴降火，交通心肾为法。选方以黄连阿胶汤为基础加减。

黄连阿胶汤出自《伤寒论》，“少阴病，心中烦，不得卧”。为治少阴阴虚火旺证的常用方剂。本方由黄连，阿胶，黄芩，白芍，鸡子黄组成，具有育阴清热，滋阴降火之功，其中黄连苦寒入心经可直折君火，黄芩苦寒入肝胆以清相火，二者合用有相辅相成之妙；白芍酸甘化阴，柔肝养血；阿胶、鸡子黄乃血肉有情之品，可滋助心肾之阴。上药共奏其功，可使水升火降，心肾相交，阴阳复调，则心烦不寐诸症自除矣。

患者贾某，女，50 岁，2009 年 8 月 20 日初诊。

主诉：失眠多梦 1 年。

现病史：1 年前无明显诱因出现失眠。现症见：入睡困难，入睡前思虑多，多梦早醒，甚则通宵不眠，每天服安眠药。白天精神不振，时有面红潮热，出汗，天热更甚，腰膝酸软，时耳鸣，心烦易怒，舌红苔少，脉细数。

中医诊断：不寐。

辨证：阴虚火旺，心肾不交。

治法：滋阴降火，交通心肾。

方药：黄连阿胶汤加减：

黄连 8g，黄芩 10g，当归 12g，白芍 10g，阿胶（烊化）10g，酸枣仁 30g，知母 10g，生龙骨（先煎）30g，柴胡 10g。5 剂，每日 1 剂，水煎 400ml 服，早晚分服。

二诊：服药后患者睡眠改善，能睡 5～6 小时，继服 10 剂，已能正常睡眠，舌脉复常，潮热、汗出、面烘热诸症均消失。后 2 个月又复发，照原方服药 10 剂，诸症悉愈。

【按语】患者以失眠为主诉，症状表现以长期不能获得正常睡眠为特点，故诊为“不寐”。患者兼症（面红，潮热汗出，腰膝酸软，耳鸣，心烦易怒，舌红苔少，脉细数等）表现出一派肝肾阴精不足，虚火燔烁之象。患者不寐情况较重，甚至彻夜难眠，思虑不断，应为心火不得肾水涵养而表现出的跃动不安之象。治疗当以滋阴降火，交通心肾为法。处方以黄连阿胶汤加减，其中黄连泻心火，黄芩清里热，二者配合泻心胸之郁热；白芍养阴收敛神明；当归、阿胶益血润燥；酸枣仁养心安神，敛阴止汗，镇静安神，配以知母苦甘寒，滋阴清热泻火；另加生龙骨重镇安神潜阳；柴胡疏肝理气，调畅情志同时与黄芩相配和解枢机。诸药共奏滋肾阴，降心火，和解阴阳，安神之功。

患者服药后症状明显改善，效不更方，击鼓累进。故二诊仍予上方 10 剂服之，患者药后来诉睡眠已复正常，先前诸症皆如冰释。两月后患者因生活压力致失眠复发来诊，证机同前，故嘱其继服前方 10 剂而愈，后追访未再复发。

六、肝郁化火型

失眠病机学说有“阴阳学说”、“营卫学说”、“脏腑学说”和“魂魄学说”、“脑神学说”。但是总病机始终是以“气机失调，阳不入阴”为总纲。贾师治疗失眠始终遵循《黄帝内经》以“调畅气机”为核心的思想，通过“补其不足，损其有余，实则泻之，虚则补之”的方法来纠正气机的失调，恢复人体正常的气机升降出入运动。

人体脏腑经络以及气血阴阳都依靠气的升降出入运动维持着相对平衡。如肺的宣发肃降，脾胃的升清降浊，心肾的阴阳相交，肝升肺降及肝胆的疏泄，三焦的通利等等无不相关。尤其肝者，将军之官，主升主动主疏泄主藏血，是调畅全身气机，推动血液和津液运行的重要环节，其生理特性决定肝为刚脏，肝气肝阳常为有余，肝阴肝血常为不足，生理特点决定了肝的阴阳气血失调的病机特点为肝气易郁易结，易化火上炎，易藏血失司；易致脾胃气机升降失司；易致情志异常等等。鉴于此，贾师临床中常常对于气机疏泄不及郁而化火或疏泄太过所致的气机不畅，阴阳气血不和所致的失眠，用《太平惠民和剂局方》逍遥散加丹皮栀子组成丹栀逍遥散治疗，此方疏肝清热，健脾养血。方中丹皮清除血郁之热，《本经疏证》云："丹皮入心，通血脉中壅滞与桂枝颇同，桂枝气温，故所通者血脉中寒滞，丹皮气寒，故所通者血脉中热结"；栀子清除气郁之热；柴胡禀春木之性疏肝清肝，条达肝气；当归、白芍敛阴养血，与柴胡同用，血充肝柔，有补肝体助肝用之功；与栀子、丹皮同用凉血活血，有助肝之疏泄条达；《金匮要略》有云："见肝之病，知肝传脾，当先实脾，四季脾旺不受邪，即勿补之。"用白术、茯苓、甘草有实土御木之意，且可使气血生化有源，肝有所藏，魂有所舍。生姜烧过，性温故而不用；薄荷少许，助柴胡疏肝郁而生之热。诸药合用，疏肝郁，清肝火，养肝血，柔肝体，健脾化痰，疏泄有司，气机条达，气血冲和，脏腑经络阴阳气血得以维持正常平衡，阴能敛阳，阳能入阴，神魂安居，寤寐有序。

（1）王某，女，62岁，2015年9月23日初诊。

主诉：间断失眠10年，加重2个月。

现病史：10年前无明显诱因出现失眠，自行服用安定可缓解，近2个月症状加重。现症见：入睡困难，睡前辗转，烦躁，睡中梦多，睡前口服右佐匹克隆1片可入睡。近来咽痛，偶有痰，汗多，头热，易怒，纳可，二便正常。齿痕舌，苔腻，脉弦。

诊断：不寐。

辨证：肝郁化热证。

治法：疏肝解郁，清热安神。

处方：丹栀逍遥散加减：

牡丹皮10g，炒栀子10g，当归10g，白芍12g，柴胡10g，薄荷10g（后下），炒白术20g，茯苓30g，夏枯草10g，清半夏9g，远志10g，炒酸枣仁20g，知母10g，生麦芽20g。5剂，每日一剂，水煎400ml，早晚分服。

嘱咐患者可尝试逐步减少右佐匹克隆使用次数。

2015年9月30日复诊，8天中有2天未服用右佐匹克隆可入睡，汗多明显好转，情绪急，时口渴，易怒，纳可，二便正常。齿痕舌，脉弦。上方加生龙骨30g，百合20g。7剂，每日一剂，水煎400ml，早晚分服。

2015年10月15日复诊，失眠明显好转，入睡时间缩短，此半个月内有6天未服用右佐匹克隆可入睡，情绪较好，纳可，二便正常。效不更方。

【按语】《丹溪心法·六郁》曰："气血冲和，万病不生，一有怫郁，诸病生焉。"患者女性，年龄偏大，病程长，脏腑阴阳营卫气血不和，阳不入阴见失眠长久不愈，梦多；肝主升，主动，主疏泄，喜条达，恶抑郁，是调畅全身气机、推动血液和津液运行的重要环节，气机郁滞，郁而化热，热邪上扰见头热；迫津外泄见汗多；热邪扰心见烦躁，易怒；随肝经上炎见咽痛；津液代谢失司见齿痕舌，苔腻，偶有痰；气机郁滞见脉弦。此病病机虚实夹杂，以实为主。治疗当以疏肝泻火，健脾安神为主，方用丹栀逍遥散加减。方中半夏与夏枯草作为失眠药对联合使用，半夏得至阴之气而生，夏枯草得至阳之气而长，二药伍用，和调肝胆，平衡阴阳，引阳入阴；远志安神益智；合欢皮解郁安神，诸药合用气血并调，疏肝与柔肝并用。二诊诉情绪急，时口渴，易怒为气郁化火所致，用炒栀子泻火除烦，清热利湿，栀子炒后寒凉之性减，可防伤及后天之本。嘱患者逐步减少西医催眠药物的使用，逐步过渡为单纯的中医药物疗法，为阶梯疗法在失眠治疗中的运用。

（2）洪某，男，46岁，2014年9月24日初诊。

主诉：失眠5年。

现病史：5年前因生气出现失眠，间断服用安定协助睡眠。现入睡困难，服安定1片可眠2～3小时，双下肢乏力，纳可，小便正常，大便干，3～4日一行，不畅，口气热，易怒。舌胖大苔腻，脉弦。

中医诊断：不寐。

辨证：肝郁化热。

治法：疏肝解郁，清热安神。

处方：丹栀逍遥散加减：

丹皮20g，炒栀子10g，当归10g，白芍10g，柴胡6g，香附10g，炒白术20g，茯苓20g，生龙骨20g（先煎），生牡蛎20g（先煎），合欢皮10g，炒莱菔子20g。7剂，每日一剂，水煎400ml，早晚分服。

二诊：仍失眠，时心慌，紧张甚，纳可，口干，大便正常，尿频，每夜5～6次，双下肢乏力。苔腻，脉弦。上加山萸20g，怀牛膝20g，炒酸枣仁20g。7剂，每日一剂，水煎400ml，早晚分服。

【按语】根据患者失眠五年，可诊断为不寐。《素问·阴阳应象大论》曰："肝……在志为怒，怒伤肝"。据此考虑病位在肝，根据口气热，易怒，脉弦可辨证为热。肝气郁滞，疏泄失司，腑气不通，大肠失于传导，而大便干，不畅。肝疏泄失司，气机郁滞，气不达于下，故见双下肢乏力。因未见其他如纳差，脘腹痞闷，神疲倦怠等脾胃气机失运症状，据此推断此病机以肝失疏泄，气机郁滞，郁而化火为主，方用丹栀逍遥散疏肝清热，解郁安神，加质重沉降、有重镇安神兼化无形之痰功效的生龙骨、生牡蛎引阳入阴，交通心肾；用甘平，归心肝肺经之合欢皮疏肝解郁悦心安神；大便干，不畅，加炒莱菔子以降气化痰通腑。

二诊患者仍失眠，加用甘酸平性归肝胆心经之酸枣仁养心安神，生津；尿频（夜尿频者多为肾虚，肾主水，司开合，膀胱主藏尿液，夜间多尿责之于肾和膀胱）、双下肢乏力，山萸补肝肾阴，收敛固涩；怀牛膝补益肝肾，引火下行。

全方以疏肝解郁，清热安神为主，补益肝肾为辅。体现了贾师临证时常常强调的三部曲：①有主证用主方，有兼证宜加减。②辨证求因，审因论治。③圆机活法，调节气机。诸药合用，共奏安和五脏，调节阴阳之效，阴阳和，五脏平，而卧立至。

（3）温某，女，32岁，2016年3月10日来诊。

主诉：失眠1个月。

现病史：1个月前因生气而失眠，现入睡困难，可睡4小时，睡前心烦，易醒，醒后难再眠或不眠，醒后心烦，口苦口干，喜热饮，大便干，小便正常，情绪低落。舌暗苔白脉弦。

既往史：高血压，糖尿病。

诊断：郁证、失眠。

辨证：肝郁化火。

治法：疏肝解郁，清热安神。

方药：丹栀逍遥散加减：

丹皮20g，炒栀子10g，当归10g，白芍20g，柴胡6g，香附10g，炒白术10g，茯苓20g，合欢皮10g，远志10g，炒酸枣仁20g，炒莱菔子20g。7剂，每日一剂，水煎400ml，早晚分服。

2016年3月14日复诊，口苦好转，服右佐匹克隆可眠6小时，睡前心烦稍好，次日心烦意乱好转，不思饮食，大便2～3行，质稀，小便正常，舌胖大脉弦。上方加炒薏苡仁30g、玫瑰花10g。

2016年3月21日复诊，服右佐匹克隆1片，可睡4小时，睡前多虑，身热汗出，大便2～3次，质稀，无腹痛，小便正常，心烦好转，舌红脉弦。上方减炒莱菔子，加生龙骨30g（先煎），生麦芽30g。7剂，每日一剂，水煎400ml，早晚分服。

2016年3月29日复诊，失眠好转，服右佐匹克隆1片，昨夜睡8小时，醒则心烦意乱好转，但仍多虑，口干咽干，头蒙。纳增，二便正常，喜热饮。舌尖红脉弦。上方加生牡蛎30g（先煎）。10剂，每日一剂，水煎400ml，早晚分服。

2016年4月11日复诊，近日服右佐匹克隆1片可睡5小时，中间因小便而醒，醒后不心烦，近日口苦、口干、口唇生疮（外出后引起），喜热饮，睡前多虑好转，纳可，二便正常。舌胖大苔裂痕，脉细弦。上方加百合20g、芦根30g。7剂，每日一剂，水煎400ml，早晚分服。

【按语】患者年轻女性，有高血压、糖尿病史，素体阴阳失和，生气后气机疏泄失司，气郁可致阳气出入通道受阻，阳不入阴而失眠。肝失疏泄，气郁化火故心烦，易醒，难再眠；火邪伤阴则口干，便干，喜饮；肝火循经上炎则口苦；肝气郁滞，阳气失于振奋故喜热饮，不想做事；舌暗苔白脉弦皆为气郁脾虚之候。治以清肝解郁，健脾安神，使木疏土健，气机条达，阴阳调和，阳入于阴而寤寐有时。方用丹栀逍遥散加味，加合欢皮解郁安神，炒酸枣仁养心益肝安神，远志开窍安神，炒莱菔子降气化痰，降浊气以升清阳，助调节气机升降。二诊加用炒薏苡仁健脾除湿治疗便稀，玫瑰花疏肝活血加强疏泄气机之功。三诊便稀减去导滞通腑之炒莱菔子，予生龙骨收涩敛汗，加强重镇安神之功，予生麦芽疏肝行气健脾，防止重坠之药伤及中焦。四诊加平肝潜阳重镇安神之生牡蛎既能加强安神之功，又能平潜肝阳。五诊因口疮，舌苔裂痕加用百合，芦根滋阴清热，百合安神。总之，贾师抓住此案肝郁化火扰神，阳不入阴之病机，或加重镇安神或养心安神或滋阴清热安神，随其兼证加减灵活用药。也就是“有主证用主方，有兼证加减药”的学术观点。

（4）韩某，女，57岁，2013年7月23日初诊。

主诉：失眠3个月。

现病史：患者3个月前退休后突然出现失眠，入睡难，可睡4小时，睡前多虑，心烦，不愿做事，注意力不集中，记忆力减退，晨起乏力，心慌，头晕，头皮口唇发麻（生气后加重），手指发麻，脐周疼痛，纳差，不饮凉，大便干稀不调，小便黄。已绝经。舌质淡苔白，脉弦滑。

既往史：高血压病。

中医诊断：失眠。

辨证：肝郁化火脾虚证。

治法：疏肝解郁清热，健脾理气。

处方：丹栀逍遥散合香砂六君子汤加减：

丹皮15g，炒栀子10g，当归10g，白芍12g，炒白术15g，茯苓20g，柴胡10g，薄荷10g（后下），木香10g，砂仁8g（后下），炒白术20g，党参20g，姜半夏9g，陈皮10g，生麦芽30g。5剂，水煎服。

二诊：入睡可，但多梦，纳好转，饭后胃胀，不饮凉，大便干稀不调，小便可。舌质淡苔白，脉弦滑。上方加厚朴10g，生龙骨30g（先煎），生牡蛎30g（先煎）。7剂，水煎服。后连续服用10余剂巩固疗效。

【按语】因患者退休后突然清闲下来，生活方式的改变致情绪变动。肝主疏泄，情志不畅，则疏泄不及，以致肝郁，肝气横逆克脾致脾虚。肝藏血，血舍魂，夜卧血归于肝，魂有所藏，故能寐。若魂无所藏而病发不寐。丹栀逍遥散可疏肝解郁，清热健脾。香砂六君子汤出自《古今名医方论》，主治：呕吐痞闷，不思饮食，脘腹胀痛，消瘦倦怠，或气虚肿满。两方合用既可疏肝清热，又能加强健脾理气之效，适用于肝郁化火，克逆犯脾较重者。方中牡丹皮凉血活血，清相火；炒栀子以泻火除烦，兼清热利湿；柴胡疏肝气；当归补肝血；白芍柔肝体；党参、白术、茯苓、木香、陈皮、半夏、砂仁健脾燥湿，温中行气。贾师认为大剂量生麦芽既可疏肝解郁，又能和胃健脾。故在贾师的方中若患者大便正常，一般会加大剂量的生麦芽和胃解郁以作收功之药。

（5）史某，女，68 岁，2010 年 10 月 12 日初诊。

主诉：失眠 4 个月。

现病史：自诉 4 个月前因其丈夫生病后操劳过度出现失眠，继而心情压抑，易怒，入睡困难，每晚只睡 2～4 小时，易醒，服中西药均无效，伴头晕头沉，神疲乏力，心烦易怒，不思饮食，小便正常，大便偏干。舌质淡，苔薄白，脉细弦。

中医诊断：不寐。

辨证：肝郁化火，心脾两虚。

治法：疏肝解郁清热，健脾理气。

方药：丹栀逍遥散加减：

丹皮 10g，栀子 10g，当归 12g，白芍 20g，柴胡 10g，茯苓 20g，香附 10g，炒白术 10g，鸡内金 10g，生龙骨 30g（先煎），炒枳壳 10g，炒莱菔子 15g。5 剂，水煎服，每日 1 剂，分早晚两次服。

二诊：诉心情较前改善，仍入睡困难，易醒，纳食较前增多，二便正常。改为酸枣仁汤加减，药用炒酸枣仁 15g，茯苓 12g，甘草 10g，知母 10g，黄芪 30g，川芎 12g，当归 10g，党参 10g，白术 10g。每日 1 剂，分两次早晚服。服 7 剂后每晚可入睡 4～5 小时，余症减轻。14 剂后每晚可睡 5～6 小时，诸症皆减，1 个月后睡眠恢复正常。随访 2 个月无复发。

【按语】《血证论·卧寐》记载：“人寤则魂归于目，寐则魂归于肝”。肝藏血，血舍魂，夜卧血归于肝，魂有所藏，故能寐。可见睡眠与肝藏血功能关系密切。患者因操劳过度，劳伤心脾，暗耗气血，肝体失养，疏泄失司，魂无所舍而见入睡困难，易醒；气机郁滞见心情压抑，郁而化火而见烦躁；扰及心神而彻夜不眠；心脾两虚见头晕头沉，双下肢乏力；舌淡，脉细弦皆为肝郁，心脾两虚见症。贾师治病遵循“急则治标，缓则治本”原则。病初用丹栀逍遥散疏肝泻火，养血健脾，治疗后心情压抑，易怒有所缓解。

二诊时仍入睡困难，易醒，为心肝血虚，虚烦不眠所为。《金匮·血痹虚劳病》记载“虚劳虚烦不得眠，酸枣仁汤主之”。继而施以酸枣仁汤加减治疗，加用黄芪补气，当归、炒白术健脾养血，生用甘草和中缓急。诸药相伍，养肝血，敛心阴，宁心神，清虚热，畅肝气，使气机条达，气血调和，神有所藏，魂有所舍，寐寤有序。

（6）刘某，女，48 岁，2002 年 8 月 10 日就诊。

主诉：失眠半年。

现病史：无明显诱因出现失眠半年，起初每夜最多能睡 2～3 小时，且多梦易醒，逐渐发展至彻夜不眠，开始服用安眠药有效，但不能停药，后来逐渐失效，遂求中医诊治。现症见：彻夜不眠，心烦，口干口苦，头晕胀，尿黄，大便结，舌苔薄黄少津，脉弦数。

诊断：不寐。

辨证：肝郁化热。

治法：疏肝解郁，清热安神。

方药：丹栀逍遥散加减：

丹皮 10g，山栀子 10g，当归 10g，白芍 15g，柴胡 10g，茯神 15g，夜交藤 15g，生龙骨 20g（先煎），生牡蛎 20g（先煎），花粉 10g，知母 10g，甘草 5g。5 剂，水煎服，每日 1 剂，分早晚两次服。

服用丹栀逍遥散加减7剂后复诊，每晚可睡4小时以上，心烦及头晕胀明显好转，口干减轻，大便通畅。前方再服7剂，每晚可睡6～8小时，其余症状基本消失。为巩固疗效，嘱原方再服1周，随访半年未复发。

【按语】中医学认为失眠最基本的病机就是气血脏腑功能失调，阴亏于内，阳浮于外，阴阳失交。治疗必须调整阴阳，分虚实论治，实则泻之，虚则补之。肝郁化火之失眠症，治宜清肝泻火。本方中丹皮、栀子为清肝泻火之要药；柴胡疏肝解郁；当归、白芍养血柔肝；茯神、夜交藤宁心安神；龙骨、牡蛎平肝潜阳重镇安神；花粉、知母清热生津；甘草调和诸药。诸药合用，肝火得清，肝郁得解，心神得宁，失眠自愈。

（7）钟某，女，55岁，2015年4月23日初诊。

主诉：睡眠差1年半。

现病史：1年半前因生气后出现睡眠差，现服米氮平可睡，入睡难，睡前身热汗出，焦虑，想事多。生气则失眠，近又烘热汗出。平素情绪急躁，二便正常。舌淡边有齿痕，苔薄白，脉沉细。

既往史：3年前行子宫全切除术。

诊断：郁证、不寐。

辨证：肝郁化热。

治法：疏肝解郁清热，解郁安神。

方药：丹栀逍遥散加减：

百合20g，丹皮15g，知母15g，当归10g，白芍15g，柴胡10g，薄荷10g（后下），炒酸枣仁30g，远志10g，合欢皮10g，玫瑰花10g，生麦芽30g。5剂，水煎服，日一剂，早晚分服。

丹栀逍遥片，3盒。用法：每次3片，每日两次，口服。

2015年5月13日复诊。烘热汗出好转，失眠明显好转，多虑，纳可，二便正常。舌有齿痕，脉弦。上方加川楝子10g。10剂，水煎服，日一剂，早晚分服。

丹栀逍遥片，3盒。每次3片，每日2次，口服。

2015年6月18日复诊。烘热汗出明显好转，心情亦好，仍时失眠，纳差，二便正常。舌有齿痕，脉弦。上方加陈皮10g。5剂，水煎服，日一剂，早晚分服。

2015年7月10日复诊。烘热汗出好转，昨天可以午睡，停西药可晚睡6小时，凉饮则泻，大便时稀，小便正常。舌有齿痕，脉细。方药：上方减陈皮。5剂，水煎服，日一剂，早晚分服。

2015年7月22日复诊。近眠可，饭后胃胀，大便近正常，小便正常。舌有齿痕，脉细。辨证：肝郁脾虚。方药：丹皮15g，百合20g，当归10g，白芍12g，柴胡10g，香附10g，炒白术15g，茯苓30g，炒酸枣仁20g，合欢皮10g，莪术10g，生麦芽30g。5剂，水煎服，日一剂，早晚分服。

【按语】肝属木，主升发条达，肝体喜疏泄而恶抑郁，肝体属阴，肝气属阳；肝藏血，血舍魂，肝血属阴，肝魂属阳。今情志失调，肝气郁滞，疏泄失司，气机运行失常，阳不入阴，魂不得归，卧则魂扬若离体也，可致失眠。另外肝郁化火，灼伤阴液，阴气不足以制阳，阴阳失衡；加之阴血不足，无以濡养神魂亦可致失眠。《金匮要略》有云："见肝之病，知肝传脾，当先实脾，四季脾旺不受邪，即勿补之。"脾主运化，脾胃为气血生化之源，今肝郁克脾，土郁木壅，脾气受损，气血乏源，神魂失养则致失眠。脾失运化，聚湿生痰，痰既为病理产物，又成致病因素，痰湿阻滞阳气出入通道，致阳不入阴，也可致失眠。故肝郁化火失眠，虽貌似仅为实证，实则虚实夹杂，以丹栀逍遥散疏肝郁，清肝火，养肝血，柔肝体，健脾化痰，阴阳条达以安神。

今患者情志失调，肝失疏泄，阴阳失和，神魂不守则睡眠差，入睡困难，且遇生气则失眠；肝郁化火，迫津外出，加之脾虚生痰，痰湿阻滞气机通道，故见汗出；肝主谋虑，脾主思，肝脾失养，则思虑多；患者女性，已至中年，肝肾亏虚，冲任失调，相火旺盛，阳加于阴，营阴失守，则见烘热汗出，阳虚不明显，故汗出后不冷；舌淡边有齿痕，苔薄白为脾虚痰湿表现；气郁痰湿阻滞脉道，正气不足则脉沉细。方用丹栀逍遥散加减，因烘热汗出用知母泻肺滋肾，治阴虚火旺，泻无根之肺火，疗有汗之骨蒸；百合清心安神；炒枣仁养心益肝安神；远志利痰开窍，安神益智；玫瑰花、合欢皮解郁安神；生麦芽疏肝利气，消食和中。

2015 年 5 月 13 日复诊：诸证好转，加川楝子疏肝利气，清肝经郁热。

2015 年 6 月 18 日复诊：症状继续改善，继续给予陈皮健脾燥湿化痰。

2015 年 7 月 10 日复诊：凉饮则泻，大便时稀，减陈皮防行气太过，耗散正气。

2015 年 7 月 22 日复诊：眠可，饭后胃胀，二便正常。患者热象已不明显，考虑肝郁克脾，加之用寒凉之药伤及脾阳，故减知母，薄荷等寒凉之药，因肝气较前条达，睡眠改善，故减远志、玫瑰；加茯苓、白术健脾燥湿，利水化痰；莪术活血行气消积。整个治疗过程中以疏肝郁，清肝火，养肝血为主，健脾化痰为辅，使肝气条达，肝火得清，脾气健旺，气血得养，邪气得驱，阴阳和顺，睡眠改善。

（8）赵某，女，51 岁，2016 年 3 月 15 日初诊。

主诉：失眠 1 个月。

现病史：失眠 1 个月，彻夜不眠，时脐上跳痛，纳可，胃气上逆，身热，心烦，乏力，易怒，二便正常，苔黄脉细。

诊断：失眠。

辨证：肝郁化热。

治法：疏肝清热，解郁安神。

方药：丹栀逍遥散加减：

丹皮 15g，炒栀子 10g，当归 10g，白芍 15g，炒白术 15g，茯苓 30g，柴胡 10g，香附 10g，炒枣仁 30g，合欢皮 10g，知母 15g，生麦芽 10g。7 剂，日一剂，早晚冲服。

2016 年 3 月 21 日复诊：服右佐匹克隆片 1 片可睡 3～4 小时，胃部悸动，时身热，纳可，二便正常，苔白脉细。上方减知母，加玫瑰花 10g。7 剂，日一剂，早晚冲服。

2016 年 3 月 29 日复诊：服右佐匹克隆可睡 3～4 小时，胃部悸动影响睡眠，时手抖，纳可，饭后腹胀，憋胀悸动，二便正常，苔白脉细。

辨证：肝脾不调证。

方药：香砂六君子汤加减：

香附 10g，砂仁 10g，党参 20g，炒白术 20g，清半夏 9g，陈皮 10g，茯苓 20g，桂枝 10g，白芍 10g，合欢皮 10g，远志 10g，莪术 10g，炒麦芽 30g。10 剂，日一剂，早晚冲服。

2016 年 4 月 8 日复诊：胃部悸动好转，手抖好转，仍失眠，入睡困难，入睡时间由原来 5 小时好转为 3～4 小时，饭后腹胀好转，药后矢气多。苔黄，脉细。上方加炒酸枣仁 30g，10 剂，日一剂，早晚冲服。

2016 年 4 月 19 日复诊：服右佐匹克隆 1 片可睡 4～5 小时，入睡好转，由原来 2 小时到 1～1.5 小时，中间醒两次，胃中悸动，手抖好转，入睡难，纳可，时胃中之气上逆，二便常，脉弦。上方加桂枝 15g。10 剂，日一剂，早晚冲服。

【按语】患者中年女性，失眠1个月，根据伴随症状可以辨证为肝郁化火，胃气失和。肝为刚脏，体阴而用阳，今肝失疏泄，气机运行不利，不通则痛，则见脐上跳痛；阴阳运行不遵其道，阳不入阴则见失眠；肝气郁结，日久化火，充斥于内见身热；热扰心神见心烦易怒；气机失调，阴阳之气不达四末，四肢躯干失于濡养，则见乏力；木郁土壅，升降失司见气逆于上；尚未伤及足太阴脾则见纳可。方以丹栀逍遥散加减疏肝解郁，理气和胃；加用合欢皮解郁安神；炒枣仁养心益肝安神；知母清热泻火，滋阴润燥；生麦芽疏肝和胃，恰应"治病不治胃，非其治也"，且生麦芽可加强疏理气机之功效。全方疏肝柔肝，肝胃同治，气血并调疗效显著。

二诊热象减轻，减知母，加玫瑰花加强疏肝理气功效。

三诊肝郁化火表现不显，辨证主要为脾胃不和，气机升降失调，阴阳运行失常，阳不入阴而致失眠，给以香砂六君子汤加减。香附疏肝理气；砂仁温中行气；党参、炒白术、清半夏、陈皮、茯苓合用取其可健脾益气化痰；桂枝、白芍调和营卫；另外胃中悸动为有水饮上逆表现，桂枝降逆平冲，与茯苓、白术化痰消饮；合欢皮疏肝理气；远志宁心安神；莪术、炒麦芽疏肝理气，消积和胃，从而达到胃和则卧安。

2016年4月8日复诊：仍眠差，给予酸枣仁养心益肝安神。

2016年4月19日复诊：其余诸证缓解，桂枝加量加强降逆平冲，温化水饮之效，也蕴含了"桂枝加桂汤更加桂二两"之意。

七、肝肾亏虚型

肾为先天之本，寓元阴元阳。肾阴又叫"元阴"，是人体阴液的根本，对各脏腑组织起着濡润，滋养的作用。肾阳又叫"元阳"，是人体阳气的根本，对各脏腑组织起着温煦生化的作用。肾阴肾阳相互制约，相互依存，若肾阴阳平衡破坏，则人体脏腑功能失调。若肾阴亏虚，无以制阳，阳气独亢于外，则阳气不能随自然界阴阳的盛衰而出入人体，维持人体的觉醒睡眠规律。

五脏六腑密切相关，肾为癸主藏精，肝为乙主藏血，有"乙癸同源，精血同源"之说，肾阴虚水不涵木，肝阳上亢，风火上扰。肝火亢盛，一者扰动清阳，阳气妄动，更难潜藏于阴；二者肝与心为母子相及关系，肝火亢盛，母病及子，致心火旺盛，肾虚不能上承于心，心火独游于上不能下交于肾，心肾不交，亦可引发失眠。然心居上位，肾居下位，本就有阴阳之分，即心为阳，肾为阴，故心肾不交也属阴阳失衡的一种类型，亦可用阳不入阴解释。总之，以上几种情况与阳不入阴均为纲与目的关系。

刘某，男61岁，2016年10月26日来诊。

主诉：多梦易醒3年。

现病史：入眠可，易醒，每夜醒4～5次，打鼾，多梦，咽干，头热脑鸣，神疲乏力，纳可，二便正常，夜尿4～5次，苔白，脉弦。

诊断：失眠。

辨证：肝肾亏虚，痰热扰神。

治法：补益肝肾，清热化痰安神。

方药：知柏地黄丸加减：

知母15g，枸杞子20g，菊花15g，熟地黄20g，山萸20g，山药30g，益智仁30g，怀牛膝30g，石菖蒲10g，远志10g，茯苓20g，生麦芽30g，牡蛎30g。7剂，日一剂，早晚冲服。

【按语】患者老年男性，61岁，肾阴已亏虚，因肝肾同源，故患者肝肾亏虚，阴虚无以制阳，阳不入阴而发失眠。根据患者头热，打鼾，苔白，脉弦等表现可以判定患者内伏痰热。肾为先天之本，主命门，有温煦脏腑之功，今肾精亏虚命门火衰，温化水湿功能失司，聚而为痰，日久化热而生痰热。痰湿阻滞气机通道，阳气出入失常；热邪内扰，阳气妄动，均加剧失眠。痰阻肾络则咽干，上阻气道则打呼噜，三焦为水火气机通道，赖肾气以助膀胱气化，肾精不足，加之痰阻气机通道，三焦失司则夜尿多。肝肾亏虚，精气乏源，气机不利无以外达，故神疲乏力。肾主骨生髓，脑为髓海，肝肾亏虚，脑窍失养，故见脑鸣。头热为痰热上扰之故，苔白脉弦为痰邪之脉。

病机为肝肾亏虚，痰热扰神，阴阳失衡，以补肾化痰，调理阴阳为主。抓住病机，审机用药，用知柏地黄丸加减。知母苦，甘，寒入肾经，能滋养肾精；枸杞子微苦，甘，微寒，入肝经滋阴平肝；熟地黄质润入肾，善补肾阴，填精益髓，为补肾阴之要药；山萸酸，涩，微温，既能补肾益精又能固精缩尿，于补益之中又有封藏之功，为固精止遗之要药；山药甘，平入脾肾肺经，滋养肾阴其补后天又能滋养先天；益智仁辛，温，暖肾固精缩尿；牡蛎咸，微寒，重镇安神，收敛固涩重镇安神。知母、枸杞子滋补肝肾之阴，配上菊花清解头部之热，加上熟地黄、山萸、山药增强补肝肾之力；患者夜尿多，益智仁配上山萸暖肾固精缩尿，怀牛膝补肝肾，引药下行，增强固涩之力；再加上石菖蒲、远志、益智仁相佐，祛痰之力强；佐以茯苓健脾渗湿，使湿无所聚，痰无所生，痰去则神安，再加上生牡蛎咸微寒，重镇安神，收敛固涩。诸药相合，补肾益精，滋阴清热，醒脾化痰安神，阴阳气血同调，其卧安。全方总以壮水之主以制阳光之法，加以祛痰清热之功以达治愈之效。

八、六郁相关证型

“百病生于气”，外感六淫内伤杂病诸因素均可致脏腑阴阳失调，气机运行紊乱而发病。失眠中亦强调通过调气来治疗失眠。其主要的思想来源于朱丹溪的六郁理论，并在此基础上深化。《灵枢・邪客》曰：“卫气者，出其悍气之慓疾而先行于四末，分肉，皮肤之间而不休者也，昼日行于阳，夜行于阴，常从足少阴之分之间行于五脏六腑，今厥气客于五脏六腑，则卫气独卫其外，行于阳不得入阴，行于阳则阳气盛，阳气盛则阳跷陷，不得入于阴，阴虚故目不瞑，黄帝曰，善！治之奈何？伯高曰，补其不足，泻其有余，调其虚实，以通其道而去其邪。”可知六郁之气、血、痰、火、湿、食都可以壅塞气机的道路，导致卫气行于阳不得入于阴，从而产生不寐。

血郁证，因气血同源，正如《血证论・吐血》说：“气为血之帅，血随之而运行；血为气之守，气得之而静谧。气结则血凝，气虚则血脱，气迫则血走。”若血郁涩滞难行，则气机运行不畅，阴阳失其条达。痰饮湿郁由于脾的运化功能和输布津液的功能障碍，为有形之邪，可随气流行，或停滞于经脉，或留滞于脏腑，阻滞气机，妨碍血行。火郁为痰、瘀血、食积、虫积等郁滞而从阳化热化火，或直接感受火热之邪。火为阳邪，阳气妄动，且火邪伤津耗液，使阴液更为不足，敛阳无力，可致阳不入阴，而发不寐。食郁本身可阻滞气机，另外脾主运化，胃主收纳，今饮食积滞，伤及脾胃，致中焦气机升降失常，阳气出入失调而致不寐，正所谓“胃不和则卧不安”。气郁为六郁之首，也是引发不寐的重要原因，在之前的病案中多次分析，在这里不多做赘述。

不寐主要以解除六郁之邪，调畅气机，使阳入于阴为治法，治不寐而不重用安神药，通过解气、血、痰、火、湿、食之郁而使阳入于阴，安神药的选用亦是针对每一种六郁之邪使用，从而起到画龙点睛的作用。

（1）湿热型

雷某，男，30 岁，2016 年 8 月 10 日初诊。

主诉：失眠1个月余。

现病史：1个月前因工作原因引起失眠，现入睡困难，易醒，醒后难再入睡。因工作需要白天睡觉，晚上工作，自感疲乏，无精神，腰困双腿不适无力，大便时干时稀，不畅，每日3～4次，口苦，小便黄，夜尿1～2次，纳可，眠少则头痛。唇干裂，苔黄厚，脉沉。

西医诊断：神经衰弱症候群。

中医诊断：不寐。

辨证：湿热阻滞。

治则：清热利湿，安神定志。

方药：四妙丸加减：

苍术18g，黄柏15g，炒薏仁30g，川牛膝12g，泽泻12g，猪苓15g，远志10g，石菖蒲10g，僵蚕10g，佩兰10g，芦根30g，炒莱菔子30g。7剂，水煎服，每日一剂，分早晚2次服。

【按语】患者因工作原因白天睡觉，晚上工作，日夜颠倒，阴阳不调，正如《灵枢·大惑论》所云“阳气尽，阴气盛，则目瞑；阴气尽，而阳气盛，则寤矣”。失眠的总属病机为阳盛阴衰，阴阳失交，即阴虚不能纳阳，阳盛不能入阴，简而言之就是，阳不入阴。

此患者长期日夜颠倒，阴阳失交，阳不入阴，故失眠。腰困双腿不适无力，大便时干时稀，不畅，每日3～4次，口苦，小便黄，夜尿1～2次，唇干裂，苔黄厚，脉沉，均属湿热阻滞之证，今湿热之邪阻滞其道，卫气独行其外也，阳不入阴，所以失眠。治疗应清利湿热。湿邪有重浊黏滞下趋的特性，湿热浸淫筋脉，气血阻滞，筋脉失养故腰困，双腿不适无力；湿热蕴结于肝胆，肝络失和，胆不疏泄，故口苦；湿热阻滞，气血不能上荣头窍而少眠，时头痛；热邪煎津，尿液浓缩则小便时黄；大便不畅是为体内湿甚阻滞肠中气机所致；唇干，苔黄厚为湿热以热为主之象；脉沉主里主下之病势。故方用四妙散加减，方中黄柏主入下焦，清热燥湿，苍术入脾胃长于燥湿健脾，牛膝补肝肾，引药下行，薏仁清利湿热而疏经，加用泽泻、猪苓加强利水渗湿之功效，加远志、石菖蒲安神定志，僵蚕疏经通络，佩兰醒脾化湿，口干加芦根生津止渴，大便时干时稀，不畅加炒莱菔子通腑气。全方清燥利湿、行气化湿共用，目的就是去其邪，通其道。

总之，失眠治疗就是调治五脏六腑虚实，消除内因，也就是疏通阳气出入的道路。今有湿热之邪阻滞，去其邪，通其道，故给以四妙散加减，泻其有余，阴阳通，其卧立至。

（2）痰热型

刘某，女，64岁，2015年8月6日初诊。

主诉：失眠4年。

现病史：4年前无明显诱因出现失眠，逐渐加重。现症见：服安定1～2片亦或不眠，最多睡5小时，辗转反侧难以入睡，睡前汗多身热，次日乏力，少气懒言，头昏，纳可，遇事失眠加重，口干，大便每日3～4次，不稀，小便正常，凉饮则泻，舌胖大，苔厚腻，脉沉。

中医诊断：失眠。

辨证：痰湿蕴热，肝气郁滞。

治法：祛湿化痰，疏肝解郁。

处方：平胃散加减：

苍术20g，厚朴15g，陈皮10g，清半夏9g，茯苓30g，香附10g，砂仁8g（后下），莪术10g，炒薏仁30g，天竺黄10g，肉桂3g，生麦芽30g。7剂，水煎服，日一剂，早晚分服。

8月13日二诊：失眠好转，纳可，二便正常，上方加石菖蒲12g、远志10g，继服7剂，服法同上。

【按语】根据睡前汗多身热，舌胖大，苔厚腻，脉沉等表现可见患者有痰热内蕴。肝喜疏泄，恶抑郁，今痰浊内阻，气机不畅，影响肝之疏泄，致肝气郁结。因此该患者为痰湿蕴热，肝气郁滞所致阳气升降出入失常，阳不入阴而引发的失眠。肝气郁结，若逢诱因则肝失疏泄更甚，故失眠遇事加重。热邪内盛，迫津外出，故睡前汗多身热；气机郁滞，阳气不展故次日乏力，少气懒言；痰浊阻滞，影响中焦脾胃，致清阳不升而发头昏；脾失健运而大便溏，每日 3～4 次，凉饮则泻；舌脉为痰湿内蕴表现。

本患者痰湿蕴热为主证，肝气郁结为次证，故以祛除痰湿之邪为先，稍佐解郁行气之药。方以平胃散加减，燥湿运脾，行气和胃。苍术气香辛烈，燥湿健脾，今痰湿内蕴，壅遏脾胃，苍术运脾，用之合适，正如《本草崇原》："凡欲运脾，则用苍术"；厚朴苦而兼辛，降中有散，化湿导滞；清半夏燥湿化痰；陈皮理气健脾，燥湿化痰；三者同用，善除湿满。"治湿不利小便，非其治也"，茯苓、炒薏苡仁健脾渗湿，既能健运水湿，又可使湿从小便去；患者出现身热出汗，属于气郁痰湿化热，故加天竺黄，同时能够清热化痰，清心定惊；香附利三焦，解气郁，善能理气解郁；少腹怕冷，加肉桂引火归元，温化痰湿；砂仁醒脾调胃，温脾止泻；莪术行气活血；生麦芽疏郁护胃。诸药并用，痰热得去，气机得通，阳气入阴，故不寐好转。

第五章　失眠医话篇

一、辨证施治，注重标本

贾师诊治疾病时，强调辨证论治，其诸多病案中更体现了灵活运用标本理论的思想，治疗失眠更是如此，一定要注重辨证的层次，在治疗时要兼顾标本。作为一名中医人，我们都知道辨证论治最早出现于《内经》，在《伤寒杂病论》得以发展，《伤寒论》强调“六经辨证”，而《金匮要略》则强调“脏腑经络先后病”，由此辨证论治基本形成。到了清代，随着温病学说的发展，又融入了“三焦辨证”、“卫气营血辨证”等。贾师博览群书，融会贯通，形成了自己独特的辨证理论，不断提醒学生辨证论治不仅仅是一个简单的方法问题，更是诊治病总的指导思想。能否看好病，是否取得良好疗效的关键在此。

在看病的过程中，贾师特别看重主症，要注意主症的贡献度，还要考虑兼有症状，形成一个症候群，从而辨出主证。那么如何辨证？贾师强调要注重辨证的层次，特别是做到四诊合参。想要有好的医术，成为一名合格的好医生，一定要做到理法方药的一致，只有一致，才能总结出诊治规律。那么如何做到理法方药的一致?首先要学会采集资料，搜集病史。在采集病史的过程中，一定要注意语言得当，与患者沟通，要使用白话，不仅通俗易懂，还可以增加亲切感，但是在书写病历时一定要注意术语的使用，注意专业性。比如在问诊过程中，不能直接问患者“你吃药后泄泻吗？”而是要换成“吃完药后肚子有没有不舒服，有没有拉肚子？”这就是问诊的技巧。在搜集到病史后，下一步要整理所搜集的资料和病史，在整理的过程是需要辨证思维，分清主次。在整理患者的主诉、症状时，一定要抓住主要的症状，除此之外，还要注意症候群以及主症的特点，并加以联系，运用整体观进行辨证施治。

贾师在临床中对很多疾病的诊治，收效甚好，尤其是失眠的治疗。而在治疗失眠的过程中，辨证论治贯穿始终，非常注重辨证的层次。在明确诊断是失眠后，首先要辨明是入睡困难还是入睡后维持困难抑或者是睡后易醒，这是抓住失眠的主证；其次抓住失眠的兼证，关注睡眠时间推迟还是提前，有没有腿的不适以及有没有打呼噜；再者考虑失眠患者的共病，多伴有焦虑或者抑郁；最后不忘考虑患者的睡眠质量。通过抽丝剥茧拓展了老师遣方用药的思路，在遵循理法方药一致的前提下就开出了为病人解除痛苦的处方。辨证论治是中医认识疾病和治疗疾病的基本原则，贾师正是遵循这一原则，根据四诊所收集到的资料，通过分析、综合，辨清疾病的病因、性质、部位，以及邪正之间的关系，确定相应的治疗方法。这启示我们看病治病一定要遵循辨证论治这一原则。贾师能取得良好疗效的又一关键点在于对治标治本的很好把握，值得我们进一步学习掌握。

二、诊病治病，严谨细微

众所周知，贾师诊治失眠效果甚好，他将自己的临床经验进行总结，形成了自己独特的诊病思路和治疗方法。不少医家在治疗失眠虽关注了入睡困难和易醒，但并未进一步深入探究，贾师却继续追寻病因，深层细化，以辨清证候，从而对症用药。

仅以入睡困难来阐明贾师独特的诊病思路。贾师诊疗过程中注重层次，步步深入，在询问病人属于入睡困难后，会进一步探查其是否有热象，对于热象的产生，贾师会继续探索出现的病因，从心火、肝火、痰火和阴虚考虑。心火旺，由于心藏神，神定则安眠。若心火旺，干扰心神，故而多梦，烦躁。心火旺的症状可总结如下：口舌生疮，心悸、心慌、失眠，舌尖红。治疗以清心火为主，可辅以养心血，从而以安心神。肝火旺，由于肝主疏泄，情志所伤每致肝气郁结，郁而化热，“木能生火”，故肝木之火有余，而致心火亢进，心肝火旺，内扰心神，心神不宁，故而烦躁不安难以入睡，治疗多从清肝泻火着手。痰火上扰心神，心神不安，亦无法安然入睡。痰湿阻滞，多神情困顿，心烦意乱，头重胸闷，痰火上扰，急躁易怒，口苦便干，舌质偏红，苔黄腻，脉滑数，治疗则是以清热化痰为主。阴虚，一为营卫不和，阳不入阴；二为精血亏虚，脏不藏神。其关键在于阳不入阴，阴不敛阳，导致虚阳外越，从而无法入睡。治疗上以滋阴潜阳为主。除了问热，贾师还会考虑是否存在思虑过度，思虑往往是许多医生所忽略的。脾主思虑，思虑过多，就会耗伤脾气，脾气虚就会出现全身乏力、无食欲、无饥饿感、胃胀、喉部有异物感，胸闷、喜欢出长气。脾土虚，日久则会出现子盗母气，出现心气虚，则心神不宁。“胃不和，则卧不安”，也说明了其中的道理；再者，肝郁化热和肝郁血虚都是导致失眠的重要因素，肝郁化热，热扰心神，心烦意乱，难以入眠，肝郁血虚，肝藏血，心行之，人动则血运于诸经，人静则血归于肝脏，肝气郁结，郁怒伤肝，损伤阴血，则无以营养心神以安神志；贾师强调不可忽略胆虚，胆虚受邪，导致神气不宁，故而不能寐。《圣济总录》中记载：“胆虚不得眠者，胆为中正之官，是少阳其经也。若其经不足，复受风邪则胆寒，故虚烦而寝卧不安也。”在治疗上，多采用的方法就是补肝温胆。贾师看病治病诊治思路严谨，问诊细致，故而能收到良好疗效。除此之外，还要结合脉诊等进行四诊合参，并根据具体情况和个体差异做出诊断治疗。

三、焦虑抑郁，不可忽视

贾师心思缜密，观察细致入微。在治疗失眠时，贾师强调不可忽视患者存在的焦虑或者抑郁。有调查显示，不少患者或多或少的伴有焦虑或者抑郁。这点是值得我们临床重视的。失眠的治疗比较棘手，很多患者都进行过长期的治疗，但效果往往不佳，以致患者失去信心，出现焦虑抑郁，而长期焦虑或者抑郁的患者由于精神紧张必然会加重失眠，最终形成恶性循环。在一份研究报告中显示，失眠合并焦虑者占 37.7%，失眠合并抑郁者占 34.6%，失眠合并焦虑抑郁者占 24.9%，可见失眠合并焦虑或者抑郁是比较多见的。

贾师在治疗这类患者时游刃有余，他强调，虽然考虑到了焦虑、抑郁，但还是必须以辨证为前提。肝郁脾虚证的患者，常有情绪低落、心烦易怒、时睡时醒、舌淡、胃脘不适、便溏、纳少、腹胀、咽中异物感等；肝郁阴虚证的患者，常有情绪低落、心烦易怒、胸闷、口干、潮热、五心烦热、脉细数等；肝郁化热证的患者，常有情绪低落、心烦易怒、口苦、面赤、舌红、脉弦数等。兼有抑郁的病人，贾师认为，抑郁的病人多为肝气不疏造成的。肝属木，性喜条达，主疏泄。情志不遂，肝木失于条达，肝体失于柔和，以致肝气横逆、郁结，故而需要疏肝理气以调畅气机。故而贾师多会在逍遥散的基础上辨证加减，经常会选用合欢皮、玫瑰花等，不仅可以疏肝解郁还能养心安神。贾师认为只有肝气舒畅，血才可归于肝，神才不会妄动，才能改善睡眠，安然入睡。而兼有焦虑的病人，贾师多会在丹栀逍遥散的基础上加减。焦虑的患者多烦躁，易肝郁化火，肝火旺从而导致心火旺，故而相对抑郁的病人多加牡丹皮和栀子。牡丹皮苦，辛，微寒，归心、肝、肾经，因此可以清心肝火，同时还可以清燥火，通血脉中热结。栀子可以清热，泻火，凉血，治疗虚烦不得眠。但对于更年期的这类患者，贾师就改变了思路。更年期患者大多数是45～55岁绝经前后的妇女，往往伴有潮热、烦躁、易怒等。中医认为出现更年期症状主要是由于妇女绝经前后冲任失调，贾师遵循这一点选用二仙汤加减变通治疗这类失眠伴有抑郁或者焦虑的患者。妇女月经将绝未绝，周期或前或后，经量或多或少，头眩耳鸣，腰酸乏力，两足欠温，时或怕冷，时或烘热，舌质淡，脉沉细，是为肾阴、肾阳不足，出现虚火上扰心神；而有些患者则烘热、汗出、五心烦热、烦躁易怒，其主要是相火旺。这类失眠患者都可以用二仙汤，二仙汤可以温肾阳、补肾精、泻相火、调冲任，再配合一些疏肝解郁类的药物进行治疗。

焦虑抑郁，不可忽视，更需辨证论治，灵活加减，根据患者的具体差异而个性化用药，才能达到意想不到的治疗效果。

四、阴平阳秘，精神乃治

在失眠的五大学说中，阴阳睡眠学说、营卫睡眠学说、神主睡眠学说、魂魄睡眠学说、脑髓睡眠学说中，贾师更推崇阴阳学说，强调阳不入阴是失眠的主要病机，可以用阴阳学说来统领营卫睡眠学说、神主睡眠学说、魂魄睡眠学说、脑髓睡眠学说。

贾师在治疗失眠中始终贯穿着调畅气机的思想，强调百病生于气，《素问·六微旨大论》曰："出入废，则神机化灭；升降息，则气立孤危。故非出入，则无以生长壮老已；非升降，则无以生长化收藏。"可见天地之间的气机升降出入是万物生长变化的重要特征，生命的正常活动有赖于气机升降出入的正常，气机的升降失常是病理活动出现的主要原因。所以，贾师在临床上在病因分析、立法处方中都特别注重气机的升降出入，故在治疗失眠中亦强调通过调气来治疗失眠。

气机的郁滞会产生病理产物的积滞，如瘀、痰、火、湿、食，反过来瘀、痰、火、湿、食的病理产物也会阻碍气机的流动。朱丹溪认为："气血冲和，万病不生，一有怫郁，诸病生焉""气郁则生湿，湿郁则成热，热郁则成痰，痰郁则血不行，血郁则食不化，六者相因为病也。"可知六郁之气、血、痰、火、湿、食都可以壅塞气机的道路，导致卫气行于阳不得入于阴，从而产生不寐。贾师强调在祛邪的时候一定要兼顾到调节气机的升降出入。在调畅气机的时候，注重标本虚实，若是六郁之邪较重，必会阻滞气机的流动，导致气机的不畅，此时用的方法是急则治其标，以祛除邪气为先。若气血不足，亦会导致气机运化无力而导致阳不入阴，此时应该以补益气血为主。例如，在治疗失眠的时候，如果患者是肝郁化热、痰热扰心，是实邪引起的失眠时，贾师多会采用丹栀逍遥散、黄连温胆汤加减来将气郁之热、痰热之邪祛除掉。如果患者是较为年轻壮实、没有明显的正气虚，也不存在明显的邪气实的情况下，一般主要是用柴胡加龙骨牡蛎汤和解枢机、引阳入阴。如果患者有明显的虚证表现为气血虚，一定是优先补益气血。如果患者是虚实夹杂，则以攻补兼施为治疗原则。

由上可知，失眠的病因虽多，但是大多最终出现气机不畅，导致阴阳失调，故而贾师临证治疗失眠中始终贯彻着调节气机，引阳入阴的核心思想。阳入于阴则寐，阳出于阴则寤。阴主静，阳主动；阳气衰，阴气盛，则睡眠；阳气盛，阴气衰，则产生觉醒。这种阴阳盛衰主导睡眠和觉醒的机制，是由于人体阳气入里出表的运动来决定的。在正常情况下，人的阴阳调和，血脉通利，故昼精而夜寐，夜晚有充足高质量的睡眠，体力和精力得以恢复，白天精力充沛，思维敏捷。此所谓"阴平阳秘，精神乃治"。

五、枢机新说，调畅气机

跟贾师学医诊病，作为一名医学后辈，更要善于思考。近日跟随贾师出诊，临证百忙之余，贾师授我以其治病用药中的感悟，颇有受益，遂举病案浅谈失眠。

失眠的学说理论自先秦时期的“阴阳学说”、“营卫学说”、汉唐“脏腑学说”和“魂魄学说”、明末清初的“脑神学说”。历来都离不开气的升降出入运动，也就是气化，它包括相对外界的“气立”和相对于人体内部的“神机“两种运动。贾师在此提出：“枢机新说”，用调节枢机理论作为治疗气机运动紊乱，升降无序出入壅塞，阴阳虚实错杂，阳不入阴为矛盾的失眠。如一位患者，男，55 岁，平素性情急躁，2 年前因家事纷扰致难以入睡，每晚须口服阿普唑仑方可入睡。停药后如故。近半年症状逐渐加重，每晚辗转反侧，难以入睡，每晚睡 3～4 小时且多梦、易醒。遂来诊治。症见：夜难入寐，多梦，惊恐易醒，醒后伴心烦、出汗。汗后身冷，次日头蒙、疲倦。心烦易怒，口苦，大便干。舌苔黄腻，脉弦数。此患者平素性情急躁，复因家事纷扰致肝失条达，枢机不利、卫阳不得入藏而失眠；气有余便是火，气机郁滞日久而化火，阳热郁结于内故出现心烦，口苦、热邪外出迫津而出汗。气机郁滞，水湿代谢紊乱聚湿生痰，痰阻气机而化热，痰热之邪居神位故多梦惊恐易醒。枢机不利，胃气不降大便干，阳气失于舒展而头蒙乏力，怕冷、大便干、苔腻为气机升降出入失常表现。所以辨证为肝郁化热，痰热扰心。方药：柴胡 10g，黄芩 10g，清半夏 9g，党参 10g，生龙骨 30g，生牡蛎 30g，桂枝 6g，白芍 10g，黄连 6g，肉桂 3g，大黄 3g，天竺黄 10g，炒莱菔子 20g。7 剂，水煎服。贾师对于这种气机升降出入失常，虚实寒热错杂为病机的首选柴胡加龙骨牡蛎汤以疏肝解郁、清热化痰、镇心安神。本方取效关键在于以小柴胡汤和解枢机，使气机调畅，从本缓调。加生龙骨、生牡蛎质重引阳入藏重镇安神，其次还能化无形之痰；桂枝通阳化气，配合白芍调和营卫；天竺黄、黄连清热化痰，配合肉桂交通心肾，更加大黄通腑泄热。诸药合用，调理气机，升清降浊，祛除痰热，恢复气机的生理平衡，也正体现了成败倚伏生乎动之意。服 7 剂后，患者自述做梦减少，逐渐能睡 5～6 小时。嘱减少阿普唑仑的用量。效不更方，继续调理，继 14 剂后夜晚睡眠佳，诸证基本痊愈，但觉胃部胀满不适，故而上方加枳实 15g。

由此观之，贾师治疗失眠十分注重气机，一方面通腑气；另一方面调升降，理气机。通过经气运动升降调治失眠，只要把握好升中有降、降中有升、升降并举、升降平衡、引阳入阴的总纲，在失眠的治疗中可以收到意想不到的效果。

六、分享经验，诲人不倦

每每跟师出诊，获益匪浅。贾师在诊病之余每每教导学生临证方法，今以两例病案浅谈失眠。

有一持续性失眠的患者，患者自述入睡困难，时长在四十分钟至两三个小时之间，睡觉时打呼噜，咽中时有痰，白天几乎不睡觉，偶有胃胀，口苦，反酸，小便多，怕冷，大便不畅，结合其苔黄腻，舌体胖大，脉滑，贾师诊断为失眠，根据患者有痰，其苔黄腻，舌体胖大，脉滑，辨证为痰热阻滞，导致阳不入于阴，从而产生不寐。贾师强调在祛邪的时候一定要兼顾到调节气机的升降出入。在调畅气机的时候，注重标本虚实，此时痰湿阻滞气机的流动，导致气机的不畅，故而急则治其标，以祛除邪气为先，治以祛痰清热，处方以黄连温胆汤加减治疗，黄连 6g，清半夏 6g，陈皮 10g，茯苓 30g，竹茹 10g，石菖蒲 10g，远志 10g，郁金 15g，浙贝母 15g，莪术 10g，枳实 15，炒莱菔子 15g。方中黄连、半夏是贾师常用的药对，盖黄连苦寒，半夏温燥，黄连苦寒之性得半夏之温燥而不太凉，半夏温燥之性得黄连之苦寒而不过热。清半夏、竹茹相配降气化痰，陈皮、茯苓相配健脾化痰，茯苓还可安神，石菖蒲、远志相配豁痰开窍，而且远志可以安神益智，枳实、炒莱菔子，亦是贾师用药的精妙组合，一者其能通腑气，解决大便不畅的症状；二者其能调升降，理气机，治疗胃胀反酸之不适。

另一失眠3年的患者，女性，39岁，入睡可，易醒1～3次，时难自眠或不眠，一种姿势时手麻，起床均左侧，纳可，二便正常，易头晕，偶有小腹下坠，月经提前，量多，苔黄，脉细弦。患者夜间易醒1～3次，时难自眠或不眠。五七之年，阳明脉衰，气血亏虚，心脾失养，说明阳不入于阴，从而产生不寐。由患者月经提前，量多，脉细弦，说明脾虚统摄无权，故血虚头窍失养而头晕，所以老师辨证为心脾两虚，从补益气血入手，病因在于心主血脉，脾主统血。贾师用归脾汤进行加减，为了加强补气养血作用，加入了肉桂，以引火归元，肝藏血，在体为筋，其华在爪，加怀牛膝可以补肝肾，又能强筋骨，缓解手麻，又因肝主疏泄，加入升麻、柴胡以调畅气机，加入白芍以柔肝，麦芽不仅可以顾护脾胃，还可疏肝解郁。配合九味镇心颗粒以养心补脾，益气安神。二诊时患者失眠好转，醒一次，可自眠，月经提前4天（好转），咽噎窒息堵气道，与情绪有关（生气）。纳可，后背略痛，二便正常，苔白，脉细。上方基础上加桔梗6g、炒枳壳10g，患者依然咽噎窒息堵气道，老师加入桔梗宣肺，利咽，祛痰，加入炒枳壳理气宽中，行气消滞。桔梗、枳壳皆因气机壅滞不同，一升一降，调节气机升降出入，气机得通，诸症自除，这种调节气机升降方法是贾师多用的调畅气机理论的体现。

七、湿热阻滞，阳不入阴

贾师认为湿热阻滞型失眠，其发病多起于湿邪，阻滞气机，枢机不利使得阳不入阴而致。同时湿邪困阻气机，郁而化热扰及心神加剧失眠症状。

脾为后天之本，气血生化之源。若脾的正常生理功能不能正常发挥，则湿浊内生，化为湿邪致病于人体。导致湿邪内生原因不外有三。其一，患者饮食失节，嗜食肥甘厚味，或劳倦所伤，伤及脏腑，致湿邪内生。其二，患者受情志所苦，肝气不疏。临床上肝脾两脏密切相关，肝木郁久必影响及脾胃的运化功能，脾运失司故湿邪内生。其三，患者素体脾胃虚弱，脾失健运，运化无力，湿邪内生。

失眠总纲责于阴阳，阳不入阴为失眠病机的核心所在。湿性重着黏滞、最易阻碍气机，枢机不利，则阳气受阻不得入阴而致失眠，另外，气机阻滞不通，则湿难得化，二者相互影响，往往使病情趋于复杂，缠绵难愈。此外，湿邪郁阻于中，湿停气阻，气机不畅，日久甚致郁而化热，热扰心神，自然难得安眠。

临床中此类患者除了睡眠方面的症状以外，往往还伴有其他相兼症状。湿邪中阻，气机郁滞于中，可见胸脘满闷不舒；脾虚水谷精微不得敷布充养，可见四肢痿软不用，头晕眼花；水液代谢失常可见肌肤水肿、大便溏结不调、苔腻且厚；湿性重浊趋下，临床常见患者下肢或肿胀、或困重等不适；湿阻气滞，郁而化热可见苔黄、口苦、小便黄赤等症状。

《灵枢·邪客第七十一》提到“调其虚实，以通其道而去其邪”、“决渎壅塞，经络大通，阴阳得和者也”治疗方法。具体的治法以清利湿热、除烦安神为主，湿热祛除使得患者被阻滞的气机得到恢复，阳得入阴，复归平衡而神安寐康。贾师在临床上常结合具体证机，选取四妙丸等方剂作为基础方剂来进行治疗，同时，贾师在用药过程中非常注意祛湿理气药多存耗气伤津之性，故而在方中常酌加养阴生津之品，如芦根、百合等，清热同时而不伤阴津。

主要参考文献

高荣林，徐凌云.中医睡眠学说及其科学内涵. 中国中医基础医学杂志， 1995，1：16～17

耿晓娟，张军平.试论病证结合方证对应与辨证论治.辽宁中医杂志， 2008，22（8）：88～91

何清湖. 亚健康临床指南. 北京：中国中医药出版社，2009

黄碧群. 基于信息融合理论的中医四诊合参研究. 中国中医药杂志，2004，2（6）：324～325

李京玉.浅析《黄帝内经》之营卫睡眠观. 江苏中医药， 2012，7：66

李璟怡，黄俊山，张娅，等.中医阴阳寤寐学说探析.中医杂志，2014，1：86～88

李黎，邵祺腾，王昊，等.浅谈内经中睡眠产生的阴阳机制. 中国中医基础医学杂志，2014，3：282～283

李振宝，吴山，陈鹏典. 任督脉推拿点穴配合膀胱经拔罐治疗失眠症疗效观察. 辽宁中医药大学学报，2013，（8）：242～243

刘志慧，王志恒，贾跃进. 贾跃进对“百病生于气”的临床应用. 中医药临床杂志，2016，11：1541～1544

禄颖.营卫昼夜运行规律是睡眠活动的机枢. 中华中医药学刊，2010，1：187～189

吕沛宛. 艾条灸印堂穴治疗入睡困难性不寐. 中国针灸，2011，31（9）：786

阮经文，易玉珍，严英硕，等. 针灸对失眠症患者睡眠质量的影响及其机制研究. 中国病理生理杂志，2010，（8）：1616～1620

孙洪生. 心系病证医家临证精华——失眠. 北京：人民军医出版社，2008

孙涛. 亚健康学基础. 北京：中国中医药出版社，2009

王慧，陈天琪，王嫣，等. 针刺对失眠大鼠脑干 5-轻色胺的影响. 江苏中医药，2011，43（1）：88～89

魏清琳，范娥. 百会灸为主综合治疗失眠症 86 例. 中医研究，2012，1：60～61

吴秋玲，张晓雪，刘竺华，等. 贾跃进老中医辨治失眠学术思想探讨. 中国民间疗法，2014. 1：7～8

吴雪兰，陈琴，刘从秀.耳针辨证治疗脑卒中后失眠 40 例.安徽中医学院学报，2012，（5）：45～46

杨军雄，张建平，于建春，等. 针灸治疗失眠症的临床疗效研究. 中国全科医学，2013，（5）：466～468

杨志敏，黄鹂，杨小波，等. 亚健康人群的中医体质特点分析. 广州中医药大学学报，2009，26(6)：589～592

张伯礼，薛博瑜. 中医内科学. 北京：人民卫生出版社，2012

张鹏，赵忠新.《中国成人失眠诊断与治疗指南》解读. 中国现代神经疾病杂志，2013，5：363～367

朱震亨.金匾钩玄.北京：人民卫生出版社，2006

附录一　贾跃进名老中医400例失眠医案数据分析

基于中医传承辅助系统分析贾跃进名老中医治疗不寐用药经验

贾跃进名老中医治验尤其擅长用中药治疗不寐。通过收集临床上400例显效的门诊病历，将不寐的处方中的用药输入中医传承辅助系统软件，采用关联规则 Apriori 算法、复杂系统熵聚类等无监督数据挖掘方法，分析处方中药物的使用频次及药物之间的关联规则、处方规律，探讨贾跃进名老中医治疗不寐的用药经验，为治疗不寐用药思想提供参考。可实现“数据录入→数据管理→数据查询→数据分析→分析结果输出→网络可视化展示”等功能。本文基于“中医传承辅助系统”，对贾跃进名老中医治疗不寐用药经验进行了系统分析。

（一）资料与方法

1. 处方来源与筛选

本研究以2015~2016年全国中医贾跃进传承工作室所收集的治疗不寐有效病历为来源进行分析筛选，以《中国成人失眠诊断与治疗指南》中的诊断为评判标准，共筛选符合条件的不寐处方400份。

2. 分析软件

“中医传承辅助系统”软件，由中国中医科学院中药研究所提供，软件集关联规则、聚类算法、频次统计等算法功能于一体，可用于名老中医处方的储存、分析、挖掘。

3. 处方的录入和核对

将上述筛选的处方录入软件系统。录入完成后，由双人负责数据的审核，以确保数据的准确性。通过“中医传承辅助系统”软件中“数据分析”模块中的“方剂分析”功能，进行用药规律挖掘。

4. 数据分析

（1）提取数据源：在“中医疾病”项中输入“不寐”，提取出治疗不寐的全部方剂。

（2）频次统计分析：将不寐方剂中每味药的出现频次从大到小排序，并将“频次统计”结果导出。

（3）组方规律分析：“支持度个数”（表示在所有药物中同时出现的次数）分别设为30，“置信度”设为0.8，按药物组合出现频次从大到小的顺序进行排序；“规则分析”分析所得的规则。

（4）新方分析：首先进行聚类分析，在聚类分析前，先选择合适的相关度和惩罚度，然后点击“提取组合”按钮，发现新组方，并可以实现网络可视化展示。

（二）结果

1. 用药频次

对贾跃进名老中医 400 份不寐处方中的药物频次进行统计，使用频次高于 10 的有 36 味药，使用频次前三位分别是柴胡、茯苓、白芍（附表 1）。

附表 1　方剂中使用频次 10 以上的药物情况表

序号	中药名称	频率	序号	中药名称	频率
1	柴胡	70	19	半夏	18
2	茯苓	69	20	牡丹皮	16
3	白芍	65	21	合欢皮	16
4	生龙骨	55	22	远志	15
5	当归	53	23	枳实	14
6	炒枣仁	47	24	桂枝	14
7	生麦芽	40	25	麦芽	13
8	香附	39	26	山茱萸	13
9	生牡蛎	35	27	清半夏	13
10	薄荷	33	28	玫瑰花	12
11	白术	32	29	百合	12
12	党参	29	30	牡蛎	12
13	丹皮	27	31	天麻	11
14	炒白术	27	32	龙骨	11
15	莪术	25	33	知母	11
16	炒莱菔子	24	34	焦栀子	10
17	黄芩	22	35	生地黄	10
18	陈皮	21	36	薏苡仁	10

2. 基于关联规则分析的组方规律分析

按照药物组合出现频次由高到低顺序，前三位分别是“白芍、柴胡”“当归、白芍”“当归、柴胡”（附表 2）。分析所得药对的用药规则（附表 3），进行关联规则网络展示（附图 1）。

附表2　处方中支持度为30条件下药物组合频次表

序号	药物模式	出现频度	序号	药物模式	出现频度
1	白芍、柴胡	60	21	生龙骨、生麦芽	31
2	白芍、茯苓	47	22	生龙骨、生牡蛎	33
3	当归、白芍	49	23	白芍、柴胡、茯苓	43
4	白芍、香附	32	24	当归、白芍、柴胡	45
5	白芍、生龙骨	41	25	白芍、柴胡、香附	32
6	白芍、炒枣仁	39	26	白芍、柴胡、生龙骨	38
7	柴胡、茯苓	47	27	白芍、柴胡、炒枣仁	34
8	当归、柴胡	49	28	当归、白芍、茯苓	43
9	柴胡、香附	32	29	白芍、茯苓、生龙骨	31
10	柴胡、生龙骨	44	30	白芍、茯苓、炒枣仁	30
11	柴胡、炒枣仁	37	31	当归、白芍、香附	31
12	柴胡、生牡蛎	30	32	当归、白芍、生龙骨	30
13	当归、茯苓	43	33	当归、白芍、炒枣仁	32
14	茯苓、香附	34	34	白芍、生龙骨、炒枣仁	32
15	茯苓、生龙骨	40	35	当归、柴胡、茯苓	39
16	茯苓、炒枣仁	33	36	柴胡、茯苓、生龙骨	32
17	当归、香附	31	37	当归、柴胡、香附	31
18	当归、生龙骨	31	38	当归、柴胡、炒枣仁	30
19	当归、炒枣仁	34	39	柴胡、生龙骨、炒枣仁	30
20	生龙骨、炒枣仁	36	40	当归、白芍、柴胡、茯苓	39

附表3　处方中药物组合关联规则（置信度为0.8）

序号	规则	置信度	序号	规则	置信度
1	柴胡->白芍	0.857143	10	香附->茯苓	0.871795
2	白芍->柴胡	0.923077	11	生牡蛎->生龙骨	0.942857
3	当归->白芍	0.924528	12	柴胡，茯苓->白芍	0.914894
4	香附->白芍	0.820513	13	白芍，茯苓->柴胡	0.914894
5	炒枣仁->白芍	0.829787	14	当归，柴胡->白芍	0.918367
6	当归->柴胡	0.924528	15	当归，白芍->柴胡	0.918367
7	香附->柴胡	0.820513	16	当归->白芍，柴胡	0.849057
8	生牡蛎->柴胡	0.857143	17	柴胡，香附->白芍	1
9	当归->茯苓	0.811321	18	白芍，香附->柴胡	1

续表

序号	规则	置信度	序号	规则	置信度
19	香附->白芍，柴胡	0.926829	30	当归，香附->白芍	1
20	柴胡，生龙骨->白芍	0.918919	31	当归，生龙骨->白芍	0.967742
21	白芍，生龙骨->柴胡	0.871795	32	白芍，炒枣仁->当归	0.820513
22	柴胡，炒枣仁->白芍	0.914894	33	当归，炒枣仁->白芍	0.941176
23	白芍，炒枣仁->柴胡	1	34	生龙骨，炒枣仁->白芍	0.888889
24	白芍，茯苓->当归	0.877551	35	白芍，炒枣仁->生龙骨	0.820513
25	当归，茯苓->白芍	0.811321	36	柴胡，茯苓->当归	0.829787
26	当归，白芍->茯苓	0.909091	37	当归，茯苓->柴胡	0.906977
27	当归->白芍，茯苓	0.96875	38	柴胡，香附->当归	0.96875
28	茯苓，炒枣仁->白芍	0.820513	39	当归，香附->柴胡	1
29	白芍，香附->当归	0.863636	40	柴胡，炒枣仁->当归	0.810811

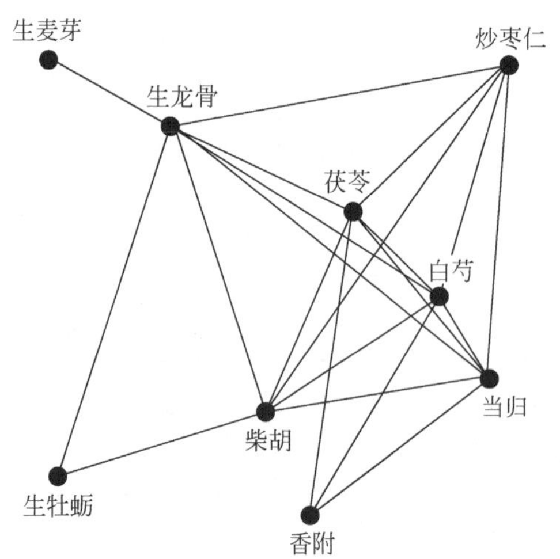

附图 1　支持度为 30，置信度为 0.8 条件下的网络展示图

3. 基于熵聚类的方剂组方规律分析

（1）基于复杂系统熵聚类的药物核心组合分析：以药物间关联度分析结果为基础，按照相关度与惩罚度约束，基于复杂系统熵聚类，演化出 3～4 味药核心组合（附表 4）。

附表 4　基于复杂系统熵聚类的核心组合

桔梗-茯苓-红花	桂枝-茯苓-香附
桔梗-茯苓-红花	莪术-郁金-僵蚕

续表

桔梗-茯苓-红花	龙骨-生龙骨-生麦芽-炒枣仁
白芍-陈皮-黄连	白芍-陈皮-炒枣仁
茯苓-炒白术-白术	茯苓-炒白术-香附
清半夏-麦芽-远志	麦芽-白术-远志
生地黄-黄柏-知母	桔梗-炒枳壳-生地黄-赤芍
白芍-当归-柴胡-陈皮	半夏-当归-党参-陈皮

（2）基于无监督熵层次聚类的新处方分析：在以上核心组合提取的基础上，运用无监督熵层次聚类算法，得到8个新处方（附表5）。

附表5　基于熵层次聚类的治疗不寐新处方

序列号	新方组合
0	桔梗-茯苓-红花-桂枝-香附
1	莪术-砂仁-佩兰-郁金-僵蚕
2	龙骨-生龙骨-酸枣仁-生麦芽-炒枣仁
3	白芍-陈皮-黄连-炒枣仁
4	茯苓-炒白术-白术-香附
5	清半夏-麦芽-远志-白术
6	生地黄-黄柏-知母-桔梗-炒枳壳-赤芍
7	白芍-当归-柴胡-陈皮-半夏-党参

（三）讨论

本研究应用中医传承辅助系统软件，运用关联规则和聚类算法分析贾跃进名老中医治疗不寐的用药经验。经过关联算法分析，贾老师治疗不寐常用的药物有柴胡、茯苓、白芍、生龙骨、当归、炒枣仁、生麦芽、香附、生牡蛎、薄荷、白术、党参、丹皮、炒白术、莪术、炒莱菔子、黄芩、陈皮、半夏、牡丹皮、合欢皮、远志等。常用的药物组合有：①白芍、柴胡。②当归、白芍。③当归、柴胡。④白芍、茯苓。⑤柴胡、茯苓。⑥当归、白芍、柴胡。⑦柴胡、生龙骨。⑧当归、茯苓。⑨白芍、柴胡、茯苓。⑩当归、白芍、茯苓。经过聚类算法分析，常用药对包括：当归-炒枣仁、白芍-生地黄、白芍-香附、当归-丹皮、当归-炒白术、白芍-白术、当归-百合、白芍-焦栀子、当归-泽泻、当归-黄连、白芍-山茱萸、当归-白术、当归-山药等。基于复杂系统熵聚类的核心组合有：桔梗-茯苓-红花、桂枝-茯苓-香附、桔梗-茯苓-红花、莪术-郁金-僵蚕、桔梗-茯苓-红花、生龙骨-生麦芽-炒枣仁、白芍-陈皮-黄连、白芍-陈皮-炒枣仁、茯苓-炒白术-白术、茯苓-炒白术-香附、清半夏-麦芽-远志、麦芽-白术-远志、生地黄-黄柏-知母、桔梗-炒枳壳-生地黄-赤芍、白芍-当归-柴胡-陈皮、半夏-当归-党参-陈皮。基于熵层次聚类的治疗不寐新处方有：桔梗-茯苓-红花-桂枝-香附、莪术-砂仁-佩兰-郁金-僵蚕、龙骨-生龙骨-酸枣仁-生麦芽-炒枣仁、白芍-陈皮-黄连-炒枣仁、茯苓-炒白术-白术-香附、清半夏-麦芽-远志-白术、生地黄-黄柏-知母-桔梗-炒枳壳-赤芍、白芍-当归-柴胡-陈皮-半夏-党参。

以上研究结果较好地验证了贾跃进名老中医治疗不寐的治疗经验。以下结合研究结果对药物进行分析。研究显示，常用药物包括柴胡等，其中柴胡在单味药中出现频次最高。柴胡味苦、辛，性微寒，归肝、胆经，功能疏散退热、疏肝解郁，用于肝郁气滞、胸胁疼痛等。茯苓味甘、淡，性平，归心、脾、肾经，功能健脾安神，用于心悸、失眠等。白芍味苦、酸，甘，性微寒，归肝、脾经，功能养血调经、平肝止痛、敛阴止汗，用于肝阴不足、肝气不舒的失眠等。生龙骨味甘、涩，性平，归心、肝、肾经，功能平肝潜阳、镇静安神，用于心神不宁、心悸失眠等。当归味甘、辛，性温，归肝、心、脾经，功能补血、活血、调经，用于心肝血虚心悸失眠等。炒枣仁味甘、酸，性平，归心、肝、胆经，功能养心益肝安神，用于心悸失眠。生麦芽味甘，性平，归脾、胃、肝经，功能消食健胃、疏肝解郁，用于肝气郁滞和食滞等。香附味辛、微苦、微甘，性平，归肝、脾、三焦经，功能疏肝理气，用于肝郁气滞诸证。生牡蛎味咸、涩，性微寒，归肝、肾经，功能平肝潜阳，常和生龙骨作为对药用于失眠等。

综上，本研究应用数据挖掘方法对贾跃进名老中医治疗不寐用药规律进行研究，整理发现了临床医案的大数据信息，为贾跃进名老中医不寐治验的深入挖掘和传承提供了参考。当然，数据挖掘方法也有局限性，需进一步结合临床综合分析和评价。

附录二　SPIEGEL 量表

（1）每晚入睡时间

①10～30 分钟——0 分　②30～60 分钟——1 分　③1～2 小时——3 分

④2～3 小时——5 分　⑤3～4 小时——7 分

（2）一夜总睡眠时间

①7～8 小时——0 分　②6～7 小时——1 分　③5～6 小时——3 分

④3～5 小时——5 分　⑤少于 3 小时——7 分

（3）夜醒几次

①不醒——0 分　②夜醒 1 次——1 分　③夜醒 2 次——3 分

④夜醒 3 次——5 分　⑤夜醒 4 次或通宵不眠——7 分

（4）睡眠深度

①满意——0 分　②少部分不满意——1 分　③相当部分不满意——3 分

④大部分不满意——5 分　⑤整夜不满意——7 分

（5）夜间做梦情况

①不做梦——0 分　②少有梦——1 分　③经常有梦——3 分

④多梦——5 分　⑤很少或噩梦或清醒无梦——7 分

（6）醒后感觉

①感觉很好——0 分　②感觉较好——1 分　③感觉尚可——3 分

④感觉不好——5 分　⑤感觉很不好——7 分

附录三　匹兹堡睡眠质量指数（PSQI）

（1）在最近 1 个月中，您晚上上床睡觉通常是____点钟

（2）在最近 1 个月中，您每晚通常要多长时间才能入睡（从上床到入睡）：____分钟

（3）在最近 1 个月中，您每天早上通常____点钟起床

（4）在最近 1 个月中，您每晚实际睡眠的时间为____小时（注意不等同于卧床时间，可以有小数）。

从下面问题中选择一个符合您的情况的选项作为答案，并画“√”

（5）在最近一个月中，您是否因下列情况影响睡眠而烦恼，并描述其程度：

A.不能在 30 分钟入睡

①过去 1 个月没有　②每周平均不足一个晚上

③每周平均有一个或两个晚上　④每周有平均三个或更多晚上

B.在晚上睡眠过程中醒来或早醒（凌晨醒后不容易再次入睡）

①过去 1 个月没有　②每周平均不足一个晚上

③每周平均有一个或两个晚上　④每周有平均三个或更多晚上

C.晚上起床上洗手间

①过去 1 个月没有　②每周平均不足一个晚上

③每周平均有一个或两个晚上　④每周有平均三个或更多晚上

D.晚上睡觉时出现不舒服的呼吸

①过去 1 个月没有　②每周平均不足一个晚上

③每周平均有一个或两个晚上　④每周有平均三个或更多晚上

E.晚上睡觉时出现大声咳嗽或鼾声

①过去 1 个月没有　②每周平均不足一个晚上

③每周平均有一个或两个晚上　④每周有平均三个或更多晚上

F.晚上睡觉感到寒冷

①过去 1 个月没有　②每周平均不足一个晚上

③每周平均有一个或两个晚上　④每周有平均三个或更多晚上

G.晚上睡觉感到太热

①过去 1 个月没有　②每周平均不足一个晚上

③每周平均有一个或两个晚上　④每周有平均三个或更多晚上

H.晚上睡觉做噩梦

①过去 1 个月没有　②每周平均不足一个晚上

③每周平均有一个或两个晚上　④每周有平均三个或更多晚上

I.晚上睡觉身上出现头疼不适

①过去 1 个月没有　②每周平均不足一个晚上

③每周平均有一个或两个晚上　④每周有平均三个或更多晚上

J.其他影响睡眠的问题和原因，并描述其程度：

①过去 1 个月没有　②每周平均不足一个晚上

③每周平均有一个或两个晚上　④每周有平均三个或更多晚上

（6）在最近 1 个月中，总的来说，您认为自己的睡眠质量

①很好　②较好

③较差　④很差

（7）在最近 1 个月中，您是否要服用药物（包括医院和药店购买的药物）才能入睡

①过去 1 个月没有　②每周平均不足一个晚上

③每周平均有一个或两个晚上　④每周有平均三个或更多晚上

（8）在最近 1 个月中，您是否在开车、吃饭或参加社会活动时时常感到困倦

①过去 1 个月没有　②每周平均不足一个晚上

③每周平均有一个或两个晚上　④每周有平均三个或更多晚上

（9）在最近 1 个月中，您在积极完成事情上是否感到精力不足

①过去 1 个月没有　②每周平均不足一个晚上

③每周平均有一个或两个晚上　④每周有平均三个或更多晚上

（10）您是与人同睡一床或有室友

①没有　②同伴或室友在另一间房

③同伴在同一房间但不同床　④同伴在同一床上

如果您是与人同睡一床或有室友，请询问他您在过去 1 个月里是否出现以下情况

A.在您睡觉时，有无鼾声

①过去 1 个月没有　②每周平均不足一个晚上

③每周平均有一个或两个晚上　④每周有平均三个或更多晚上

B.在您睡觉时，呼吸之间有没有长时间停顿

①过去 1 个月没有　②每周平均不足一个晚上

③每周平均有一个或两个晚上　④每周有平均三个或更多晚上

C.在您睡觉时，您的腿是否有抽动或痉挛

①过去 1 个月没有　②每周平均不足一个晚上

③每周平均有一个或两个晚上　④每周有平均三个或更多晚上

D.在您睡觉时，是否出现不能辨认方向或混乱状态

①过去 1 个月没有　②每周平均不足一个晚上

③每周平均有一个或两个晚上　④每周有平均三个或更多晚上

E.在您睡觉时，是否有其他睡眠不安宁的情况，如果有，请描述这个问题，并描述其程度

①过去 1 个月没有　②每周平均不足一个晚上

③每周平均有一个或两个晚上　④每周有平均三个或更多晚上

您认为您目前的作息制度是否适合您：是，不是

如果不是，您有对自己的建议或想法吗？

附录四　健康状况调查问卷（SF-36）

（1）总体来讲，您的健康状况是

①非常好　②很好　③好　④一般　⑤差

（2）跟 1 年以前比您觉得自己的健康状况是

①比 1 年前好多了　②比 1 年前好一些　③跟 1 年前差不多

④比 1 年前差一些　⑤比 1 年前差多了

（权重或得分依次为 1，2，3，4 和 5）

健康和日常活动

（3）以下这些问题都和日常活动有关。请您想一想，您的健康状况是否限制了这些活动？如果有限制，程度如何？

1）重体力活动。如跑步、举重、参加剧烈运动等

①限制很大　②有些限制　③ 毫无限制

（权重或得分依次为 1，2，3；下同）注意：如果采用汉化版本，则得分为 1，2，3，4，则得分转换时做相应的改变。

2）适度的活动。如移动一张桌子、扫地、打太极拳、做简单体操等

①限制很大　②有些限制　③毫无限制

3）手提日用品。如买菜、购物等

①限制很大　②有些限制　③毫无限制

4）上几层楼梯

①限制很大　②有些限制　③毫无限制

5）上一层楼梯

①限制很大　②有些限制　③毫无限制

6）弯腰、屈膝、下蹲

①限制很大　②有些限制　③毫无限制

7）步行 1500m 以上的路程

①限制很大　②有些限制　③毫无限制

8）步行 1000m 的路程

①限制很大　②有些限制　③毫无限制

9）步行 100m 的路程

①限制很大　②有些限制　③毫无限制

10）自己洗澡、穿衣

①限制很大　②有些限制　③毫无限制

（4）在过去 4 个星期里，您的工作和日常活动有无因为身体健康的原因而出现以下这些问题？

1）减少了工作或其他活动时间

①是　　②不是

（权重或得分依次为 1，2；下同）

2）本来想要做的事情只能完成一部分

①是　　②不是

3）想要干的工作或活动种类受到限制

①是　　②不是

4）完成工作或其他活动困难增多（比如需要额外的努力）

①是　　②不是

（5）在过去 4 个星期里，您的工作和日常活动有无因为情绪的原因（如压抑或忧虑）而出现以下这些问题？

1）减少了工作或活动时间

①是　　②不是

（权重或得分依次为 1，2；下同）

2）本来想要做的事情只能完成一部分

①是　　②不是

3）干事情不如平时仔细

①是　　②不是

（6）在过去 4 个星期里，您的健康或情绪不好在多大程度上影响了您与家人、朋友、邻居或集体的正常社会交往？

①完全没有影响　　②有一点影响　　③中等影响

④影响很大　　⑤影响非常大

（权重或得分依次为 5，4，3，2，1）

（7）在过去 4 个星期里，您有身体疼痛吗？

①完全没有疼痛　　②有一点疼痛　　③中等疼痛

④严重疼痛　　⑤很严重疼痛

（权重或得分依次为 6，5.4，4.2，3.1，2.2）

（8）在过去 4 个星期里，您的身体疼痛影响了您的工作和家务吗？

①完全没有影响　　②有一点影响　　③中等影响

④影响很大　　⑤影响非常大

（如果 7 无 8 无，权重或得分依次为 6，4.75，3.5，2.25，1.0；如果为 7 有 8 无，则为 5，4，3，2，1）

您的感觉

(9)以下这些问题是关于过去 1 个月里您自己的感觉，对每一条问题所说的事情，您的情况是什么样的？

1）您觉得生活充实

①所有的时间　　②大部分时间　　③比较多时间

④一部分时间 ⑤小部分时间 ⑥没有这种感觉
（权重或得分依次为 6，5，4，3，2，1）

2）您是一个敏感的人
①所有的时间 ②大部分时间 ③比较多时间
④一部分时间 ⑤小部分时间 ⑥没有这种感觉
（权重或得分依次为 1，2，3，4，5，6）

3）您的情绪非常不好，什么事都不能使您高兴起来
①所有的时间 ②大部分时间 ③比较多时间
④一部分时间 ⑤小部分时间 ⑥没有这种感觉
（权重或得分依次为 1，2，3，4，5，6）

4）您的心里很平静
①所有的时间 ②大部分时间 ③比较多时间
④一部分时间 ⑤小部分时间 ⑥没有这种感觉
（权重或得分依次为 6，5，4，3，2，1）

5）您做事精力充沛
①所有的时间 ②大部分时间 ③比较多时间
④一部分时间 ⑤小部分时间 ⑥没有这种感觉
（权重或得分依次为 6，5，4，3，2，1）

6）您的情绪低落
①所有的时间 ②大部分时间 ③比较多时间
④一部分时间 ⑤小部分时间 ⑥没有这种感觉
（权重或得分依次为 1，2，3，4，5，6）

7）您觉得筋疲力尽
①所有的时间 ②大部分时间 ③比较多时间
④一部分时间 ⑤小部分时间 ⑥没有这种感觉
（权重或得分依次为 1，2，3，4，5，6）

8）您是个快乐的人
①所有的时间 ②大部分时间 ③比较多时间
④一部分时间 ⑤小部分时间 ⑥没有这种感觉
（权重或得分依次为 6，5，4，3，2，1）
9）您感觉厌烦
①所有的时间 ②大部分时间 ③比较多时间
④一部分时间 ⑤小部分时间 ⑥没有这种感觉

（权重或得分依次为 1，2，3，4，5，6）

（10）不健康影响了您的社会活动（如走亲访友）

①所有的时间　②大部分时间　③比较多时间

④一部分时间　⑤小部分时间　⑥没有这种感觉

（权重或得分依次为 1，2，3，4，5，6）

总体健康情况

（11）请看下列每一条问题，哪一种答案最符合您的情况？

1）我好像比别人容易生病

①绝对正确　②大部分正确　③不能肯定

④大部分错误　⑤绝对错误

（权重或得分依次为 1，2，3，4，5）

2）我跟周围人一样健康

①绝对正确　②大部分正确　③不能肯定

④大部分错误　⑤绝对错误

（权重或得分依次为 5，4，3，2，1）

3）我认为我的健康状况在变坏

①绝对正确　②大部分正确　③不能肯定

④大部分错误　⑤绝对错误

（权重或得分依次为 1，2，3，4，5）

4）我的健康状况非常好

①绝对正确　②大部分正确　③不能肯定

④大部分错误　⑤绝对错误

（权重或得分依次为 5，4，3，2，1）

附录五　疲劳量表（FS-14）

（该量表适用于16岁以上成年人）

（1）你有过被疲劳困扰的经历吗？　是　否

（2）你是否需要更多的休息？　是　否

（3）你感觉到犯困或昏昏欲睡吗？　是　否

（4）你在着手做事情时是否感到费力？　是　否

（5）你在着手做事情时并不感到费力，但当你继续进行时是否感到力不从心？　是　否

（6）你感觉到体力不够吗？　是　否

（7）你感觉到你的肌肉力量比以前减小了吗？　是　否

（8）你感觉到虚弱吗？　是　否

脑力疲劳

（9）你集中注意力有困难吗？　是　否

（10）你在思考问题时头脑像往常一样清晰、敏捷吗？　是　否

（11）你在讲话时出现口头不利落吗？　是　否

（12）讲话时，你发现找到一个合适的字眼很困难吗？　是　否

（13）你现在的记忆力像往常一样吗？　是　否

（14）你还喜欢做过去习惯做的事情吗？　是　否

附录六　焦虑自评量表（SAS）

（1）觉得比平常容易紧张和着急

（2）无缘无故地感到害怕

（3）容易心里烦乱或觉得惊恐

（4）觉得可能要发疯

（5）觉得一切都很好，也不会发生什么不幸

（6）手脚发抖打战

（7）因为头痛、头颈痛和背痛而苦恼

（8）感觉容易衰弱和疲乏

（9）觉得心平气和，并且容易安静地坐着

（10）觉得心跳得很快

（11）因为一阵阵头晕而苦恼

（12）有晕倒发作，或觉得要晕倒似的

（13）吸气呼气都感到很容易

（14）手脚麻木和刺痛

（15）因为胃痛和消化不良而苦恼

（16）常常要小便

（17）手常常是干燥温暖的

（18）脸红发热

（19）容易入睡并且睡得很好

（20）做噩梦

A. 表示没有或很少时间；B. 少部分时间；C. 相当多的时间；D. 绝大部分或全部时间；E. 由工作人员评定。

附录七　汉密尔顿抑郁量表（HAMD）（24 版本）

（1）抑郁情绪

只在问到时才诉述；（1 分）

在言语中自发地表达；（2 分）

不用言语也可从表情、姿势、声音或欲哭中流露出这种情绪；（3 分）

病人的自发语言和非自发语言（表情、动作），几乎完全表现为这种情绪。（4 分）

（2）有罪感

责备自己，感到自己已连累他人；（1 分）

认为自己犯了罪，或反复思考以往的过失和错误；（2 分）

认为目前的疾病，是对自己错误的惩罚，或有罪恶妄想；（3 分）

罪恶妄想伴有指责或威胁性幻觉。（4 分）

（3）自杀

觉得活着没有意义；（1 分）

希望自己已经死去，或常想到与死有关的事；（2 分）

消极观念（自杀念头）；（3 分）

有严重自杀行为。（4 分）

（4）入睡困难

主诉有时有入睡困难，即上床后半小时仍不能入睡；（1 分）

主诉每晚均有入睡困难。（2 分）

（5）睡眠不深

睡眠浅多噩梦；（1 分）

半夜（晚上 12 点以前）曾醒来（不包括上厕所）。（2 分）

（6）早醒

有早醒，比平时早醒 1 小时，但能重新入睡；（1 分）

早醒后无法重新入睡。（2 分）

（7）工作和兴趣

提问时才诉述；（1 分）

自发地直接或间接表达对活动、工作或学习失去兴趣，如感到没精打采，犹豫不决，不能坚持或需强迫自己去工作或活动；（2 分）

病室劳动或娱乐不满 3 小时；（3 分）

因目前的疾病而停止工作，住院患者不参加任何活动或者没有他人帮助便不能完成病室日常事务。（4 分）

（8）迟缓：指思维和语言缓慢，注意力难以集中，主动性减退。

精神检查中发现轻度迟缓；（1 分）

精神检查中发现明显迟缓；（2 分）

精神检查进行困难；（3分）

完全不能回答问题（木僵）。（3分）

（9）激越

检查时表现得有些心神不定；（1分）

明显的心神不定或小动作多；（2分）

不能静坐，检查中曾站立；（3分）

搓手，咬手指，扯头发，咬嘴唇。（3分）

（10）精神性焦虑

问到才时诉述；（1分）

自发地表达；（2分）

表情和言谈流露明显忧虑；（3分）

明显惊恐。（4分）

（11）躯体性焦虑：指焦虑的生理症状，包括口干、腹胀、腹泻、打呃、腹绞痛、心悸、头痛、过度换气和太息以及尿频和出汗等。

轻度；（1分）

中度，有肯定的上述症状；（2分）

重度，上述症状严重，影响生活或需加处理；（3分）

严重影响生活和活动。（4分）

（12）胃肠道症状

食欲减退，但不需他人鼓励便自行进食；（1分）

进食需他人催促或请求或需要应用泻药或助消化药。（2分）

（13）全身症状

四肢、背部或颈部沉重感，背痛，头痛，肌肉疼痛，全身乏力或疲倦；（1分）

上述症状明显。（2分）

（14）性症状：指性欲减退、月经紊乱等。

轻度；（1分）

重度。（2分）

不能肯定，或该项对被评者不适合。（不计入总分）

（15）疑病

对身体过分关注；（1分）

反复考虑健康问题；（2分）

有疑病妄想；（3分）

伴幻觉的疑病妄想。（4分）

（16）体重减轻

1周内体重减轻0.5kg以上；（1分）

1周内体重减轻1kg以上。（2分）

（17）自知力

知道自己有病，表现为忧郁；（0分）

知道自己有病，但归于伙食太差、环境问题、工作过忙、病毒感染或需要休息等；（1分）

完全否认有病。（2分）

（18）日夜变化（如果症状在早晨或傍晚加重，先指出哪一种，然后按其变化程度评分）

轻度变化；（1 分）

重度变化。（2 分）

（19）人格解体或现实解体：指非真实感或虚无妄想。

问及时才诉述；（1 分）

自发诉述；（2 分）

有虚无妄想；（3 分）

伴幻觉的虚无妄想。（4 分）

（20）偏执症状

有猜疑；（1 分）

有关系观念；（2 分）

有关系妄想或被害妄想；（3 分）

伴有幻觉的关系妄想或被害妄想。（4 分）

（21）强迫症状：指强迫思维和强迫行为。

问及时才诉述；（1 分）

自发诉述。（2 分）

（22）能力减退感

仅于提问时方引出主观体验；（1 分）

病人主动表示能力减退感；（2 分）

需鼓励、指导和安慰才能完成病室日常事务或个人卫生；（3 分）

穿衣、梳洗、进食、铺床或个人卫生均需他人协助。（4 分）

（23）绝望感

有时怀疑“情况是否会好转”，但解释后能接受；（1 分）

持续感到“没有希望”，但解释后能接受；（2 分）

对未来感到灰心、悲观和绝望，解释后不能排除；（3 分）

自动反复诉述“我的病不会好了”或诸如此类的情况。（4 分）

（24）自卑感

仅在询问时诉述有自卑感（我不如他人）；（1 分）

自动诉述有自卑感（我不如他人）；（2 分）

患者主动诉述：“我一无是处”或“低人一等”，与评 2 分者只是程度的差别；（3 分）

自卑感达妄想的程度，例如“我是废物”类似情况。（4 分）